D1729755

Schilcher
Die Kamille

Die Kamille

Handbuch für Ärzte, Apotheker und andere Naturwissenschaftler

Von
Professor Dr. Heinz Schilcher
Freie Universität Berlin

Mit 18 farbigen Abbildungen,
37 Schwarzweiß-Abbildungen und 51 Tabellen

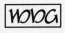

Wissenschaftliche Verlagsgesellschaft mbH Stuttgart 1987

Ein Markenzeichen kann warenzeichenrechtlich geschützt sein, auch wenn ein Hinweis auf etwa bestehende Schutzrechte fehlt.

CIP-Kurztitelaufnahme der Deutschen Bibliothek

Schilcher, Heinz:
Die Kamille: Handbuch für Ärzte, Apotheker u. a.
Naturwissenschaftler / von Heinz Schilcher. — Stuttgart: Wiss. Verl.-Ges., 1987
ISBN 3-8047-0939-7

© 1987 Wissenschaftliche Verlagsgesellschaft mbH, Birkenwaldstraße 44, 7000 Stuttgart 1
Printed in Germany
Satz und Druck: Weberdruck, Turnstraße 1 — 3, 7530 Pforzheim
Umschlaggestaltung: Hans Hug, Stuttgart

Vorwort

Die Kamille ist, beginnend von ihrer medizinischen Bedeutung im Altertum bis hin zu den phytochemischen, pharmakologischen und klinischen Forschungsergebnissen unserer Zeit, eine derart faszinierende Arzneipflanze, daß es sich lohnt, ihr ein eigenes Buch zu widmen. Dies erscheint um so notwendiger, als der Kamille in den naturwissenschaftlichen Disziplinen nicht der Platz eingeräumt wird, welcher ihr aufgrund der vorliegenden Forschungsergebnisse zukommen müßte. Es gibt nur ganz wenige pflanzliche Drogen, über die eine ähnlich große Anzahl qualitativ hochwertiger Publikationen existiert. Dieser Umstand veranlaßte die Wissenschaftliche Verlagsgesellschaft mbH Stuttgart, dieses Buch, basierend auf einem Forschungsbericht des Autors, zu inaugurieren.

Unter Berücksichtigung der unterschiedlichen Interessen der Ärzte, Apotheker, Biologen, Anbauer und Verarbeiter gliedert sich das Buch in vier Hauptkapitel. Während das Einführungskapitel ganz bewußt kurz und knapp gehalten wurde, finden sich in den übrigen Kapiteln zur Verdeutlichung wesentlicher Fakten viele Einzelheiten und Tabellen aus den verwendeten Originalarbeiten der Weltliteratur. Der Autor ist der Meinung, daß der Leser in die Lage versetzt werden muß,

sich über wichtige Arbeiten selbst ein Urteil zu bilden, ohne daß ihm diese im Original vorliegen. Das Kapitel 4 (Botanik, Biologie, Pharmazie) ist aufgrund der Zusammenfassung mehrerer Fachrichtungen am umfangreichsten und enthält auch die bislang nur intern zugänglichen (Forschungsbericht 1983) Untersuchungsergebnisse des Autors.

Der Autor bedankt sich bei Herrn Dr. Wessinger für die Anregung zu diesem Buch sowie für seine konstruktiven Vorschläge zur Konzeption.

Besonderer Dank gilt Herrn Dr. Isaac und Herrn Dr. Carle, beide Frankfurt, sowie Herrn Prof. Dr. Franz, Wien, für ihre wertvolle Hilfe und Unterstützung bei der Klärung von Sachfragen. Das Unterkapitel „Zellkulturen von Chamomilla recutita" wurde dankenswerterweise von Herrn Privatdozent Dr. J. Reichling (Heidelberg) verfaßt. Nicht zuletzt bedanke ich mich ganz herzlich bei meiner Frau, Dr. Barbara Schilcher, für ihre sachkundige und engagierte Mitarbeit bei der Sichtung der Literatur und der Erstellung des Manuskriptes.

Für die freundliche Überlassung von Abbildungen bedanke ich mich bei Herrn Dr. Carle, Herrn Prof. Hölzl, Herrn Privatdozent Reichling und bei Frau Prof. Vömel.

Berlin, September 1987
Heinz Schilcher

Inhaltsverzeichnis

Vorwort 5

Kapitel 1: Einführung und Allgemeines

1.1	**Geschichte**. 11	
1.2	**Ableitung der Namen**	
	„chamomilla" und „matricaria" . 12	
1.3	**Arzneibücher** 12	
1.4	**Gesetzliche Texte** 12	
1.4.1	Monographie im DAB 9. 12	
1.4.2	Standardzulassung 16	
1.4.3	Monographie der	
	Kommission E 17	

1.5	**Produktionszahlen** 18	
1.6	**Neben den Blüten weitere**	
	verwendete Pflanzenteile 19	
1.6.1	Kamillenwurzeln	
	und Kamillenkraut 19	
1.6.2	Kamillenblüten	
	als Lebensmittel 19	
1.6.3	Kamillenblüten als Biomasse . . 20	
1.7	**Literatur zu Kapitel 1** 20	

Kapitel 2: Anwendung der Kamille in Volksmedizin, Klinik und Praxis

2.1	**Volksmedizin** 21	
2.2	**Klinik und Praxis** 21	
2.2.1	Vorbemerkung 21	
2.2.2	Dermatologie. 22	
2.2.3	Stomatologie 24	
2.2.4	Hals-Nasen-Ohren-Heilkunde . 25	
2.2.5	Strahlentherapie 26	

2.2.6	Pulmologie 26	
2.2.7	Pädiatrie. 27	
2.2.8	Gynäkologie 28	
2.2.9	Gastroenterologie 28	
2.3	**Wirksamkeitsnachweis**	
	mittels Fluvographie 29	
2.4	**Literatur zu Kapitel 2** 29	

Kapitel 3: Pharmakologie und Toxikologie

3.1   **Pharmakologie** 31
3.1.1   Einleitung. 31
3.1.2   Antiphlogistische Wirkung . . . 31
3.1.2.1 Chamazulen, Matricin und
        Guajazulen 31
3.1.2.2 (−)-α-Bisabolol und
        Bisabololoxide 33
3.1.2.3 Weitere Inhaltsstoffe des
        ätherischen Öles sowie
        Kamillenöl und -extrakte 36
3.1.2.4 Flavonoide 37
3.1.3   Spasmolytische Wirkung 38
3.1.3.1 Flavonoide 40

3.1.3.2 Ätherisches Öl 44
3.1.4   Antibakterielle und anti-
        mykotische Wirkung. 45
3.1.5   Weitere pharmakologisch nach-
        gewiesene Wirkungen 50
3.2   **Toxizität und unerwünschte**
        Nebenwirkungen von Kamillen-
        zubereitungen und einzelnen
        Kamilleninhaltsstoffen 51
3.2.1   Akute und subakute Toxizität. . 51
3.2.2   Hautreaktionen. 52
3.3   **Literatur zu Kapitel 3**. 53

Kapitel 4: Botanik − Biologie − Pharmazie

4.1   **Botanik** 57
4.1.1   Systematik der Gattung
        Matricaria. 57
4.1.2   Morphologie und Anatomie
        der Kamillenblüten 59
4.2   **Chemie** 61
4.2.1   Inhaltsstoffe in Chamomilla
        recutita (L.) Rauschert. 61
4.2.1.1 Lipophile Inhaltsstoffe. 61
        a) Matricin / Chamazulen. . . . 61
        b) Bisabolole. 62
        c) Bisaboloide 63
        d) Weitere Terpene 67
        e) En-In-Dicycloether. 69
        f) Weitere lipophile
        Inhaltsstoffe 70
4.2.1.2 Hydrophile Inhaltsstoffe. 70
        a) Flavonoide 70
        b) Schleimstoffe. 77
        c) Phenylcarbonsäuren 78
        d) Weitere hydrophile
        Inhaltsstoffe 78
4.2.2   Analytik der Kamilleninhalts-
        stoffe 79
4.2.2.1 Einführung 79
4.2.2.2 Prüfungsvorschriften
        in den Arzneibüchern 79

4.2.2.3 Analytik des ätherischen Öles. . 79
        a) Extraktionsmethoden 79
        b) Dünnschicht-
        chromatographie 82
        c) Densitometrie 83
        d) Gaschromatographie. 85
        e) Headspace-
        Gaschromatographie. 86
        f) Hochdruckflüssigkeits-
        chromatographie 87
        g) Droplet counter-current
        chromatography 88
        h) Gesamtübersicht der analyti-
        schen Möglichkeiten. 88
4.2.2.4 Analytik der Flavonoide. 88
        a) Bestimmung der Gesamt-
        flavonoide. 88
        b) Dünnschichtchromatographie
        und Papierchromatographie. 88
        c) Hochdruckflüssigkeits-
        chromatographie 90
4.2.2.5 Analytik der Cumarine 91
4.2.2.6 Analytik des Kamillenschleimes 91
        Quantitative spektraldensito-
        metrische Bestimmung der
        Monosaccharide und
        Uronsäuren. 93

4.2.2.7 Schlußfolgerungen zur
Kamillen-Analytik 93
4.2.3 Biosynthese der Sesquiterpene
im ätherischen Öl von Chamomilla recutita (L.) Rauschert . . 95
4.3 Biologie 96
4.3.1 Einführung 96
4.3.2 Einteilung der Handelskamillen
und Kamillenprovenienzen
in „Chemische Typen". 97
4.3.3 Beeinflussung der Zusammensetzung des ätherischen Öles
durch morphogenetische, ontogenetische, diurnale, klimatische und edaphische Faktoren . 99
4.3.4 Beeinflussung der
Zusammensetzung des
ätherischen Öles durch die
genetische Variabilität 103
4.3.5 Kamillenzüchtung 104
4.3.6 Anbau, Ernte, Aufbereitung,
Lagerung 107
4.3.6.1 Anbau. 107
4.3.6.2 Ernte 111

4.3.6.3 Trocknung 114
4.3.6.4 Lagerung und Verpackung . . 114
4.3.6.5 Drogenschädlinge bei
Kamillenblüten. 119
4.3.7 Zellkulturen von Chamomilla
recutita (L.) Rauschert. 120
4.3.7.1 Einleitung. 120
4.3.7.2 Oberflächenkulturen. 122
4.3.7.3 Suspensionskulturen. 123
4.3.7.4 Crown-gall-Tumoren und
Tumorzellkulturen 126
4.3.7.5 Schlußbetrachtung. 128
**4.4 Kamillenhandelsformen und
pharmazeutische Beurteilung
von Kamillenzubereitungen
und Kamillenfertigarzneimittel** . 128
4.4.1 Droge. 128
4.4.2 Wäßrige Zubereitungen
aus Kamillenblüten 128
4.4.3 Alkoholische bzw.
alkoholisch-wäßrige
Kamillenzubereitungen 129
4.4.4 Kamillen-Fertigarzneimittel. . 131
4.5 Literatur zu Kapitel 4 134

Autorenverzeichnis 141
Sachverzeichnis 145

Kapitel 1

Einführung und Allgemeines

1.1 Geschichte

Kamillenblüten zählen zu denjenigen Drogen, die schon im Altertum eine breite arzneiliche Anwendung erfahren haben [1]. Hippokrates erwähnt die Droge bereits im 5. Jh. vor Christus, und auch in dem von Dioskurides verfaßten Werk „de materia medica" (1. Jh. nach Christus) erscheint die Kamille als bedeutende Arzneipflanze. Galen und Asclepios beschreiben ausführlich die Anwendung eines Kamillentees, wobei die damaligen Hauptanwendungsgebiete auch noch heute ihre Gültigkeit besitzen. Die im Altertum begonnene arzneiliche Wertschätzung von Kamillenblütenzubereitungen setzt sich im Mittelalter fort. So berichtet z. B. H. Bock in seinem „Kreutterbuch" von 1565 über Kamillenblüten folgendes: „. . . die chamillenblumen, werden beinahe zu allen bresten gebraucht." Im New-Kreuterbuch des Mathiolus (1626) ist zu lesen: „. . . das Kamillenöl dienet sonderlich wol wider den krampf." Von Haller rühmt in seinem Medizinischen Lexikon (1755) die krampf- und schmerzstillende Wirkung der Kamillenblüten und Hecker berichtet in seiner „Praktischen Arzneimittellehre (1814, Bd. 1), wie auch

Hufeland und dessen Mitarbeiter Collenbuch in Hufelands Journal [2], von erfolgreichem Einsatz von Kamillenzubereitungen bei Ulzerationen. Saladin von Asculum erwähnt bereits im Jahre 1488 das blaue ätherische Öl der Kamille und Hieronymus Brunschwig beschrieb im Jahre 1500 die Destillation des ätherischen Kamillenöles. Hohe Wertschät-

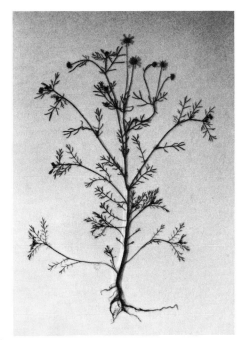

Abb. 1.1: Ganze Kamillenpflanze als Herbarexemplar

zung erfuhren Kamillenzubereitungen auch in den verschiedenen Schriften von Sebastian Kneipp (1821–1897) [3] und es verwundert nicht, daß im „Lehrbuch der Phytotherapie" von R. F. Weiss bereits in der 1. Auflage die Kamille als eine der bedeutendsten Arzneipflanzen bezeichnet und ihr ein breiterer Besprechungsraum zugebilligt wird [4].

Zahlreiche weitere Autoren berichten Ende des 19. und Anfang des 20. Jahrhunderts über den nützlichen Gebrauch von Kamillenzubereitungen. Da sich Kapitel 2 eingehend mit deren Anwendung unter dem Gesichtspunkt einer modernen Arzneitherapie befaßt, bleiben ihre Namen hier unerwähnt.

1.2 Ableitung der Namen „chamomilla" und „matricaria"

Die bekannteste botanische Bezeichnung für die Echte Kamille, die auch über lange Jahre hinweg in den Arzneibüchern benutzt wurde (und auch noch wird), ist **Matricaria chamomilla** *L.* Wenn auch systematische Nachuntersuchungen aus dem Jahre 1974 zu dem Ergebnis führten, daß „Chamomilla recutita *(L.)* Rauschert" als korrekte Bezeichnung für die Echte Kamille zu gelten hat und selbst Linné eindeutig den Namen „Matricaria recutita" für unsere medizinisch genutzte Kamille verwendete (s. Kap. 4) so ist doch die ursprüngliche Bedeutung der Begriffe „chamomilla" und „matricaria" interessant und aufschlußreich.

Die Bezeichnung „chamomilla" dürfte von Dioskurides und Plinius d. Ä. stammen, die der Arzneipflanze wegen des apfelartigen Geruches den Namen „chamaimelon" gaben. Das lateinisch-griechische Lehnwort bedeutet soviel wie „niedrig wachsender Apfelbaum" (chamai = niedrig, melon = Apfel). Plinius d.Ä. schreibt von „Chamaimelon quoniam odorem mali habet."

Der ursprünglich von Linne genutzte Gattungsname „Matricaria" (von matrix = Gebärmutter) sowie die mundartliche Bezeichnung „Mutterkraut" weisen auf die häufige Verwendung der Kamille gegen verschiedene Frauenleiden hin und sind mit Sicherheit von diesem Anwendungsgebiet abgeleitet worden.

1.3 Arzneibücher

Wie Tab. 1.1 zeigt, sind die Kamillenblüten und Zubereitungen daraus in der Neuzeit fester Bestandteil der verschiedenen Arzneibücher. Die Übersicht erhebt nicht den Anspruch der Vollständigkeit und hat mehr den Zweck einer pharmaziehistorischen Darstellung der Bedeutung der Kamille in der Apothekenoffizin ab 1882.

Für die Mitgliedstaaten der Europäischen Gemeinschaft gilt zur Zeit die Monographie „Matricariae flos" der Pharmacopoea Europaea, S. 553. Die deutschsprachige Fassung ist im DAB 9 enthalten (siehe Tab. 1.1 und Kapitel „Gesetzliche Texte").

1.4 Gesetzliche Texte

1.4.1 Monographie im Deutschen Arzneibuch 9. Ausgabe (DAB 9) vom 27. September 1986.

Tab. 1.1: Arzneibücher, die Monographien über Kamillenblüten, Kamillenöl oder Kamillenzubereitungen (z. B. Extrakte) enthalten

1882	Deutsches Arzneibuch 2. Ausgabe	Blüten
1893	Pharmac. Helvetica 3. Ausgabe	Blüten und ätherisches Öl
1894	Deutsches Arzneibuch 3. Ausgabe	Blüten
1897	Ergänzung zum DAB 3, d. h. Arzneimittel, die nicht im DAB 3 enthalten sind, 2. Ausgabe	ätherisches Öl, Auszug mit fettem Öl, ätherisches Öl kombiniert mit Zitronenöl, Spissum-Extrakt
1900	Deutsches Arzneibuch 4. Ausgabe	Blüten
1901	Pharmac. Svenska 8	Blüten und Spissum-Extrakt
1905	Pharmakopoe der USA – Ausgabe von 1900	Blüten unter der Bezeichnung „Matricaria"
1905	Pharmac. Nederlandica 4	Blüten
1905	Pharmac. Espanola 7	Blüten unter der Bezeichnung „Manzanilla" und Auszug mit fettem Öl
1906	3. Erg. Bd. für das DAB 4	ätherisches Öl, Auszug mit fettem Öl, ätherisches Öl kombiniert mit Zitronenöl, Spissum-Extrakt
1906	Pharmac. Belgicae 3	Blüten unter Flores Chamomillae die allerdings von Anthemis nobilis (!) stammen.
1906	Pharmac. Austria 8	Blüten
1907	Pharmak. von Japan, englische Ausgabe	Blüten
1908	Pharmac. Française	Blüten von Anthemis nobilis (!) Auszug aus fettem Öl, Auszug mit Kampferöl aus A. nobilis
1910	Deutsches Arzneibuch 5. Ausgabe	Blüten
1916	4. Erg. Bd. für das DAB 5	ätherisches Öl, Auszug mit fettem Öl, ätherisches Öl kombiniert mit Zitronenöl, Spissum-Extrakt
1926	Deutsches Arzneibuch 6. Ausgabe	Blüten mit ätherischem Ölgehalt von 0,4 %
1934	HAB-Dr. Willmar Schwabe	Frische, zur Zeit der Blüte gesammelte ganze Pflanze
1940	Pharmac. Nederlandica 5 (2. Druck)	Blüten
1941	Erg. Bd. für das DAB 6	ätherisches Öl, Auszug mit fettem Öl, Flurid-Extrakt, Kamillen-Tinktur, Kamillen-Sirup, Kamillen-Wasser
1941	Pharmac. Helvetica 5	Blüten und ätherisches Öl
1948	Pharmac. Danica	Blüten
1958	Pharmac. Nederlandica 6	Blüten mit ätherischem Ölgehalt von 0,6 %
1960	Österreichisches Arzneibuch 9	Blüten mit ätherischem Ölgehalt von 0,4 %
1971	Pharmac. Helvetica 6	Blüten mit ätherischem Ölgehalt von 0,5 % und Fluid-Extrakt
1968	Deutsches Arzneibuch der BRD – 7. Ausgabe	Blüten mit ätherischem Ölgehalt von 0,4 %
1975	Deutsches Arzneibuch der DDR – 7. Ausgabe (2. Auflage)	Blüten und Fluid-Extrakt
1975	Europ. Pharmak. Bd. III	Blüten mit ätherischem Ölgehalt von 0,4 %
1976	Pharmac. Française 9	Blüten mit ätherischem Ölgehalt von 0,5 %
1978	Deutsches Arzneibuch der BRD – 8. Ausgabe	Blüten mit ätherischem Ölgehalt von 0,4 %
1978	1. Amtliche Ausgabe des Homöopathischen Arzneibuches mit 4. Nachtrag 1985	Frische, zur Blütezeit gesammelte ganze Pflanzen von Chamomilla recutita (L.) Rauschert
1980	British Pharmac.	Blüten von Anthemis nobilis (!) unter „Chamomile Flowers" mit einem Gehalt an ätherischem Öl von 0,7 %
1982	Standardzulassung § 36 AMG 76	Blüten mit ätherischem Ölgehalt von 0,4 %
1986	Deutsches Arzneibuch der BRD – 9. Ausgabe	Blüten mit ätherischem Ölgehalt von 0,4 %

Die 9. Ausgabe des Deutschen Arzneibuches löste am 1. Juli 1987 das DAB 8 und die 1. Ausgabe des Europäischen Arzneibuches (Pharmacopoea Europaea, Ph. Eur.) ab.

Kamillenblüten, Matricariae flos

Kamillenblüten bestehen aus den getrockneten Blütenköpfchen von Matricaria recutita L. (Chamomilla recutita (L.) Rauschert) und enthalten mindestens 0,4 % (V/m) blaues, ätherisches Öl.

Beschreibung

Die Droge hat einen aromatischen, angenehmen, charakteristischen Geruch und einen schwach bitteren Geschmack.

Die offenen Blütenköpfchen haben einen Durchmesser von 10 bis 17 mm. Sie bestehen aus einem Blütenboden, einem Hüllkelch, 12 bis 20 am Rande stehenden Zungenblüten und zahlreichen, zentralen Röhrenblüten; manchmal finden sich 10 bis 20 mm lange Stielreste. Der Blütenboden ist 6 bis 8 mm breit, halbkugelig bis kegelförmig, hohl und ohne Spreublättchen. Der Hüllkelch besteht aus 12 bis 17 verkehrt eiförmigen bis langzettlichen, in ein bis drei Reihen angeordneten, etwa 2 mm langen und 0,5 mm breiten Hüllblättchen mit häutigem, bräunlichgrauem Rand. Die Zungenblüten sind weiß, bis zu 10 mm lang und 2 mm breit. Die Krone besteht aus einem basalen, etwa 1,5 mm langen, hellgelben, röhrigen Teil, der in eine weiße, gestreckt-eiförmige Zunge ohne ausgeprägten, seitlichen Rand

übergeht; die vier Nerven konvergieren paarweise gegen die drei Zähne des oberen Endes. Die etwa 2,5 mm langen Röhrenblüten besitzen eine gelbe Krone, die sich nach oben erweitert und in 5 Zipfeln ausläuft. Die Staubfäden sind am unteren Teil der Krone inseriert, und die Antheren sind zu einer Röhre verwachsen. Am Grunde der Zungenblüten und Röhrenblüten befindet sich ein dunkelbrauner, ovaler bis kugeliger Fruchtknoten.

Mikroskopische Merkmale: In der Flächenansicht sind die Epidermiszellen des Blütenbodens polygonal oder rechteckig; um die Ansatzstellen der Fruchtknoten sind sie radialstrahlig angeordnet. Das darunter liegende Schwammparenchym führt radial verlaufende, kollaterale Leitbündel, die gelegentlich von Fasern begleitet sind, sowie einige schizogene Exkretgänge. Die Hüllkelchblätter zeigen in der Flächenansicht einen hautartigen Rand aus einer Lage von radial gestreckten Zellen und eine zentrale Zone von chlorophyllführendem Gewebe; über dieser liegen die Epidermen mit längsgestreckten Zellen mit welligen Seitenwänden und mit Spaltöffnungen und Compositendrüsenhaaren. In der Gegend der Leitbündel befinden sich zahlreiche gestreckte, getüpfelte, weitlumige Steinzellen. Die Krone der Zungenblüten und der Röhrenblüten weist in der Flächenansicht isodiametrische bis gestreckte Zellen und vereinzelte Compositendrüsenhaare auf. Die obere Epidermis der Zungenblüten besteht aus papillösen Zellen, deren Kutikula von der Spitze der Papille aus radialstrahlig gestreift ist. Im Mesophyll finden sich gelegentlich sehr kleine Oxalatdrusen. Die Konnektivzipfel der Staubgefäße besitzen derbe und getüpfelte Zellwände. Die etwa 30 μm messenden Pollenkörner sind gerundet-dreieckig, kurz und derbstachelig und führen drei Austrittsporen. Die Fruchtknoten beider Blütenarten weisen an der Basis einen Steinzellenkranz mit einer einzigen Reihe von Steinzellen auf. In der Epidermis der Fruchtknoten wechseln längsgestreckte, wellig begrenzte Zellen, zwischen denen in Längsreihen angeordnete Compositendrüsenhaare inseriert sind, mit leiterartig unterteilten, langgestreckten Gruppen von Schleimzellen, die leicht platzen und den Schleim herausquellen lassen. Der Fruchtknoten enthält zahlreiche sehr kleine Oxalatdrusen.

Prüfung auf Identität

In einem Reagenzglas werden 0,1 ml Untersuchungslösung (siehe „Prüfung auf Reinheit Chromatographie") mit 2,5 ml einer Lösung versetzt, die 0,25 g Dimethylaminobenzaldehyd R in einer Mischung von 5 ml Phosphorsäure 85 % R, 45 ml Essigsäure 30 % R und 45 ml Wasser enthält. Die Lösung wird 5 min lang im Wasserbad erhitzt und anschließend abgekühlt. Wird nach Zusatz von 5 ml Petroläther R geschüttelt, färbt sich die wäßrige Phase deutlich bläulichgrün bis blau.

Prüfung auf Reinheit

Chromatographie: Die Prüfung erfolgt mit Hilfe der Dünnschichtchromatographie (V.6.20.2) unter Verwendung einer Schicht von Kieselgel GF_{254} R.
Untersuchungslösung: In einem Porzellanmörser wird 1,0 g Droge grob zerstoßen und in eine Chromatographiesäule von 15 cm Länge und 1,5 cm inne-

rem Durchmesser eingefüllt, wobei mit einem Glasstab leicht nachgestampft wird. Mörser und Pistill werden zweimal mit je 10 ml Dichlormethan R gewaschen und die Waschflüssigkeiten in die Säule gegeben. Das Perkolat wird in einem Kolben mit langem, engem Hals aufgefangen, das Lösungsmittel auf dem Wasserbad abgedampft und der Rückstand in 0,5 ml Toluol R aufgenommen.
Referenzlösung: 10 mg Borneol R, 20 mg Bornylacetat R und 4 mg Guajazulen R werden in Toluol R zu 10 ml gelöst.

Auf die Platte werden getrennt 10 μl jeder Lösung bandförmig (20 mm x 3 mm) aufgetragen. Die Chromatographie erfolgt mit Chloroform R über eine Laufstrecke von 10 cm. Die Platte wird an der Luft getrocknet und im ultravioletten Licht bei 254 nm ausgewertet. Das Chromatogramm der Untersuchungslösung muß eine Reihe von fluoreszenzlöschenden Zonen zeigen. Die breiteste Zone (En-In-Dicycloether) befindet sich auf derselben Höhe wie die Zone des Bornylacetats im Chromatogramm der Referenzlösung; eine weitere Zone ist nahe der Startzone sichtbar (Matricin). Die Platte wird mit Anisaldehyd-Reagenz R (10 ml für eine 200-mm x 200-mm-Platte) besprüht und unter Beobachtung im Tageslicht 5 bis 10 min lang auf 100 bis 105 °C erhitzt. Das Chromatogramm der Referenzlösung zeigt im unteren Drittel eine gelbbraune Zone (Borneol), die nach einigen Stunden grauviolett wird, in der Mitte eine braungelbe bis graue Zone (Bornylacetat) und im oberen Drittel eine blaue Zone (Guajazulen). Das Chromatogramm der Untersuchungslösung muß nahe der Startzone eine blaue Zone (Matricin), mehrere rotviolette Zonen (eine davon entspricht dem Bisabolol) mit Rf-Werten zwischen denen von Borneol und Bornylacetat, eine bräunliche Zone (En-In-Dicycloether) mit einem Rf-Wert, der dem von Bornylacetat entspricht, und rote Zonen (Terpene) mit Rf-Werten, die denen von Guajazulen entsprechen, zeigen. In der Mitte und im unteren Teil des Chromatogramms sind noch weitere Zonen sichtbar.

Äußere Beschaffenheit: Höchstens 25 Prozent durch Sieb 710 abtrennbare Bestandteile.

Sulfatasche (V.3.2.14): Höchstens 13,0 Prozent, mit 1,00 g Droge bestimmt.

Gehaltsbestimmung

Die Bestimmung erfolgt nach „Gehaltsbestimmung des ätherischen Öles in Drogen" (V.4.5.8) unter Verwendung von 30 g Droge, einem 1000-ml-Rundkolben, 300 ml Wasser als Destillationsflüssigkeit und 0,50 ml Xylol *R* als Vorlage. 4 h lang wird mit einer Destillationsgeschwindigkeit von 3 bis 4 ml je Minute destilliert.

Lagerung

Vor Licht schützen.

1.4.2 Standardzulassung nach § 36 Abs. 1 und 3 des Arzneimittelgesetzes vom 24. August 1976 (BGBl. I. S. 2 445, 2 448)

Häufig gebrauchte Arzneimittel, die im voraus abgepackt werden sollen, können durch Standardzulassung von der Pflicht zur Einzelzulassung beim Bundesgesundheitsamt befreit werden. Sie

müssen hinsichtlich Qualität, Verpackung und Kennzeichnung den in der Standardzulassung gestellten Anforderung genügen. Standardzulassung für Kamillenblüten:

Kamillenblüten

Lfd. Nr. 17

1. **Bezeichnung des Fertigarzneimittels**
   Kamillenblüten

2. **Darreichungsform**
   Tee

3. **Behältnisse**
   Geklebte Blockbodenbeutel bzw. Seitenfaltenbeutel aus einseitig glattem, gebleichtem Natronkraftpapier 50 g/m^2, gefüttert mit gebleichtem Pergamyn 40 g/m^2.

4. **Haltbarkeit**
   Die Haltbarkeit in den Behältnissen nach 3. beträgt maximal bis zu zwei Jahren.

5. **Kennzeichnung**
   Nach § 10 AMG, insbesondere:

5.1 Zulassungsnummer
   7999.99.99

5.2 Art der Anwendung
   Zur Bereitung von Teeaufgüssen und Dampfbädern.

6. **Packungsbeilage**
   Nach § 11 AMG, insbesondere:

6.1 **Anwendungsgebiete**
   Magen-Darm-Beschwerden; Reizung der Mund- und Rachenschleimhaut sowie der oberen Atemwege.

6.2 **Art der Anwendung und Dosierungsanleitung**

Ein Eßlöffel voll Kamillenblüten wird mit heißem Wasser (ca. 150 ml) übergossen und nach 5 bis 10 min durch ein Teesieb filtriert. Zur Bereitung eines Dampfbades werden 1 bis 2 Eßlöffel voll Kamillenblüten mit heißem Wasser übergossen.

Soweit nicht anders verordnet, wird bei Erkrankungen im Magen-Darm-Bereich 3 bis 4 mal täglich eine Tasse frisch bereiteter Teeaufguß warm zwischen den Mahlzeiten getrunken. Bei Entzündungen der Schleimhaut im Mund- und Rachenbereich wird mit dem frisch bereiteten Teeaufguß mehrmals täglich gespült oder gegurgelt. Bei Entzündungen der oberen Atemwege werden die Dämpfe des frisch bereiteten Teeaufgusses eingeatmet.

Hinweis:
Der Teeaufguß darf nicht im Bereich des Auges angewendet werden.

1.4.3 Monographie der Kommission E nach § 25 Abs. 6 und 7 des Arzneimittelgesetzes vom 24. August 1976

Die Kommission E beim Bundesgesundheitsamt ist für die Aufbereitung des wissenschaftlichen Erkenntnismaterials für Arzneipflanzen-Monographien nach dem neuen Arzneimittelge-

Monographie: Matricariae flos (Kamillenblüten)

Bezeichnung des Arzneimittels
Matricariae flos, Kamillenblüten

Bestandteile des Arzneimittels
Kamillenblüten, bestehend aus den frischen oder getrockneten Blütenköpfchen von Matricaria recutita Linné (syn. Chamomilla recutita (L) Rauschert), sowie deren Zubereitungen in wirksamer Dosierung. Die Blüten enthalten mindestens 0,4 Prozent (V/G) ätherisches Öl. Hauptbestandteile des ätherischen Öls sind: (−)-α-Bisabolol oder Bisabololoxide A und B.
Weiter sind in den Blüten enthalten: Matricin, Flavonderivate wie Apigenin und Apigenin-7-glucosid.

Anwendungsgebiete
Äußerlich: Haut- und Schleimhautentzündungen sowie bakterielle Hauterkrankungen einschließlich der Mundhöhle und des Zahnfleisches.
Entzündliche Erkrankungen und Reizzustände der Luftwege (Inhalationen).
Erkrankungen im Anal- und Genialbereich (Bäder und Spülungen).
Innerlich: Gastro-intestinale Spasmen und entzündliche Erkrankungen des Gastro-Intestinal-Traktes.

Gegenanzeigen
Keine bekannt.

Nebenwirkungen
Keine bekannt.

Wechselwirkungen
Keine bekannt.

Dosierung
Ein gehäufter Eßlöffel voll Kamillenblüten (= ca. 3 g) wird mit heißem Wasser (ca. 150 ml) übergossen, zugedeckt und nach 5 bis 10 Minuten durch ein Teesieb filtriert.
Soweit nicht anders verordnet, wird bei Erkrankungen im Magen-Darm-Bereich 3- bis 4mal täglich eine Tasse frisch bereiteter Tee zwischen den Mahlzeiten getrunken. Bei Entzündungen der Schleimhaut im Mund- und Rachenbereich wird mit dem frisch bereiteten Tee mehrmals täglich gespült oder gegurgelt.

Art der Anwendung
Flüssige und feste Darreichungsformen zur äußeren und inneren Anwendung.

Wirkungen
Antiphlogistisch, muskulotrop spasmolytisch, wundheilungsfördernd, desodorierend, antibakteriell und bakterientoxinhemmend, Anregung des Hautstoffwechsels.

setz verantwortlich. Eine der ersten Pflanzen, deren wissenschaftliches Erkenntnismaterial ausgewertet wurde, ist die Kamille. Das Ergebnis dieser Arbeit liegt als Monographie „Kamillenblüten" vor, die am 5. Dezember 1984 in Kraft getreten ist (veröffentlicht im Bundesanzeiger No. 228).

1.5 Produktionszahlen

Die zunehmende Bedeutung der Kamillenblüten in der Phytotherapie, insbesondere die steigende Wertschätzung in der Selbstmedikation und der hohe Stellenwert in der Volksmedizin als Antiphlogistikum, Carminativum, Spasmolytikum und Stomachikum werden sehr eindrucksvoll durch die Export-

und Importzahlen in der Bundesrepublik Deutschland sowie durch die Mengen der Weltproduktion dokumentiert. Während im Jahre 1965 die Ein- und Ausfuhrzahlen von Kamillenblüten in der Bundesrepublik Deutschland auf rund 1 000 Tonnen beziffert wurden, lag im Jahre 1985 allein die Einfuhr bei rund 3 200 Tonnen [5]. Die Weltproduktion wird auf etwa 6 500 Tonnen geschätzt [6].

Die Handelsware stammt überwiegend aus Kulturen, vor allem aus Argentinien, Ägypten, Bulgarien, Ungarn, zum kleinen Teil aus Spanien, der CSSR und Deutschland.

Der geringere Anteil der gehandelten Kamillenblüten dient zur Herstellung von Fertigarzneimitteln — in der Bundesrepublik sind es rund 150 Fertigarzneimittel im Sinne des § 4 AMG 76 —. Der größte Teil wird zum sogenannten

„Hausgebrauch" und als „Haustee" genutzt. Es sei aber bereits an dieser Stelle darauf hingewiesen, daß in der ärztlichen Verordnung Kamillenzubereitungen, insbesondere solche, die auf wichtige Inhaltsstoffe *standardisiert* sind, immer mehr an Bedeutung gewinnen und somit auch der Bedarf an „hochwertiger" Kamille (siehe dazu Kapitel 4.4) stetig steigt.

1.6. Neben den Blüten weitere verwendete Pflanzenteile

1.6.1 Kamillenwurzeln und Kamillenkraut

Für Arzneimittel der *anthroposophischen Therapierichtung* werden die Wurzeln von Chamomilla recutita verwendet. Die Wurzeln unterscheiden sich sehr deutlich in ihren Inhaltsstoffen von den Kamillenblüten (siehe dazu Abb. 4.11). Zur Herstellung von *Teeaufgußbeuteln* und *sofortlöslichen Kamillentee-Extrakten* wird seit einigen Jahren auch das *Kraut* der Kamillenpflanze – in der Regel unmittelbar nach der letzten Blütenernte abgemäht – entweder ausschließlich oder mit einem kleinen Anteil an Kamillenblüten verwendet. Da das Kraut inhaltlich mit den Kamillenblüten nicht vergleichbar ist und auf dem Markt auch Teeaufgußbeutel existieren, die *nur* aus Kamillenblüten produziert werden [7], müßten Handelsprodukte, bei denen Kamillenkraut eingesetzt wird, eindeutig als solche dekla-

riert werden. Dies gilt insbesondere auch für die Abbildungen auf Verpackungen und Werbematerial. Andernfalls ist die Nichtbeachtung einer ordnungsgemäßen und wahrheitsgetreuen Deklaration als Irreführung sowohl im Sinne des Arzneimittelgesetzes als auch des Lebensmittelgesetzes anzusehen.

Die Verwendung von Kamillenblüten und -zubereitungen als Arzeimittel ist durch eine „arzneiliche" Anwendung gekennzeichnet, d. h. sie ist im Sinne des § 2 des Arzneimittelgesetzes von 1976 dazu bestimmt, Krankheiten, Leiden, Körperschäden oder krankhafte Beschwerden zu heilen, zu lindern oder zu verhüten. Für die in Kapitel 2 und 3 aufgeführten Anwendungsgebiete wird die Kamille als Arzneimittel genutzt.

1.6.2 Kamillenblüten als Lebensmittel

Werden Kamillenblüten als *Lebensmittel* verwendet, so unterliegen sie dem Lebensmittel- und Bedarfsgegenständegesetz von 1974 (LMBG 1974). Gemäß § 2 dieses Gesetzes dienen dann Zubereitungen aus Kamillenblüten lediglich der Ernährung oder dem Genuß. Kamillentees der Lebensmittelkategorie dürfen daher keine Indikationen tragen und können lediglich als sogenannte „Haustees" verwendet werden. Derartige Produkte unterliegen auch nicht den strengen Qualitätsanforderungen des Arzneibuches (z. B. Gehalt an ätherischem Öl), wenn auch der § 8 LMBG (= Verbote zum Schutz der Gesundheit) und der § 10 LMBG (= Ermächtigung für Hygienevorschriften) gewisse Mindestanforderungen garantieren.

1.6.3 Kamillenblüten als Biomasse

Gašić schlug 1985 auf dem internationalen „Kamillen-Symposium" in Triest vor, die Biomasse der Kamillenblüten nach Abtrennung des ätherischen Öles mittels Wasserdampfdestillation als Tierfutter zu verwenden [8]. Auch nach Entfernung des ätherischen Öles stellen die Kamillenblüten noch einen wertvollen Rohstoff dar, der reich ist an essentiellen Aminosäuren, Lipiden, Ballaststoffen sowie an Mineralien (Ca, Mg, Zn, Mn und Fe). In manchen Gegenden wird gehäckseltes Kamillenkraut bereits seit Mitte der 30iger Jahre in diesem Sinne genutzt.

1.7 Literatur zu Kapitel 1

[1] Isaac, O. und Schimpke, H.: Mitt. Dtsch. Pharmaz. Ges. **35**, 133 (1965).

[2] Hufelands Journal referiert in Madaus, G.: „Lehrbuch der biologischen Heilmittel, Bd. I", G. Olms Verlag, Hildesheim – New York (1979).

[3] Kneipp, S., Öffentliche Vorträge, S. 232 (1882) und S. 46 (1895); „Meine Wasserkur", S. 137 (1866); Kneippblätter, S. 52 (1893); „Ratgeber für Gesunde und Kranke", S. 283 (1889); „Mein Testament", S. 122 (1894).

[4] Weiss, R. F.: „Lehrbuch der Phytotherapie", Hippokrates Verlag Stuttgart (1942), jetzt 5. Auflage (1982).

[5] Hgk-Mitteilungen Nr. 6, 62 (1986).

[6] Langerfeldt, J.: persönliche Mitteilung.

[7] Franz, Chl.: Planta medica **42**, 132 (1981).

[8] Gašić, O.: Abstract-Symposium „Chamomile in industrial and pharmaceutical use", Trieste, Juni 1985.

Kapitel 2

Anwendung der Kamille in Volksmedizin, Klinik und Praxis

2.1 Volksmedizin

Die Kamille ist seit Jahrhunderten bekannt und in der Therapie eingeführt. In der volksmedizinischen Überlieferung finden wir sie in Form des Kamillentees, der innerlich bei schmerzhaften, mit Krämpfen verbundenen Magen- und Darmstörungen wie Durchfall und Blähungen, aber auch bei entzündlichen Magen- und Darmerkrankungen wie Gastritis und Enteritis getrunken wird.

Äußerlich findet die Kamille in Form heißer Kompressen bei schlecht heilenden Wunden, als Sitzbad bei Abszessen, Furunkeln, Hämorrhoiden und Frauenkrankheiten, als Mundspülung bei Entzündungen der Mund- und Rachenhöhle, als Kamillendampfbad zur Behandlung der Akne vulgaris, zur **Inhalation** bei Schnupfen und Bronchitis sowie als Zusatz zu Säuglingsbädern Verwendung.

In romanischen Ländern ist es nicht ungewöhnlich, den Kamillentee selbst in Restaurants oder in der Bar anzutreffen, sogar in Form eines konzentrierten Espressos. Man begegnet damit dem sogenannten „verkorksten Magen", der nach reichlichem Essen, Alkohol- oder Nikotingenuß auftreten kann. Die Grenze zum Genußmittel ist hier nicht leicht zu ziehen.

2.2 Klinik und Praxis

2.2.1 Vorbemerkung

Die Richtigkeit der empirischen Kamillenanwendung ist in den letzten Jahren durch eingehende Untersuchungen bestätigt worden. Allerdings hat sich gezeigt, daß ein haushaltsüblich durch Übergießen von Kamillenblüten hergestellter Kamillentee nur einen kleinen Bruchteil (10 bis 15 %) des in der Droge vorhandenen ätherischen Öles enthält [1, 2]. Der größte Teil der wichtigen, antiphlogistisch wirkenden Bestandteile des ätherischen Öles wird mit den überbrühten Pflanzenteilen fortgeschüttet und bleibt ungenutzt.

Wohl aber enthält die Teezubereitung eine Reihe wasserlöslicher *Flavonoide* mit deutlich krampflösender und, wie sich in neueren Untersuchungen herausgestellt hat, bei lokaler Anwendung auch entzündungshemmender Wirkung [29].

Eine systematische klinische Erforschung der Kamille setzte erst in den zwanziger Jahren unseres Jahrhunderts ein, als mit der Herstellung eines Kamillenextraktes, der 1921 unter der Bezeichnung Kamillosan®*) in den Handel eingeführt wurde, ein Präparat zur Verfügung stand, das alle wesentlichen Bestandteile der Kamille enthält, nämlich Chamazulen in der Form der Vorstufe Matricin, (−)-α-Bisabolol (INN: Levomenol), Bisabololoxide, cis- und trans-Spiroether und Flavonoide.

Kamillosan wird aus der azulen- und bisabololreichen Kamillensorte „Degumille"® (DBP 24 02 802) hergestellt. Es enthält in 100 ml Auszug mindestens 150 mg Apigenin-7-glucosid, mindestens 150 mg ätherisches Öl aus Kamillenblüten, davon mindestens 50 mg Levomenol und mindestens 3 mg Prochamazulen/Chamazulen (best. und berechnet als Chamazulen).

Im folgenden wird über die Untersuchungsergebnisse dieses standardisierten alkoholischen Kamillenauszuges berichtet. Vergleichbare Prüfungen *mit anderen Kamillenpräparaten — mit der Ausnahme* einer einzigen Untersuchung — bzw. mit alkoholischen oder wäßrigen Kamillenauszügen lagen bis 1985 nicht vor.

Die wichtigsten Komponenten sind **Chamazulen** mit unbestrittener antiphlogistischer Wirkung [4] sowie (−)-α-**Bisabolol,** ein Sesquiterpenalkohol mit antiphlogistischen, antibakteriellen, antimykotischen sowie ulkusprotektiven und muskulotrop-spasmolytischen Eigenschaften. Beide sind Hauptbestandteile des ätherischen Öles. Die **Kamillenflavone** sind sowohl muskulotrop spasmolytisch als auch bei lokaler Anwendung antiphlogistisch wirksam.

Weitere wichtige Inhaltsstoffe sind

die Bisaboloxide, cis- und trans-Spiroether, Cumarine und Schleim.

Da der therapeutische Wert der Kamille nicht auf einem einzelnen Hauptwirkstoff, sondern auf dem Zusammenwirken vieler Einzelstoffe beruht, deren tierexperimentell und klinisch nachgewiesene Effekte sich zu der für ein breites Indikationsgebiet geeigneten Gesamtwirkung vereinigen, ist natürlich ein Kamillenextrakt, der *alle* Komponenten in optimaler Konzentration enthält, dem haushaltsüblichen Aufguß vorzuziehen. Bei der Verdünnung eines derartigen Extraktes mit heißem Wasser werden auch die lipophilen Bestandteile dem Tee inkorporiert, der sowohl für die innerliche als auch äußerliche Anwendung z. B. in der Balneotherapie hervorragend geeignet ist.

Die konzentrierte Form des Kamillenextraktes ermöglicht überdies noch eine über die tradierte Kamillentherapie hinausgehende Verwendung z. B. zu Pinselungen.

Die ausgeprägt *entzündungswidrige* Wirkung der Kamille wird therapeutisch von den verschiedenen Fachdisziplinen auf breiter Basis und in unterschiedlicher Weise genutzt. Als besonders positiv ist hierbei die Tatsache zu bewerten, daß entsprechende Zubereitungen sowohl innerlich als auch äußerlich genutzt werden können.

2.2.2 Dermatologie

Prof. Born (Universitäts-Hautklinik in Freiburg) beschreibt die Wirkung als beruhigend und antiphlogistisch und verwendet einen Kamillenextrakt z. B. zur Spülung unterminierter Wundränder, Gewebetaschen und Fistelgänge sowie für Sitzbäder, entsprechend verdünnt, oder in konzentrierter Form zum

---

*) Kamillosan®, Chemiewerk Homburg, Zweigniederlassung der Degussa Frankfurt/Main.

Betupfen von entzündlichen Schleimhautläsionen [5]. Er betont, daß Kamille-Zubereitungen erfahrungsgemäß vom Patienten bereitwillig akzeptiert werden, ärztlicherseits allerdings gegenüber Zubereitungen aus der *Kamillendroge* eine wohlbegründete verständliche Zurückhaltung bestehe, besonders auch im Hinblick auf gelegentlich auftretende Allergien. Bei der Verwendung eines geeigneten Extraktes seien derartige Bedenken gegenstandslos.

Diese Aussage macht in bezeichnender Weise deutlich, daß ärztlicherseits ein standardisiertes Fertigpräparat immer den Vorzug gegenüber der herkömmlichen Kamillenzubereitung erhält, insbesondere bei der äußerlichen Behandlung infizierter Gewebe.

Nach H. Weitgasser [6] kommen in der Dermatologie als Indikationen vor allem die *akuten nässenden Dermatosen verschiedenster Genese* in Frage, die einer Zusatzbehandlung mit Bädern oder Umschlägen bedürfen. Gute therapeutische Erfahrungen mit einem Kamillenextrakt wurden gemacht bei akuten nässenden Dermatosen wie Kontakt-Dermatitiden, allergischen Exanthemen, Intertrigo, Ulcus cruris und Ekzemen, ferner bei Erkrankungen der Schleimhäute wie Stomatitiden, Pemphigus vulgaris und anderen mehr.

Bereits nach kurzer Behandlungsdauer tritt eine Linderung der Beschwerden ein, wobei insbesondere der Kühleffekt als angenehm empfunden wird. Die Basistherapie wird durch die antiphlogistische und leicht anästhesierende Wirkung von Kamillenextrakt wesentlich erleichtert.

Die Anwendung von Umschlägen führte innerhalb von zwei Tagen zu einer deutlichen Besserung der entzündlichen Erscheinungen bei Dermatitis statica und Kontaktdermatitiden. Im Halbseitenversuch erwiesen sich die Umschläge mit dem verwendeten Kamillen-Fertigpräparat den gleichzeitig verwendeten Umschlägen mit Kochsalzlösung als deutlich überlegen. Die lokale Verträglichkeit war sehr gut, Nebenwirkungen wurden nicht beobachtet [7, 8]. Teilbäder, Spülungen und Umschläge mit Kamillenextrakt sowie Salbenauflagen bewirken auch eine schnelle Reinigung infizierter Wunden und Geschwüre wie z. B. Ulcera cruris [9 bis 12, 16].

Nach einer **Dermabrasion** des Gesichts bzw. nach Dermashaving wird eine gute ungestörte Granulation und Epithelisierung der Haut durch Nachbehandlung mit Kamillenextrakt sehr begünstigt [13]. *Dekubitalgeschwüre,* wie sie häufig bei Querschnittsgelähmten auftreten, lassen sich mit geeigneten Badezusätzen aus Kamille gut behandeln, wobei sich von besonderem Vorteil erweist, daß diese Anwendungsform gegenüber anderen Badezusätzen keine Schmerzen verursacht. In der Beurteilung des Heilungserfolgs spielt auch die rasche *Abnahme der Geruchsbelästigung,* die durch die nekrotisierende Entzündung hervorgerufen wird, eine Rolle. Das Kamillenbad hat sich ebenso bei der Lokalbehandlung der tiefgreifenden zweitgradigen Verbrennung bewährt. Man beobachtet neben einer beschleunigten Wundreinigung auch eine ausgeprägte Förderung der Granulation. Tiefe Nekrosen werden exzidiert, oberflächliche Nekrosen heilen auch ohne proteolytische Fermente ab [14].

Über „Erfahrungen mit Kamillosan-Creme® unter Praxisbedingungen", in denen 2 477 niedergelassene Ärzte, die auf Grund einer Befragungsaktion die Wirksamkeit und Verträglichkeit des

Präparates in mehr als 95 % der Fälle als sehr gut bis gut beurteilt hatten, berichtet Patzelt-Wenczler 1985 [31]. Da die Mehrzahl der Befragten bei längerfristiger topischer Anwendung von Corticosteroiden bereits Nebenwirkungen wie z. B. Atrophie, Teleangiektasien etc. beobachtet hatten, wurde von nahezu allen Ärzten das genannte Produkt als sinnvolle Therapieergänzung und Möglichkeit zur Einsparung von Corticosteroiden eingestuft. Die Einsparung wird — in Abhängigkeit vom Patientengut — mit 20 bis 100 % angegeben.

Der Befragungsaktion war bereits eine kontrollierte klinische Studie bei 161 Patienten mit entzündlichen Dermatosen (irritativ-kumulative Kontaktdermatitis, Neurodermitis, allergisches Kontaktekzem, Unterschenkelekzem, dyshidrotisches und seborrhoisches Ekzem) an Hand, Unterarm und Unterschenkel vorausgegangen. Im Halbseitenvergleich konnte gezeigt werden, daß das Präparat in der Intervall- bzw. Erhaltungstherapie 0,25 %-Hydrocortison annähernd äquieffektiv und 0,75 %-Fluorcortinbutylester sowie dem nichtsteroidalen Entzündungshemmer 5 %-Bufexamac überlegen ist [32].

Einen weiteren Bereich für die Anwendung von Kamillenextrakt stellen *Erkrankungen des äußeren Analbereiches* dar. Hier werden insbesondere der Pruritus ani, das perianale Ekzem verschiedener Genese und äußere Fistelungen durch Teilbäder günstig beeinflußt [15]. Gleiche günstige Erfahrungen wurden mit Sitzbädern nach Analeingriffen, vor allem nach Fisteloperationen erzielt. Auch als Zusatz zu Handteilbädern empfiehlt sich die Verwendung von Kamillenextrakt, insbesondere in der Nachbehandlung von Handverletzungen und handchirurgischen

Eingriffen [16]. Zur präoperativen Darmreinigung werden Einläufe empfohlen, die zum Schutz vor Schleimhautreizungen als wesentliche Komponente die Kamille enthalten [28].

2.2.3 Stomatologie

In der Zahn-, Mund- und Kieferheilkunde gehört die Therapie mit Kamillenextrakten zum unentbehrlichen Bestandteil der medikamentösen Therapie bei der Behandlung von Gingivitis, Stomatitis ulcerosa und Stomatitis aphthosa, kurz — aller entzündlichen Erkrankungen von Gingiva und Mundschleimhaut. Hier steht die Behandlung mit *Mundbädern* im Vordergrund, während das Kamillen*dampfbad* bei Zuständen nach Radikaloperationen in der Kieferhöhle als äußerst wohltuend empfunden wird [17, 48].

Pinselungen mit geeigneten Extrakt-Präparaten lassen sich bei hartnäckigen Erkrankungen der Mundschleimhaut und des Zahnfleisches wie Ulzera und Aphthen erfolgreich einsetzen. Druckgeschwüre, die durch Zahnstein, Zahnbeläge oder schlecht sitzende Prothesen hervorgerufen werden, verschwinden rasch. Neben alkoholischem Extrakt läßt sich auch Kamillensalbe im Bereich der Mundschleimhaut z. B. zur Massage des Zahnfleisches verwenden, was sich bei der Behandlung der Parodontose als günstig erweist [6, 18].

Im Zentrum für Dermatologie und Venerologie der Universität Frankfurt/Main wurden in einem Zeitraum von 27 Monaten insgesamt 78 ambulante und stationäre Patienten mit unterschiedlichen Haut- und Schleimhauterkrankungen mit Umschlägen und Spülungen, hergestellt aus einem Kamillenextrakt, behandelt.

Alle Patienten mit Erkrankungen der Mundschleimhaut verspürten unter der Therapie eine rasche Linderung ihrer Beschwerden sowie einen angenehmen Kühleffekt. Objektivierbar war der nachhaltige und intensive Einfluß auf vorhandenen Mundgeruch. Die Patienten mit habituellen Aphthen bemerkten darüber hinaus ein deutliches Nachlassen der Schmerzen, vor allem nach der Nahrungsaufnahme [8]. Mit Kamillosan®-Mundspray lassen sich entzündliche Erkrankungen der Mundhöhle und des Rachenraumes erfolgreich behandeln [48].

2.2.4 Hals-Nasen-Ohren-Heilkunde

In der HNO-Heilkunde findet die Kamillentherapie wahrscheinlich eine fast ebenso breite Anwendung wie in der Dermatologie.

In erster Linie sind hier die *Tonsillektomien* zu nennen, bei denen für etwa 10 Tage übelriechende Beläge zurückbleiben. Die Spülung mit Kamillenextrakt führt zu einer antiphlogistischen Wirkung bei gleichzeitigem desodorierenden Effekt, wodurch eine lokale Antibiotikabehandlung vollkommen überflüssig wird.

Auch nach *Nebenhöhlenoperationen* und bei entzündlichen, schmerzhaften *Ösophagitiden* wirkt Kamillenextrakt schmerzlindernd und, wie oesogophagoskopisch festgestellt wurde, stark heilungsbeschleunigend. Nach Operationen und bei entzündlichen oder durch Radiotherapie verursachten Mundschleimhautveränderungen lindern Kamillenspülungen die Beschwerden. Bei Störungen der Speichelsekretion infolge einer Strahlendermatitis des Mundes und des Rachens wird Kamillenextrakt alternierend zu künstlichem Speichel gegeben. Auch Spülungen der Kieferhöhlen lassen sich ohne Verwendung von Antibiotika allein mit Kamillenextrakt durchführen [19, 20]. Wie aus dem genannten Erfahrungsbericht der Krankenanstalten der Stadt Köln (Krankenhaus Holweide) hervorgeht, wurden allein in diesem Krankenhaus mindestens 10 000 Patienten bei o. g. Beschwerden mit Kamillenextrakt behandelt, ohne daß auch nur in einem einzigen Fall unangenehme Nebenwirkungen beobachtet worden wären [20].

Bei *Sinusitis* werden Inhalationen mit Kamillendampf empfohlen, ebenso bei der okkulten Sinusitis des Kindes [21, 22]. Spülungen mit Kamillenextrakt haben sich bei der postoperativen Behandlung und als Adjuvanstherapie bei *Bestrahlungen* des Mund-, Nasen- und Rachenraumes bewährt [23, 24].

Patienten, die sich einer Bestrahlung im Hals-Nasen-Rachenraum unterziehen müssen, leiden häufig an einer *Pharyngitis sicca,* da bei dieser Behandlungsmethode die Mukosa und Submukosa stark angegriffen werden. Auch hier bewirken Spülungen mit Kamillenextrakt eine subjektive Besserung, die sich nicht nur in einem angenehm kühlenden Effekt in der Kehle sowie durch eine Abnahme des Mundgeruchs, sondern auch in einer pharyngoskopisch und laryngoskopisch feststellbaren Abschwellung der Schleimhaut und Reduzierung der Entzündung bemerkbar macht. Dies gilt ebenso für eine Pharyngitis anderer ätiologischer Ursache. Die als Nebenwirkung der Strahlentherapie häufig auftretende Mundtrockenheit läßt sich durch Kamillenextrakt signifikant reduzieren [25].

Bei *entzündlicher Nasenschleimhaut* läßt sich durch Kamillensalbe eine rasche Normalisierung mit verminderter oder unterbleibender Krustenbildung erzielen. Der Geruch wirkt sich hierbei nicht störend aus, sondern wird sogar als angenehm empfunden, so daß auch Spülungen durchgeführt werden können. Hierbei ist besonders von Vorteil, daß beim Verschlucken keine unangenehmen oder gar schädlichen Nebenwirkungen auftreten [26].

Desgleichen läßt sich eine *Otitis externa* − auch im Kindesalter − durch Kamillenextrakt erfolgreich behandeln.

2.2.5 Strahlentherapie

Abgesehen von der bereits erwähnten Behandlung von Strahlenschäden im Bereich des Mund-, Nasen- und Rachenraumes mit Kamillenextrakt, der im Rahmen einer Adjuvanstherapie von den Patienten ausgesprochen positiv bewertet wird [23, 26], können auch die bei hochdosierter Strahlentherapie auftretenden und häufig als unerträglich empfundenen Schleimhautreaktionen des Enddarms mit Kamillenextrakt erfolgreich behandelt werden. Man führt dazu dreimal wöchentlich Einläufe durch, die neben den antiphlogistischen Eigenschaften noch einen milden Reinigungseffekt besitzen [27].

Ebenso werden in der gynäkologischen Strahlentherapie gelegentlich Sitzbäder zur Linderung schmerzhafter Hautreaktionen erfolgreich eingesetzt [32].

Bei Bestrahlung großer Hautoberflächen (z. B. Mammakarzinom) sind *Strahlungserytheme* bis hin zur Epidermolyse der Oberhaut zu beobachten. Auch in diesen Fällen führt die Anwendung von Kamillenextrakt zu einer Schmerzlinderung, während der Behandlungszeit sowie zu einer schnellen

Regenerierung der Haut nach Beendigung der Bestrahlungen [23].

Über die Behandlung einer *Stahlendermatitis* mit azulenhaltiger Salbe wird 1952 aus dem Universitäts-Röntgeninstitut Frankfurt/Main berichtet. Da zu dieser Zeit noch kein reines Chamazulen aus Kamille verfügbar war und die Kamillensalbe noch nicht die heute übliche Wirkstoffkonzentration aufwies, verwendete man damals mit gutem Erfolg ein Salbenpräparat mit einem synthetischen Azulen (den Angaben zufolge 1-isopropyl-5-methylazulen)*).

Das Präparat erwies sich bei der Tumorbestrahlung noch gesunder Haut als der beste Hautschutz, so daß eine *Röntgendermatitis,* auch bei schon strahlengeschädigter Haut, weitgehend vermieden werden konnte.

Dies galt insbesondere auch für kindliche Haut, die sich mit höheren Röntgendosen belasten ließ, ohne nennenswerte Erythembildung zu zeigen. Schlecht heilende Ulzerationen konnten mit azulenhaltiger Salbe schnell zur Abheilung gebracht werden, ohne daß die Röntgen- oder Radiumbestrahlung unterbrochen werden mußte [30].

2.2.6 Pulmologie

In der Pulmologie verwendet man den Kamillenextrakt wegen seines wundheilenden Effektes gerne zur Inhalationsbehandlung. Bei Patienten mit einer *chronischen Bronchitis* mit oder ohne Obstruktion konnten nach einer Inhalationsbehandlung im Langzeitversuch therapeutische Effekte am Tracheobronchialbaum nachgewiesen werden. Die Heilung der entzündeten Bronchialschleimhaut wird gefördert und

---

*) Azulon®-Salbe Homburg.

eine eventuell gleichzeitig vorhandene Bronchiallumeneinengung geht zurück.

Entzündliche Schleimhautschwellungen nicht allergischer und abakterieller Natur, wie sie in erster Linie durch viele Noxen ausgelöst werden – man denke nur an die bronchialen Reizzustände infolge chronischer Tabakrauchinhalation – sprechen gut auf eine Inhalationstherapie mit Kamillenextrakt an [32].

2.2.7 Pädiatrie

In der Kinderheilkunde steht die protektive Wirkung der Kamille auf Haut und Schleimhäute sowie die entzündungshemmende Eigenschaft bei Erkrankungen dieser Gewebe im Vordergrund.

Bei empfindlicher Haut mit Neigung zu Trockenheit und Ekzembildung ist Kamillenextrakt hervorragend geeignet.

Wie einem Erfahrungsbericht aus einer pädiatrischen Fachpraxis zu entnehmen ist, wurden sehr gute Ergebnisse bei der Behandlung von *Windeldermatitis* mit Kamillensalbe erzielt. Von 22 Fällen heilten in einer Woche 9 vollständig ab, weitere 10 wurden deutlich gebessert. Hervorgehoben wird hierbei besonders das Abklingen sämtlicher Beschwerden wie Schmerzen und Juckreiz, die den Allgemeinzustand sehr beeinträchtigen. Auch Säuglingsekzeme und periorale Dermatitis ließen sich günstig beeinflussen, wenngleich in der kurzen Behandlungszeit erwartungsgemäß nur Teilerfolge erzielt wurden [33].

Die antiphlogistische Wirkung bei Schleimhautentzündungen wird in erster Linie zur Behandlung der Sinusitis genutzt. Vor allem die exsudative und eitrige Sinusitis ist ein Indikationsgebiet für die Kamillendampfinhalation, die hier eines der wirksamsten Mittel dar-

stellt. Bei der Inhalation eines Kamillendampfes, der durch mäßiges Aufkochen von Kamillenblüten mit viel Wasser erzeugt wird, können gelegentlich durch die ebenfalls verdampfenden Pollenallergene allergische Erscheinungen ausgelöst werden. Bei der Inhalation eines Kamillendampfes, hergestellt aus einem alkoholischen Kamillenextrakt, tritt dagegen in der Regel keine allergische Reaktion auf.

Bei größeren Substanzdefekten und Entzündungsflächen im Bereich der Haut oder Schleimhäute dienen Kamillenbad oder -spülung nicht nur der Regeneration des verletzten Integuments, sie werden auch subjektiv als angenehm empfunden. Das Kamillenbad hat seinen festen Platz bei der Behandlung der empfindlichen Haut junger Säuglinge im Ano-Genitalbereich, dient aber genauso zur Reinigung von Wund- und Verbrennungsflächen sowie von Haut- und Schleimhautdefekten (Lyell-Syndrom).

Die Kamillenextrakt-Therapie ist in der Pädiatrie in folgenden Fällen angezeigt [36]:

● Zur Pflege der *empfindlichen Haut von Säuglingen* und immobilisierten Kindern. Hinzu kommen schwerkranke, chronisch kranke und behinderte Kinder – vor allem mit immobilisierten Zerebralparesen – die einkoten und einnässen.

● Zur Behandlung von *entzündeter Haut* oder *Hautdefekten*. Hauptindikationsgebiete sind z. B. Dermatitis ammoniacalis, Verbrühungs- und Verbrennungsflächen, exfoliative Dermatitiden.

● Zur Behandlung von *Entzündungen der Nase und Nasennebenhöhlen* in Form des Kamillendampfbades und der Inhalation.

2.2.8 Gynäkologie

Erfahrungsberichte verschiedener Frauenkliniken weisen den Kamillenextrakt als geeignetes Mittel zur Behandlung von *Bartholinitiden, Vulvitis* und *Mastitiden,* in selteneren Fällen auch von sekundär heilenden *Episiotomien* aus [48].

Sitzbäder und Spülungen sind vor allem angezeigt zur postoperativen Behandlung von vaginalen Operationswunden [34, 35] sowie zur Therapie verschiedener entzündlicher Erkrankungen im Genitalbereich [48].

2.2.9 Gastroenterologie

Die spasmolytischen und antiphlogistischen Effekte der Kamille macht man sich bei der Behandlung von Magen- und Darmerkrankungen verschiedenster Art zunutze. Beispielsweise gelten die akute *Gastritis* und *Enteritis* als empirische Indikationsgebiete für die Kamille. Auch eine *Colitis* läßt sich gut damit behandeln, und Reizzustände des Dickdarms sprechen z. B. auf Kamilleneinläufe insbesondere dann gut an, wenn sich ein solcher Zustand aus einer *chronischen Obstipation* entwickelt hat und mit Spasmen einhergeht. Die Wirkung von Kamillenextrakt bei Erkrankungen des Magens und Duodenums wurde aber auch durch eine Reihe von Untersuchungen eindeutig belegt. So erfolgten beispielsweise magenbioptische [37, 38, 39] und zytologische [40, 41, 42] Untersuchungen sowie Kontrollen des Magensaftes [39, 41].

In einer Multicenter-Studie an 104 ambulanten Patienten mit dem Beschwerdekomplex *Magendrücken, Völlegefühl, Aufstoßen, Sodbrennen, Appetitlosigkeit, Brechreiz, Erbrechen,* bei denen kein entsprechender organischer Befund erhoben werden konnte, wurde eine 6wöchige Therapie mit Kamillosan® durchgeführt. Weitere spezifische Medikamente waren ausgeschlossen. Es zeigte sich, daß die am häufigsten vorkommenden Symptome auch die höchste Erfolgsquote aufwiesen, wobei als Kriterium nur das völlige Verschwinden des betreffenden Symptomes galt. Appetitlosigkeit konnte erwartungsgemäß am wenigsten, aber immerhin noch in 61 Prozent der Fälle beeinflußt werden. Nebenwirkungen und Unverträglichkeiten wurden in keinem Fall gesehen [43].

Somit erweist sich die alleinige Therapie mit Kamillosan® bei unspezifischen, meist vegetativ überlagerten Magenbeschwerden ohne organischen Befund als hervorragend geeignet.

Nach R. F. Weiss ist die innerliche Verabfolgung von Kamillentee oder Zubereitungen aus Kamillenextrakten bei verschiedenen Formen von Magenbeschwerden, die unter dem Begriff „Dyspepsie" zusammengefaßt werden können, angebracht. Bei *Magenerosionen* und beim *Magengeschwür* wird die sogenannte Roll- oder Wälzkur empfohlen, da bei dieser Therapieform außer dem spasmolytischen und dadurch vor allem subjektiv schmerzlindernden Effekt insbesondere auch die wundheilungsfördernde Wirkung der Kamille erfahrungsgemäß besser zum Tragen kommt. Insbesondere angesichts der nicht selten auftretenden Nebenwirkungen bei der Verwendung moderner Säureblocker vom Cimetidin- oder Ranitidin-Typ (H_2-Antagonisten) und der relativ hohen Rezidivrate hat die Kamillen-Rollkur, die sich nötigenfalls auch gut mit herkömmlichen Antazida kombinieren läßt, durchaus noch ihre Berechtigung [47].

In der Kinderheilkunde wird Kamillenextrakt wegen seiner karminativen und spasmolytischen Wirkung bei Erkrankungen des Magen-Darm-Kanals erfolgreich angewendet, wobei die Wirkung bereits unmittelbar nach der Einnahme eintreten soll [36].

2.3 Wirksamkeitsnachweis mittels Fluvographie

In einer Veröffentlichung aus dem Jahre 1982 wird von erfolgreichen Versuchen berichtet, mittels der Fluvographie nach Hensel [44] und der transkutanen Sauerstoffmessung nach Eberhard und Mindt [45] die Wirksamkeit objektiv nachzuweisen. Zur Verwendung gelangte ein Kamillenauszug, der die als wirksam angesehenen Inhaltsstoffe der Kamille nach Herstellerangaben in standardisierter, hoher Konzentration enthält*), an 10 bzw. 3 freiwilligen Probanden.

Unter der Voraussetzung einer präzisen Arbeitsweise gelten beide Untersuchungsmethoden als verläßlich und objektiv.

Die erzielten fluvographischen Befunde nach Einwirkung des Kamillenauszuges zeigten in allen 10 Fällen eine Abnahme der Hautdurchblutung, durch die sich eine antientzündliche Wirkung u. a. manifestiert. Gleichermaßen nahm bei den 3 untersuchten Probanden auch pO_2 der Haut unter der Einwirkung des geprüften Kamillenauszuges ab. Obwohl nur der hämodynamische Teil der antientzündlichen Wirkung durch die Verminderung der Hautdurchblutung erfaßt werden kann, lassen sich die Befunde mit der empirischen Anwendung von Kamille und deren Zubereitungen in guten Einklang bringen [46].

---

*) Kamillen-Bad-Robugen, Hersteller: Robugen GmbH, Esslingen/N.

2.4 Literatur zu Kapitel 2

[1] Kohlstaedt, E., E. Staab, W. Kesper: Pharmazie **1**, 218 (1946).

[2] Isaac, O.: APV Informationsdienst **14**, 156 (1968).

[3] Breinlich, J.: Dtsch. Apoth. Ztg. **107**, 1795 (1967).

[4] Isaac, O. u. H. Schimpke: Arch Pharm. Mitt. dtsch. pharm. Ges. **35**, 133, 157 (1965).

[5] Born, W.: Persönl. Mitt. an Fa. HOMBURG (Brief v. 8. 6. 1980).

[6] Weitgasser, H.: Z. allg. Medizin **55**, 340 (1979)

[7] Demling, L. u. Th. Nasemann, (Herausg.): „Erfahrungstherapie − späte Rechtfertigung", Verlag G. Braun, Karlsruhe (1975).

[8] Nasemann, Th.: Z. all. Medizin **51**, 1105 (1975).

[9] Brugger, A. W.: Inaug.-Diss. München (1950).

[10] Degreef, H.: Erfahrungsbericht Dermatol. Univ. Klin., Leuven/Belg. (1977).

[11] Friederich, H. C.: Erfahrungsbericht Dermatolog. Univ. Klin. Marburg (1979).

[12] Hammerl, H., W. Henk, O. Pichler: Wien. med. Wschr. **112**, 583 (1962).

[13] Friederich, H. C.: Z. Hautkrankheit. **53**, 793 (1978).

[14] Contzen, H.: in Demling, L., TH. Nasemann [7].

[15] Frank, H.: Erfahrungsbericht Kreiskrankenhaus Pfarrkirchen/Ndby. (1980).

[16] Holle, F.: Erfahrungsbericht der chirurgischen Poliklinik der Univ. München (1979).

[17] Kristen, K.: in [7].

[18] Eck, J.: Inaug.-Diss. Heidelberg (1924).

[19] Matzker, J.: in [7].

[20] Matzker, J.: Erfahrungsbericht der Krankenanstalten der Stadt Köln, Krankenhaus Holweide (1978).

[21] Schmid, F.: in [7].

[22] Münzel, M.: Selecta **24**, 2258 (1975).

[23] Eykenboom, W.: Erfahrungsbericht Radiotherap. Institut Rotterdam (1976).

[24] Dewulf, L., L. de Thibault de Boesinghe: Tijdschrift voor Geneeskunde **33**, 169 (1977).

[25] Cauwenberge, P.: Erfahrungsbericht HNO-Klinik Gent (1979).

[26] Matzker, J.: in [7].

[27] Blumenberg, F.-W., H. Hoefer-Janker: Radiologie **12,** 209 (1972).

[28] Richter, R.: Schweiz. Rundschau med. Praxis **64,** 689 (1975).

[29] Della Loggia, R.: Deutsche Apoth. Ztg. **125,** Suppl. I, 9 bis 11 (1985).

[30] Hellriegel, W. u. W. Keudel: Strahlentherapie **86,** 241 bis 248 (1952).

[31] Patzelt-Wenczler, R.: Deutsche Apoth. Ztg. **125,** Suppl. I 12 bis 13 (1985).

[32] Schmidt, O.-P.: in [7].

[33] Stechele, U.: Erfahrungsbericht aus einer pädiatrischen Fachpraxis (1979).

[34] Kepp, R.: Erfahrungsbericht Univ.-Frauenklinik Gießen (1978).

[35] Kaltenbach F.-J.: Erfahrungsbericht Univ.-Frauenklinik Freiburg (1980).

[36] Schmid, F.: in [7].

[37] Hammerl. H., O. Henk und O. Pichler: Wien. med. Wschr. **112,** 583 (1962).

[38] Broi, G. L. da: Minerva gastroenter. **6,** 147 (1960).

[39] Mauro, G.: Rass. ital. gastroenter. **5,** 5 (1958).

[40] Zetzschwitz, F. J. v.: Münch. med. Wschr. **99,** 117 (1957).

[41] Brühl, W.: Dtsch. med. Wschr. **77,** 11 (1952).

[42] Lange, F.: Wien. med. Wschr. **109,** 658 (1959).

[43] Stiegelmeier, H.: Kassenarzt **18,** 3605 (1978).

[44] Hensel, H. u. F. Bender: Pflügers Arch. ges. Physiol. **263,** 603 (1956).

[45] Eberhard, P., W. Mindt, F. Jann u. K. Hammacher: Medical and Biological Engineering **5,** 436 bis 442 (1975).

[46] Sorkin, B.: Kosmetika, Aerosole, Riechstoffe **55,** 9 bis 10 (1982).

[47] Weiß, R. F.: „Kamille, Heilpflanze 1987", Kneipp-Blätter **1,** 4 bis 6 (1987).

[48] Carle, R. und Isaac, O. Ztsch. f. Phytoth. **8,** 67 (1987)

Kapitel 3

Pharmakologie und Toxikologie

3.1 Pharmakologie

3.1.1 Einleitung

Kamillenzubereitungen werden im wesentlichen wegen ihrer *antiphlogistischen, spasmolytischen* und *karminativen* Wirkungen therapeutisch verwendet. Aber auch die *bakteriostatischen* und *fungistatischen* Effekte besitzen eine nicht zu unterschätzende arzneiliche Bedeutung.

Die Anwendungsbereiche erstrecken sich über die Dermatologie, Stomatologie, Hals-Nasen-Ohrenheilkunde, Innere Medizin (− insbesondere Gastroenterologie −), Pulmologie, Pädiatrie bis zur Strahlentherapie (1, 82). Der klinische Eindruck wird dabei durch eine Reihe von *pharmakologischen* und *biochemischen Effekten* untermauert, die nicht nur an Kamillen-Einzelsubstanzen, sondern auch an standardisierten Gesamtauszügen und/oder am ätherischen Kamillenöl beobachtet werden konnten.

3.1.2 Antiphlogistische Wirkung

3.1.2.1 Chamazulen, Matricin und Guajazulen

Die antiphlogistische Wirkung des Chamazulens wurde bereits 1933 an der Senfölchemosis des Kaninchenauges [2] und 1942 der des Meerschweinchenauges [3] festgestellt. Wenn auch später die Brauchbarkeit dieser Methode in Zweifel gezogen wurde [4, 5], so ließ sich die Azulenwirkung doch ebenfalls an anderen Modellen objektivieren. 1952 erkannte man die heilungsfördernde Wirkung auf das UV-Erythem des Meerschweinchens [6] und 1956 die auf den thermisch geschädigten Mäuseschwanz [7]. Im Rattenpfotentest nach Selye [8, 9] konnte ebenfalls für Azulen eine entzündungshemmende Wirkung nachgewiesen werden, wenn auch die Wirkung des *Gesamtextraktes* wesentlich stärker ausfiel. Als besonders vorteilhaft erwies sich die Therapie der Strahlendermatitis mit Azulen [8, 10 – 14]. Azulen hat schwache antipyretische, analgetische, lokalanaesthetische und Antihistamin-Wirkungen, die möglicherweise zum klinisch beobachteten antiinflammatorischen Effekt beitragen [15].

In einer 1955 erschienenen Arbeit [16]

wird als Allgemeinwirkung der Azulene eine Aktivierung der ACTH-Produktion mit entsprechender Funktionssteigerung der Nebennierenrinde diskutiert. Andere Untersuchungen aus den fünfziger Jahren zeigen eine Verhinderung der Antigen-Antikörper-Reaktion durch Verabreichung von Azulen an sensibilisierte Meerschweinchen. In ähnlicher Weise gelang es, den anaphylaktischen Schock zu verhindern [8, 15]. Auch ließ sich eine Hemmung des Serotonin-Schocks nachweisen [17]. Stern et al. zogen 1956 die Möglichkeit in Betracht, daß das Azulen im Augenblick der Bindung von Antigen und Antikörper ein Freiwerden von Histamin aus der Zelle – vielleicht über den Antiserotonineffekt – verhindert [18]. Anhand weiterführender Untersuchungen japanischer Autoren aus dem Jahre 1960 konnte gezeigt werden, daß durch Azulen zwar das Dextranödem stark gehemmt wurde, dagegen in nur mäßigem Ausmaß Hyaluronidase-, Formaldehyd- und Histaminödeme. Aufgrund dieser

Befunde vermuteten die Autoren, daß der Azuleneffekt sowohl auf einer Hemmung der Histamin-Freisetzung und einer Antihistaminwirkung als auch einer Hemmung der 5-Hydroxytryptamin-Freisetzung, einer Antihyaluronidasewirkung und wahrscheinlich auf einer Abnahme der Kapillaraktivität beruht [19].

Am Carrageenin-Ödem der Rattenpfote zeigte sich, daß Chamazulen gegenüber Guajazulen eine etwa doppelt so starke antiphlogistische Wirkung besitzt [23]. In einer späteren Arbeit wurde im Jahre 1983 auch die signifikant schwächere antiphlogistische Wirkung von Guajazulen gegenüber Matricin und (−)-α-Bisabolol nachgewiesen [25]. Guajazulen, welches mittels Synthese relativ leicht zugänglich ist, besitzt gegenüber den nativen Kamilleninhaltsstoffen Matricin nur etwa die Hälfte der antiphlogistischen Aktivität (siehe dazu Tab. 3.1) [25].

Am Carragenin-Ödem der Rattenpfote ist nach peroraler Verabreichung *Ma-*

Tab. 3.1: Vergleich der antiphlogistischen Wirkung am Carrageenin-Ödem der Rattenpfote.
Antiphlogistische Wirkung als molarer Titer mit Vertrauensgrenzen und als ED 50 (mMol/kg p. o.) am Carrageenin-Ödem der Rattenpfote 1, 2 und 3 Stunden nach der Ödemsetzung. Die orale Substanzgabe erfolgte eine Stunde vor der Ödemsetzung.
(Jakovlev, Isaac, Flaskamp: Planta med. 49, 67 (1983)

	1 Stunde			2 Stunden			3 Stunden		
	molarer Titer (Vertr.-Grenzen)	Signi-fikanz	ED 50 (mMol/kg)	molarer Titer (Vertr.-Grenzen)	Signi-fikanz	ED 50 (mMol/kg)	molarer Titer (Vertr.-Grenzen)	Signi-fikanz	ED 50 (mMol/kg)
(−)-α-Bisabolol, MG: 222	1	−	2,69	1	−	2,95	1	−	2,43
Chamazulen, MG: 184	0,61 (0,38–0,94)	*)	4,48	0,70 (0,46–1,08)	ns	4,27	0,49 (0,21–1,15)	ns	5,00
Guajazulen, MG: 198	0,60 (0,39–0,89)	*)	4,59	0,66 (0,46–0,95)	*)	4,60	0,33 (0,13–0,80)	*)	> 7,07
Matricin, MG: 306	1,03 (0,62–1,72)	ns	2,60	1,27 (0,91–1,75)	ns	2,29	0,92 (0,61–1,41)	ns	2,68
Salicylamid, MG: 137	1,77 (1,25–2,51)	*)	1,53	2,04 (1,45–2,86)	*)	1,44	1,99 (1,28–3,10)	*)	1,28

Berechnung des molaren Titers nach: $\dfrac{\text{Titer} \times \text{Molekulargewicht}}{222}$ (222 = MG von Bisabolol)

Berechnung des molaren ED 50 nach: $\dfrac{\text{ED 50 (mg/kg)}}{\text{Molekulargewicht}}$

Sign = Signifikanz des Titers gegen 1
*) = signifikant (p = 0,05)
ns = nicht signifikant (p > 0,05)

tricin nach zwei und drei Stunden etwa gleich wirksam wie *(−)-α-Bisabolol*. Auch nach vier Stunden zeigen sich zwischen den beiden Substanzen keine signifikanten Wirkungsunterschiede. *Chamazulen* und *Guajazulen* sind deutlich schwächer wirksam als Bisabolol und Matricin. Während die antiphlogistische Wirkung des Chamazulens über 4 Stunden konstant bleibt, geht die Wirkung des Guajazulens 4 Stunden nach der Substanzgabe deutlich zurück. Guajazulen besitzt also eine *kürzere Wirkungsdauer* [25].

Aus den vorliegenden Ergebnissen ist zu folgern, daß aufgrund der recht unterschiedlichen Wirkungen diese Substanzen in Kamillenzubereitungen (Fertigarzneimittel) nicht beliebig austauschbar sind (siehe dazu später Kapitel 4.3.3).

3.1.2.2 (−)-α-Bisabolol und Bisabololoxide

Bei speziellen Kamillen-Typen kann der Anteil an (−)-α-Bisabolol am ätherischen Öl bis zu 50% betragen, bei der Mehrzahl der Herkünfte überwiegen allerdings die Oxide [23].

Bereits 1954 erkannte man die antiphlogistische Wirkung von (−)-α-Bisabolol, das wenige Jahre zuvor (1951) aus den Blütenköpfchen der Kamille isoliert und dessen endgültiger Strukturbeweis 1968 erbracht wurde [26].

Bei Meerschweinchen, die UV-Licht ausgesetzt waren, führte es zu einem Absinken der Haut-Temperatur. Einen ähnlichen Effekt — jedoch in schwächerem Ausmaß — sah man unter dem Einfluß von Farnesen und einem (nicht näher definierten) Bisabololmonoxid [27]. Ebenso wie Chamazulen vermochte (−)-α-Bisabolol bei Hautverbrennun-

gen an Meerschweinchen die Heilungsdauer signifikant zu verkürzen, wobei (−)-α-Bisabolol eine stärkere Durchblutung als Chamazulen bewirkte [28]. Wie eine histologische Untersuchung aus dem Jahre 1957 ergab, fördern (−)-α-Bisabolol und Farnesen in gleichem Maße die Epithelisierung und Granulation [29]. 1969 konnte für (−)-α-Bisabolol am Carrageenin-Ödem der Rattenpfote und am Cotton-pellet-Granulom der Ratte eine deutlich entzündungshemmende Wirkung nachgewiesen werden, die der des Guajazulens bzw. seines sulfonsauren Salzes (Azulen SN) quantitativ vergleichbar ist [30]. Später wurde dann festgestellt, daß (−)-α-Bisabolol nur etwa die Hälfte der antiphlogistischen Aktivität des Chamazulens besitzt [34]. Dieses Ergebnis wurde wenige Jahre später [25] revidiert (siehe dazu Tab. 3.1).

Inzwischen ist auch die antiphlogistische Wirkung des (−)-α-Bisabolols nicht nur am Carrageenin-Ödem der Rattenpfote, sondern zusätzlich am UV-Erythem des Meerschweinchens, an der Adjuvans-Arthritis und am Hefefieber der Ratte eindeutig nachgewiesen [31]. In ihrer Wirkung auf die Adjuvans-Arthritis der Ratte entsprachen 500 mg/kg (−)-α-Bisabolol etwa 1,5 mg/kg Prednisolon. Selbst die stark wirksame Dosierung von 2000 mg/kg Bisabolol liegt weit unterhalb des toxischen Bereichs. Unter dem Aspekt einer möglichen Hautschutzwirkung prüfte man die Wirkung von (−)-α-Bisabolol am UV-Erythem des Meerschweinchens unter der Verwendung von Salicylamid als Vergleichssubstanz. Bei peroraler Verabreichung sah man eine schwache, aber dosisabhängige Hemmung der Erythementwicklung. Beim Meerschweinchen erwies sich die Dosis von 2000 mg/kg jedoch bereits als toxisch. Offensichtlich

Tab. 3.2: Vergleich der antiphlogistischen Wirkung am Carrageenin-Ödem der Rattenpfote, Varianzanalyse paralleler Dosis-Wirkungsgeraden.
V. Jakovlev, O. Isaac, K. Thiemer u. R. Kunde: Planta med. 35, 125 (1979)

Substanz	ED_{50} (mg/kg p. o.)	Titer	Vertrauensgrenze des Titers **	S	P	L	Anzahl Ratten
(−)-α-Bisabolol	1 465	1	–	–	–	–	231
(+)-α-Bisabolol	> 2 000 *)	0,595	0,395–0,898	00	00	00	51
(±)-α-Bisabolol, natürlich	> 2 000 *)	0,419	0,197–0,979	000	00	00	48
(±)-α-Bisabolol, synthetisch	> 2 000 *)	0,493	0,277–0,877	000	00	00	51
Dragosantol	> 3 000 *)	0,260	0,125–0,539	000	00	00	30
Bisabololoxid A	3 164	0,337	0,179–0,635	000	00	00	36
Bisabololoxid B	> 2 000 *)	0,591	0,364–0,958	00	00	00	36
Bisabolonoxid	> 2 000 *)	0,431	0,223–0,832	00	00	00	18
Olivenöl	> 2 000 *)	0,516	0,271–0,982	00	00	00	18

00   signifikant für p = 0,01; 000 signifikant für p = 0,001
P   Parallelität; L Linearität der Dosis-Wirkungsgeraden (p = 0,01)
S   Signifikanz des Titers gegenüber 1
*)   Höchste geprüfte Dosis; Wirkung von 50 % (Hemmung, der Ödementwicklung um 50 %) nicht erreicht.
**) Die Vertrauensgrenzen sind jeweils für den p-Wert eingetragen, bei dem der Titer gegen 1 signifikant ist. Welcher p-Wert den Vertrauensgrenzen zukommt, geht aus der Spalte „S" hervor.

ist die Toxizität von Bisabolol am Meerschweinchen größer als an der Ratte. Für eine relativ gute Penetranz von Bisabolol durch die Haut spricht die Beobachtung einer Erythemhemmung bei perkutaner Applikation [31].

Die *antipyretische Wirkung des (−)-α-Bisabolols* zeigte sich am Hefefieber der Ratte. Im Hefefiebertest [32] senkte (−)-α-Bisabolol das experimentelle Fieber in einer Dosis von 2000 mg/kg p.o. bis 2 Stunden lang um 1,5 °C. Der Wirkungseintritt ist allerdings gegenüber Phenacetin verzögert [31].

(−)-α-Bisabolol vermindert darüber hinaus die Produktion von Mucopolysacchariden in Zellkulturen embryonalen Wirbelsäulengewebes der Maus und Fibroblastenkulturen.

In einer Publikation aus dem Jahre 1979 wird eine Arbeit erwähnt, nach der ein „α-Bisabolol" (die optische Aktivität ist nicht genannt) in vitro an der Kalbs-Cornea den Einbau von radioaktivem Sulfat in die Proteochondroitin- und Protokeratansulfate hemmt. Das α-Bisabolol bewirkte in einer Konzentration von 10^{-4} M eine 15 %ige und bei 10^{-3} M eine 58 %ige Hemmung des Einbaus und ist damit bekannten Antiphlogistika vergleichbar [33].

In mehreren Untersuchungen [23, 25, 31] wurde der Frage nachgegangen, ob (−)-α-Bisabolol auch durch die aus Populus balsamifera (Balsampappel) isolierbare (+)-Verbindung oder durch das *synthetische* Razemat ersetzt werden kann. Tabelle 3.2 zeigt, daß die im Kamillenöl enthaltene linksdrehende Form etwa doppelt so stark antiphlogistisch gegenüber der rechtsdrehenden Form aus dem Pappelknospenöl und dem synthetischen Razemat wirkt. Interessanterweise ist die Wirkung des Razemats schwächer als nach den beiden Komponenten (−)-α-Bisabolol und (+)-α-Bisabolol zu erwarten wäre. Die Ursache für die Wirkungsabschwächung wird in der Racemisierung vermutet [31].

In der gleichen pharmakologischen Prüfung wurde auch die antiphlogistische Wirkung der *Bisabololoxide* A und B sowie des Handelsproduktes *Drago-*

santol® (= ein Gemisch aus racemischem α-Bisabolol in der Isopropyliden- und Isopropenyl-Form sowie einem Anteil an Farnesol) untersucht. Wie Tabelle 3.2 zeigt, wiesen Bisabololoxid B (Hauptbestandteil in „argentinischer" Kamille) und Bisabolonoxid (Bestandteil in „türkischer" Kamille) nur die halbe Wirkungsstärke von (−)-α-Bisabolol auf, während Bisabololoxid A (Hauptbestandteil in „ägyptischer" Kamille) nur ein Drittel und Dragosantol® sogar nur mehr ein Viertel der Wirkung zukam.

Ulkusprotektive bzw. -curative Wirkung von (−)-α-Bisabolol

(−)-α-Bisabolol wurde auch an verschiedenen tierexperimentellen Ulkusmodellen geprüft, denn langjährige empirische Beobachtungen sprechen dafür, daß die therapeutische Anwendung der Kamille bei Erkrankungen des Magen-Darm-Traktes, insbesondere beim Ulcus ventriculi, nicht nur berechtigt [35, 36, 37, 38], sondern auch pharmakologisch begründbar ist.

Im Jahre 1975 erkannte man eine dosisabhängige *antipeptische* Wirkung des (−)-α-Bisabolols, die nicht durch pH-Veränderungen beeinflußt wird [39]. Kamillenblütenzubereitungen bzw. ihre Inhaltsstoffe besitzen im Gegensatz zu den H_2-Antagonisten keine säuresekretionshemmende Wirkung. 1979 konnte in einer weiteren Untersuchung [40] gezeigt werden, daß (−)-α-Bisabolol in der Lage ist, die durch Indometacin, Streß oder Alkohol induzierte Ulkusbildung zu hemmen. Am Indometacin-Ulkusmodell war der Kamilleninhaltsstoff dem *Metiamid* gleich, am Streß-Ulkusmodell sogar deutlich überlegen. Ähn-

lich dem Metiamid ist (−)-α-Bisabolol auch in der Lage, die Abheilung der mechanisch (− durch Hitzekoagulation −) oder chemisch (− durch Essigsäure −) gesetzten Ulzera zu beschleunigen. Die curative und antiulzerogene Wirkung in einem *Kamillengesamtextrakt* beruht offensichtlich nicht allein auf dem Gehalt an (−)-α-Bisabolol, denn die Ulkusreduzierung war in dem betreffenden Versuch höher, als der (−)-α-Bisabololgehalt es erwarten ließ (siehe Tabellen 3.3 und 3.4). Die Dosis des an der Ratte geprüften bisabololreichen Kamillen-Gesamtauszuges lag mit umgerechnet 0,25 mg/kg Bisabolol deutlich unter der ED_{50} von Bisabolol mit 3,4 mg/kg. Es konnte ferner der tierexperimentelle Beweis erbracht werden, daß geeignete, d. h. standardisierte Kamillen-Gesamtauszüge auch eine deutliche *ulkusprotektive* Wirkung im Ethanol-Ulkusmodell besitzen. Vermutlich fördern bestimmte Kamilleninhaltsstoffe − ähnlich wie in den 1978 durchgeführten Untersuchungen [41] − die lokale endogene Prostaglandinsynthese und verstärken damit die mukosale Schutzbarriere gegen ulcerogene Wirkungen [40]. Bei der Pathogenese der gastralen und duodenalen Ulcera wird heute ein Mißverhältnis zwischen *aggressiven* (z. B. Magensäure) und *defensiven* bzw. protektiven (z. B. Schleim der Magenschleimhaut) Faktoren postuliert, und somit kommt der positiven Beeinflussung der Schleimbildung eine große Bedeutung zu. Auf diese erstmals von Isaac und Thiemer im Jahre 1975 [39] beobachtete antipeptische Wirkung wird 10 Jahre später erneut von G. D. Appelt [83] als wichtiger Punkt für die volksmedizinische Anwendung von „Manzanilla" (= die spanische Bezeichnung für Kamille) hingewiesen.

Tab. 3.3: Die Wirkung von Kamillosan® und (−)-α-Bisabolol auf das ethanol-induzierte Ulkus der Ratte   (nach Szelenyi et al. [40])

Behandlung 1 Stunde vor der Alkoholgabe				
Substanz	Dosis	Anzahl der Tiere	Ulkus-Hemmung (%)	ED_{50}
10% Ethanol*) 20% CR.RH$_{40}$	1 ml/Ratte	30	3,3	
Kamillosan*) 1 : 10 verdünnt	1 ml/Ratte	30	5,0	
1 : 2 verdünnt	1 ml/Ratte	30	82,1	0,4 ml/Ratte
unverdünnt	1 ml/Ratte	30	60,6	
Kamillosan**) 1 : 10 verdünnt	1 ml/Ratte	30	51,6	
1 : 2 verdünnt	1 ml/Ratte	30	82,0	0,1 ml/Ratte
unverdünnt	1 ml/Ratte	30	60,3	
(−)-α-Bisabolol	1 mg/kg^{-1}	30	33,5	
	10 mg/kg^{-1}	30	63,8	3,4 mg/kg^{-1}
	100 mg/kg^{-1}	30	95,5	
*) Bisabolol-Konzentration 0,6 mg%, **) Bisabolol-Konzentration 52,2 mg%				

Tab. 3.4: Die kurative Wirkung von (−)-α-Bisabolol und Metiamid auf die durch Essigsäure verursachte Ulzeration der Ratte   (nach Szelenyi et al. [40])

Substanz	Dosis (mg/kg^{-1})	Anzahl der Tiere	Ulkusfläche (mm^2)	Reduktion der Ulkusfläche (%)	ED_{50} (mg/kg^{-1})
Kontrolle	−	15	5,43	−	−
(−)-α-Bisabolol	500	10		37	
im Erdnußöl p. o.	1 000	10		48	950
	2 000	10		68	
(−)-α-Bisabolol	50	10		53	
als Emulsion p. o.	100	10		79	47
Metiamid s. c. 2 x/die	5	15	3,59	34	
	10	15	1,36	75	6,6

3.1.2.3 Weitere Inhaltsstoffe des ätherischen Öles sowie Kamillenöl und -extrakte

Die antiphlogistische Wirkung der *cis- und trans-Spiroether,* zweier hoch ungesättigter Polyine im ätherischen Öl der Kamillenblüten, ist nicht im gleichen Ausmaße abgesichert wie die von Matricin, Chamazulen und (−)-α-Bisabolol [45, 46]. Nach Untersuchungen im Jahre 1968 hemmt *cis-En-In-Dicycloether* die Bildung des Dextran-Ödems der Ratte und verhindert die durch Dextran verursachte Abnahme des Plasmakinogens. Die Substanz hemmt jedoch nicht das lokale Pfotenödem nach Injektion von Serotonin, Histamin und Bradykinin [45]. In einer späteren Untersuchung konnten Verzar-Petri u. Mitarbeiter [46] eine antiphlogistische Wirkung der Spiroether auf das generalisierte Dextran-Ödem der Ratte nicht feststellen. Da diese spirocyclischen Verbindungen mit zwei Dreifachbindungen relativ instabil sind, dürfte den Spiroethern schon allein von dieser Seite aus keine sehr wesentliche Bedeutung beigemessen werden. Eine Mitbeteiligung an der Gesamtwirkung ist jedoch nicht auszuschließen.

An der guten antiphlogistischen Wirkung eines alkoholischen *Kamillen-Gesamtauszuges* sind möglicherweise *Cholin* [42], das sich zu 0,3 % in den Blüten und zu rund 0,6 % im Kraut [43] befindet, der *Kamillenschleim* [84], der in Mengen bis zu 10 % in Kamillenblüten vorhanden sein kann, sowie die *Flavonoide* [85, 86, 87] maßgeblich mitbeteiligt. Untersuchungen aus dem Jahre 1973 an Rattenlebermitochondrien zeigten von einem Kamillengesamtextrakt [47] in einem bestimmten Verdünnungsbereich eine dosisabhängige *Steigerung der oxidativen Phosphorylierung.* Gleichzeitig kam es zu einem aktivierenden Einfluß auf den ATP-bereitstellenden Stoffwechsel. Erst in Dosen, wie sie in vivo nicht erreicht werden, sistiert die Bildung energiereicher Phosphate [47]. In der gleichen Untersuchung wurde am Meerschweinchen auch festgestellt, daß es zu einem zeitabhängigen *Anstieg des Gehaltes an Kreatinphosphat* sowie zu einer *Abnahme des Glukose-6-phosphates* [47] kommt. Diese Befunde zeigen, daß die energieabhängigen Stoffwechselprozesse, die auch für die

Zellgewebsregeneration und die *Entzündungshemmung* bzw. *Entzündungsbeseitigung* verantwortlich sind, durch einen Kamillen-Gesamtextrakt günstig beeinflußt werden. Durch diese Ergebnisse dürfte die schon seit langem bekannte nützliche Anwendung von Kamillenextrakten in der Dermatologie und Kosmetik (siehe dazu Kapitel 2) wenigstens teilweise eine Erklärung gefunden haben.

Von dem durch Destillation gewonnenen blauen *Kamillenöl* versuchte man relativ früh, nämlich bereits im Jahre 1934, die entzündungshemmende Wirkung zu erklären. Die antiphlogistische Wirkung wird dabei von Krüger-Nilsen [48] auf die primäre Entstehung unterschwelliger Reizzustände zurückgeführt. 1952 ließ sich tatsächlich eine spezifische Aktivität des leukozytären Abwehrapparates experimentell nachweisen [49]. Im Jahre 1959 wurde bei experimentell mit Tbc-infizierten Mäusen eine Aktivierung des retikuloendothelialen Systems (RES) festgestellt [50]. Die Wirkung auf die Formaldehydarthritis läßt ebenfalls eine Stimulierung des RES vermuten [51]. In einer 1972 veröffentlichten Untersuchung [52] konnten Grochulski, A. und Borkowski, A. zeigen, daß es nach Verabreichung von *Kamillenöl* an Kaninchen mit experimenteller Glomerulonephritis zu einer deutlichen Herabsetzung des *erhöhten Harnstoffspiegels* im Blut kommt. Der Allgemeinzustand der Kaninchen besserte sich rasch bis zur völligen Genesung der Tiere 12 Tage nach Einsetzen der Therapie [52].

3.1.2.4 Flavonoide

Während die *spasmolytische* Wirkung der Kamillen-Flavonoide schon seit vielen Jahren bekannt ist [25, 53], war es Untersuchungen der letzten Jahre [85 – 89] vorbehalten, auch eine *lokale antiphlogistische* Wirkung bei den Kamillen-Flavonoiden nachzuweisen.

Die entzündungshemmende Wirkung wurde von Della Loggia und Mitarbeitern [85 – 87] am Crotonöl-Modell getestet. Um eine breitere Basis für Struktur-Wirkungsbeziehungen zu haben, prüfte der Triester Arbeitskreis neben mehreren Kamillenflavonoiden auch noch Rutin und Myricetin, die vorher bzw. gleichzeitig auch von anderen Arbeitskreisen (siehe Tab. 3.9) in verschiedenen Testmodellen im Vergleich zu Apigenin, Luteolin und Quercetin (= Kamillenflavonoide) überprüft worden waren. Innerhalb der untersuchten Flavonoide ergab sich im Crotonöl-Modell folgende antiphlogistische Reihenfolge: Apigenin > Luteolin > Quercetin > Myricetin > Apigenin-7-glukosid > Rutin. Wie die Einzelergebnisse zeigen, dargestellt in den Tab. 3.5 bis 3.8, übertraf die antiphlogistische Aktivität des Apigenins sogar die der Vergleichsantiphlogistika Indometacin und Phenylbutazon. Dabei zeigte sich, daß Apigenin nicht nur die Gefäßphase der Entzündung, also das Ödem, im positiven Sinne beeinflußte, sondern auch die zelluläre Phase, d. h. auch die Leukozytenwanderung, in Gang gesetzt wurde. Die Reaktionsabläufe unterschieden sich unerheblich von denen nichtsteroidaler synthetischer Entzündungshemmer.

Die Untersuchungsergebnisse von Della Loggia und Mitarbeitern werden durch die Prüfungen weiterer Arbeitskreise, die andere Testmethoden (siehe Tab. 3.9) anwandten, bekräftigt, selbst wenn dabei für die am stärksten antiphlogistisch wirksamen Kamillenflavonoide Apigenin und Luteolin eine unterschiedliche Beeinflussung des Arachidonsäurestoffwechsels beobachtet wurde.

Die Frage nach dem Wirkungsmechanismus der Kamillenflavonoide ist zwar noch nicht vollständig geklärt, dennoch darf angenommen werden, daß einer oder mehrere der in Tabelle 3.10 aufgezeigten möglichen Angriffspunkte in Frage kommen.

Zusammenfassend kann somit festgestellt werden, daß die aus der Erfahrungsheilkunde und der Volksmedizin bestens bekannte antiphlogistische Wirksamkeit von Kamillenbädern und Kamillenaufgüssen nunmehr auch pharmakologisch bestätigt ist. Die lokale antiphlogistische Wirkung wäßriger Kamillenzubereitungen war ja bis dato umstritten. Die Untersuchungsergebnisse von Della Loggia und Mitarbeitern zeigen aber auch gleichzeitig, daß ein alkoholischer Kamillengesamtauszug, der sowohl ätherisches Öl als auch Flavonoide enthält, in seiner therapeutischen Wertigkeit an der Spitze steht. Wird neben einem ausreichenden Flavonoidgesamtgehalt auch noch die qualitative Zusammensetzung des Flavonoidspektrums mitberücksichtigt, so erhält man ein Arzneimittel mit hoher antiphlogistischer Aktivität. Dieser therapeutisch und pharmazeutisch relevante Punkt wird im Kapitel 2.2 (Klinik) sowie im Kapitel 4.4 (Pharmazeutische Bewertung von Kamillenpräparaten) ausführlicher diskutiert.

3.1.3 Spasmolytische Wirkung

Kamillenblüten enthalten mehrere Inhaltsstoffe, die eine pharmakologisch nachgewiesene spasmolytische Aktivität besitzen. Hierzu gehören in erster Li-

Tab. 3.5: Hemmung des Crotonöl-induzierten Ödems (nach 6 Stunden) durch Flavone
(nach Della Loggia [86])

Substanz	ID_{50}		Korr.-Koeff.	p <
	μg	μMol		
Apigenin	29,8	0,110	0,9998	0,02
Luteolin	38,4	0,134	0,9835	0,02
Quercetin	60,3	0,200	0,9596	0,05
Myricetin	108,1	0,340	0,8902	0,03
Apigenin-7-glucosid	174,9	0,404	0,9851	0,01
Rutin	281,9	0,462	0,9801	0,02
Hydrocortison	3,3	0,009	0,9579	0,05
Indometacin	46,1	0,129	0,9498	0,05
Phenylbutazon	68,1	0,221	0,9729	0,03
Acetylsalicylsäure	288,8	1,603	0,9899	0,01

Tab. 3.6: Entzündungshemmende Aktivität von Kamillenextrakten und -flavonoiden
(nach Della Loggia [87])

Products	ID_{50}		Activity Ratio$^{\alpha}$
	μg/ear	μMol/ear	
Dry total extract	> 2 600	–	0,02
Lipophilic fraction	374	–	0,12
Flavonic fraction	193	–	0,24
Indomethacin	46,1	0,126	1,00
Hydrocortisone	3,3	0,009	14,00 *)
Apigenin	29,8	0,110	1,18 *)
Luteolin	38,4	0,135	0,96 *)
Quercetin	60,3	0,200	0,65 *)
Apigenin-7-glucoside	175	0,404	0,32 *)
Rutin	282	0,462	0,28 *)
$^{\alpha}$ Indomethacin = 1; *) on molar basis			

Tab. 3.7: Effekte auf die Ödementwicklung (nach Della Loggia [87])

Treatment	Hours after treatment		
	6	18	30
Controls	$7,6 \pm 0,4$	$3,7 \pm 0,7$	$0,9 \pm 0,3$
Apigenin 0,37 μMol	$0,0 \pm 0,1$*)	$4,5 \pm 0,4$	$0,5 \pm 0,1$
Luteolin 0,27 μMol	$2,0 \pm 0,5$*)	$2,2 \pm 0,2$*)	$0,8 \pm 0,2$
Indomethacin 1,26 μMol	$0,0 \pm 0,1$*)	$3,1 \pm 0,4$	$0,5 \pm 0,1$
Hydrocortisone 0,41 μMol	$0,5 \pm 0,2$*)	$0,7 \pm 0,1$*)	$0,7 \pm 0,1$
$^{\alpha}$ data in mg, means $\pm$ s. e; *) significant at AOV, $p < 0,05$			

Tab. 3.8: Effekte auf die Granulocyteninfiltration (nach Della Loggia [87])

Treatment	Hours after treatment		
	6	18	30
Controls	$18,5 \pm 2,4$	$38,3 \pm 4,8$	$22,8 \pm 7,5$
Apigenin 0,37 μMol	$0,2 \pm 0,1$*)	$8,7 \pm 0,5$*)	$9,0 \pm 1,4$*)
Luteolin 0,27 μMol	$2,2 \pm 0,8$*)	$13,9 \pm 1,5$*)	$12,0 \pm 1,4$*)
Indomethacin 1,26 μMol	$0,0 \pm 0,1$*)	$10,0 \pm 1,6$*)	$6,8 \pm 3,4$*)
Hydrocortisone 0,41 μMol	$0,0 \pm 0,2$*)	$6,9 \pm 2,1$*)	$8,2 \pm 2,4$*)

$^\alpha$ one unit = 1 nMole/min. of tetraguaiacol formed at 25 °C;
*) significant at AOV, p < 0,05

Tab. 3.9: Wirkung von Kamillenflavonen in verschiedenen Testmodellen (nach [87])

Wirkung	Testsystem	Api-genin	Luteo-lin	Quer-cetin	(Myri-cetin)	Rutin	Literatur
Hemmung des Zyklooxygenasewegs	Rattennierenmark	—	+++	++		stimul.	Baumann u. Mitarb. 1980 [88]
	Menschl. Thrombozyten	+		++	++	—	Landolfi u. Mitarb. 1984 [90]
Hemmung des Lipoxygenasewegs	Rattennierenmark		+++	+++		—	Wurm u. Mitarb. 1982 [89]
	Menschl. Thrombozyten	—		+++	+++	—	Landolfi u. Mitarb. 1984 [90]
Herabsetzung der Histaminfreisetzung	Antigen-stimulierte menschl. Leukozyten	++		+++	+	—	Middleton u. Mitarb. 1982 [91]
	Antigen-stimulierte Rattenmastzellen			+++	++	—	Fewtrell u. Mitarb. 1977 [93]
	Phorbolester-stim. menschl. Leukozyten	+++		++		—	Middleton u. Mitarb. 1984 [92]
	A 23187-stimulierte menschl. Leukozyten	++		++		—	Middleton u. Mitarb. 1984 [92]
Abfangen von Sauerstoffradikalen	Chemilumineszenz in menschl. Leukozyten	++		+++		++	Busse u. Mitarb. 1984 [94]
	Chemisch. Radikalfang	+	++	+++		+++	Baumann u. Mitarb. 1980 [88]
Lokale antiphlo-gistische Wirkung	Crotonöl-Dermatitis am Mausohr	++++	++++	+++	++	+	Della Loggia u. Mitarb. 1984 [84]

nie mehrere *Flavonoide* und einige Bestandteile des *ätherischen Öles* sowie mit einer gewissen untergeordneten Bedeutung die *Cumarine* Herniarin und Umbelliferon.

3.1.3.1 Flavonoide

Nachdem im Jahre 1914 von Power und Browning [99] in Kamillenblüten erstmals Apigenin sowie ein nicht näher identifiziertes Apigeninglykosid gefunden worden war, erschienen in den folgenden Jahren nicht nur zahlreiche Publikationen zur Phytochemie der Flavonoide [25, 56, 57, 60, 61, 82, 100, 101], sondern auch viele Arbeiten, die sich mit der spasmolytischen Wirkung wäßriger Kamillenauszüge sowie einzelner Kamillen-Flavonoide beschäftigen [25, 29, 53, 54, 55, 58, 59, 60, 61, 62, 63].

Nach Hava und Janku [29, 58] wirkt Apigenin den durch Bariumchlorid, Acetylcholin und Histamin verursachten Kontraktionen der glatten Muskulatur entgegen. Die Untersuchungen wurden am isolierten Ratten- oder Kaninchen-Duodenum durchgeführt. In diesen Modellen verlängerte bzw. verstärkte Apigenin zugleich die Adrenalinwirkung. Die Kontraktionen an der Samenblase des Meerschweinchens und am Kaninchenuterus wurden nach Adrenalingabe durch Apigenin dagegen gehemmt. Die Autoren interpretierten die Untersuchungsergebnisse damals (1959) als eine unspezifisch gerichtete spasmolytische Wirkung des Apigenins.

Kurz danach berichtete der Arbeitskreis um Hörhammer [59 – 62] über seine Ergebnisse, die mit wäßrigen und methanolischen Kamillenauszügen sowie mit isolierten Flavonoidreinsubstanzen im Bariumchlorid- und Acetylcholinkrampf am isolierten Kaninchendünndarm erhalten worden waren.

Folgende wesentliche Ergebnisse konnten in den recht umfangreichen pharmakologischen Experimenten beobachtet werden:
1. Die muskulotrope Wirkung war stärker ausgeprägt als die neurotrope; der Angriff der untersuchten Kamillenflavonoide erfolgte vorwiegend an der glatten Muskulatur.
2. Alkoholische Kamillenauszüge erwiesen sich stärker spasmolytisch wirksam als wäßrige.
3. Auszüge aus den Zungenblüten waren wirksamer als solche aus Röhrenblüten.
4. Die spasmolytische Wirkung alkoholischer Gesamtauszüge war nicht proportional zum analysierten Flavonoidgehalt, was zu der Vermutung Anlaß gab, daß noch weitere Kamilleninhaltsstoffe an der spasmolytischen Wirkung beteiligt sein müssen. In späteren Untersuchungen [46, 54] wurde dies dann auch experimentell bestätigt.
5. Die einzelnen Kamillen-Flavonoide besitzen eine recht unterschiedliche spasmolytische Aktivität, wobei die Flavonoidaglyka gegenüber den Flavonoidglykosiden stärker wirksam waren. Die untersuchten Verbindungen ließen

Tab. 3.10: Mögliche Angriffspunkte der Flavone (nach [87])

Mögliche Angriffspunkte	Angenommener Mechanismus	Literatur
Hemmung des Arachidonsäurestoffwechsels	Hemmung der Phospholipase A	Lee u. Mitarb. 1982 [95]
	Hemmung der Zyklooxygenase	Wurm u. Mitarb. 1982 [89]
	Hemmung der Lipoxygenase	Hope u. Mitarb. 1983 [96]
Hemmung der Histaminfreisetzung	Verminderung des Ca^{2+}-Einstroms durch Hemmung der Ca^{2+}-ATPhase	Fewtrell u. Mitarb. 1977 [93]
	Verminderung des Ca^{2+}-Einstroms durch Beeinflussung des Phospholipidstoffwechsels	Middleton u. Mitarb. 1984 [91, 92]
	Membranstabilisierung	Pearce u. Mitarb. 1984 [97]
Entfernung der reaktiven Sauerstoffderivate	Chemischer Radikalfang	Baumann u. Mitarb. 1980 [88]
	Hemmung der Superoxidbildung	Busse u. Mitarb. 1984 [94]
	Durch Metallkomplexe katalysierte Superoxidzerlegung	Lengfelder u. Mitarb. 1984 [98]

Tab. 3.11: Spasmolytische Wirkung verschiedener Fraktionen der „hydrophilen Phase" des Kamillengesamtauszuges auf den muskulotropen Darmspasmus des isolierten Meerschweinchen-Ileums [54]   **(Bariumchlorid: 1 x 10^{-4} g/ml)**

| Substanz | ED_{50} (g/ml) (p $\leq$ 0,05) | ED_{50} Papaverin (g/ml) (p $\leq$ 0,05) | Relative Wirkungsstärke (Papaverin = 1) | | | | |
			Titer	Vertrauensgrenze des Titers (p $\leq$ 0,05)	S	P	L
Fraktion A	2,37 x 10^{-4} (1,30–4,31)	1,64 x 10^{-6} (1,43–1,88)	0,007	(0,006–0,008)	0	00	00
Fraktion B	3,36 x 10^{-6} (2,86–3,95)	1,81 x 10^{-6} (1,61–2,03)	0,59	(0,48–0,73)	0	00	00
Fraktion C	1,82 x 10^{-3} (1,48–2,24)	2,05 x 10^{-6} (1,70–2,26)	0,0011	(0,0008–0,0016)	0	00	00
Fraktion D	7,22 x 10^{-3} (5,87–11,2)	1,42 x 10^{-6} (1,32–1,52)	kein Titer (ca. 0,0002)			–	–
Fraktion E	6,24 x 10^{-3} (4,84–8,04)	1,33 x 10^{-6} (1,21–1,46)	kein Titer (ca. 0,0002)			–	–
KAMILLOSAN®	1,09 x 10^{-3} (0,93–1,28)	1,37 x 10^{-6} (1,25–1,50)	0,0013	(0,0011–0,0015)	0	00	00

0: signifikant für p $\leq$ 0,05; 00: signifikant für p $\leq$ 0,01; –: nicht signifikant
P: Parallelität; L: Linearität der Dosiswirkungsgeraden (p $\leq$ 0,01)
S: Signifikanz des Titers gegenüber 1

sich nach ihrer Wirkungsstärke in absteigender Reihenfolge wie folgt einordnen: Apigenin, Quercetin, Luteolin, Kämpferol, Luteolin-7-glukosid und Apigenin-7-glukosid. In der muskulotropen Wirkung entsprachen 10 mg Apigenin etwa 1 mg Papaverin.

Das später isolierte Patuletin-7-glukosid steht in der oben genannten Reihenfolge vor dem Apigenin-7-glukosid [60], ebenso ein Polyhydroxyflavon [61].

6. Bei den Prüfungen am Bariumchloridspasmus wiesen die Flavonoidaglyka Patuletin, Apigenin, Quercetin und Luteolin nur etwa ein Zwanzigstel bis ein Fünfundzwanzigstel der Papaverinwirksamkeit auf, die Glykoside nur ein Hundertstel bis ein Hundertfünfundzwanzigstel [62].

Rund 20 Jahre später wurde die muskulotrop-spasmolytische Wirkung von Kamillenauszügen und Kamilleninhaltsstoffen, darunter auch die der bereits untersuchten Kamillenflavonoide, erneut überprüft [54]. Da die subjektiv empfundenen Symptome bei Magen-Darmerkrankungen, insbesondere Schmerzen, weniger mit der Größe der Läsion als mit der gestörten Motilität zu korrelieren scheinen [102], war eine erneute pharmakologische Prüfung bzw. eine Bestätigung früherer Ergebnisse von großem wissenschaftlichen Interesse. Diese jüngeren Untersuchungsergebnisse aus dem Jahre 1980 bestätigten nun nicht nur die von Hörhammer und Mitarbeitern beschriebene spasmolytische Aktivität der Kamillenflavonoide, sondern es konnte sogar noch eine stärkere spasmolytische Wirkung des Apigenins im Vergleich zu Papaverin festgestellt werden. Zusätzlich wurde beobachtet, daß die Apigeninmonoglykoside etwa gleich wirksam sind wie die Aglyka Luteolin, Patuletin und Quercetin, während die Flavonoiddiglykoside etwa eine Zehnerpotenz weniger wirksam sind. Die Einzelergebnisse sind in den Tabellen 3.11 und 3.12 aufgezeichnet.

Tab. 3.12: **Wirkung verschiedener Flavonaglyka, Flavonglykoside und Cumarinderivate auf den muskulotropen Darmspasmus des isolierten Meerschweinchen-Ileums (Bariumchlorid: 1×10^{-4} g/ml) [54]**

	Substanz	ED_{50} (g/ml) ($p \leqq 0,05$)	ED_{50} Papaverin (g/ml) ($p \leqq 0,05$)	Relative Wirkungsstärke (Papaverin = 1)				
				Titer	Vertrauensgrenze des Titers ($p \leqq 0,05$)	S	P	L
Fla-von-aglyka	Apigenin	$8,02 \times 10^{-7}$ (6,08—10,6)	$2,10 \times 10^{-6}$ (1,75—2,52)	3,29	(2,34—4,62)	0	00	00
	Luteolin	$4,56 \times 10^{-6}$ (3,54—5,87)	$1,70 \times 10^{-6}$ (1,41—2,04)	0,44	(0,30—0,64)	0	00	00
	Patuletin	$2,63 \times 10^{-6}$ (2,29—3,02)	$1,78 \times 10^{-6}$ (1,48—2,14)	0,68	(0,56—0,81)	0	00	00
	Quercetin	$2,22 \times 10^{-6}$ (1,76—2,79)	$1,70 \times 10^{-6}$ (1,41—2,04)	0,71	(0,46—1,09)	—	00	00
Fla-von-glyko-side	Apigenin-7-(6"-O-acetyl) glucosid *)	$1,35 \times 10^{-5}$ (1,23—1,48)	$3,67 \times 10^{-6}$ (3,50—3,84)	0,36	(0,27—0,55)	0	00	00
	Apigenin-7-glucosid *)	$8,18 \times 10^{-6}$ (6,20—10,8)	$3,77 \times 10^{-6}$ (3,14—4,53)	0,46	(0,38—0,55)	0	00	00
	Apiin **)	$3,80 \times 10^{-5}$ (3,16—4,57)	$3,02 \times 10^{-6}$ (2,63—3,47)	0,08	(0,06—0,11)	0	00	00
	Rutin **)	$1,37 \times 10^{-5}$ (0,93—2,03)	$1,90 \times 10^{-6}$ (1,58—2,28)	kein Titer (ca. 0,14)			—	00
Cu-ma-rine	Umbelliferon	$6,23 \times 10^{-5}$ (5,81—6,68)	$1,69 \times 10^{-6}$ (1,37—2,08)	kein Titer (ca. 0,03)			— —	00 00
	Herniarin	$5,31 \times 10^{-5}$ (3,13—9,02)	$1,70 \times 10^{-6}$ (1,38—2,09)	kein Titer (ca. 0,07)			— —	00 00

0: signifikant für $p \leqq 0,05$; 00: signifikant für $p \leqq 0,01$; —: nicht signifikant;
P: Parallelität; L: Linearität der Dosiswirkungsgeraden ($p \leqq 0,01$);
S: Signifikanz des Titers gegenüber 1; **) Diglykoside; *) Monoglykoside

3.1.3.2 Ätherisches Öl

Bereits im Jahre 1929 diskutierten Junkmann und Wiechowski [55] die *karminative* Wirkung von Matricariae flos und sie führten die Wirkung auf die Beseitigung lokaler Darmspasmen zurück. Ihre daraufhin erfolgten pharmakologischen Prüfungen ergaben damals, daß das ätherische Öl keine Wirkung auf die spontane Autonomie des Kaninchendünndarmes sowie auf die Muscarinkontraktur zeigt. Viele Jahre später, in den Jahren 1955 [63] und 1957 [53], wurden dann von anderen Arbeitskreisen von dem in den Kamillenblüten vorkommenden linksdrehenden (−)-α-Bisabolol sowie auch von dem rechtsdrehenden (+)-α-Bisabolol eine spasmolytische Wirkung in Versuchen am isolier-

ten Rattendarm festgestellt. Breinlich und Scharnagel [45] sowie Verzar-Petri et al. [46] berichteten schließlich von einer papaverinartigen Aktivität der En-In-Dicycloether.

In einer Untersuchung im Jahre 1980 wurden von Achterrath-Tuckermann et al. [54] die bisher publizierten Daten in einigen pharmakologischen Experimenten überprüft und der Arbeitskreis kam dabei zu folgenden Ergebnissen (siehe auch Tabelle 3.13):

1. (−)-α-Bisabolol, die Bisaboloxide A und B sowie das Kamillenöl selbst besitzen eine papaverinartige musculotrop-spasmolytische Wirkung.

2. (−)-α-Bisabolol besitzt mit einem Titer von 0,91 eine gleich starke musculotrop-spasmolytische Wirkung wie Papa-

Tab. 3.13: Wirkung von Kamillenöl, (−)-α-Bisabolol, Bisabololoxid A und B sowie Cis-En-In-Ether auf den muskulotropen Darmspasmus des isolierten Meerschweinchen-Ileums. (Spasmogen: Bariumchlorid 1 x 10^{-4} g/ml) [54]

Substanz	ED$_{50}$ (g/ml) (p $\leq$ 0,05)	ED$_{50}$ Papaverin (g/ml) (p $\leq$ 0,05)	Relative Wirkungsstärke (Papaverin = 1)				
			Titer	Vertrauensgrenze des Titers (p $\leq$ 0,05)	S	P	L
Kamillenöl	3,84 x 10^{-5} (3,19−4,62)	1,64 x 10^{-6} (1,16−1,84)	0,04	(0,03−0,05)	0	00	00
(−)-α-Bisabolol	1,36 x 10^{-6} (1,13−1,63)	1,12 x 10^{-6} (0,975−1,28)	0,91	(0,71−1,17)	−	00	00
Bisabololoxid A	5,63 x 10^{-6} (5,13−6,17)	2,60 x 10^{-6} (2,26−2,98)	0,46	(0,39−0,55)	0	00	00
Bisabololoxid B	5,65 x 10^{-6} (5,15−6,19)	2,80 x 10^{-6} (2,49−3,14)	0,50	(0,44−0,56)	0	00	00
Cis-En-In-Ether	2,74 x 10^{-6} (1,65−4,55)	1,91 x 10^{-6} (1,63−2,24)	kein Titer (ca. 0,70)		−	−	

0 : signifikant für p $\leq$ 0,05; −: nicht signifikant;
00: signifikant für p $\leq$ 0,01;
P : Parallelität; L: Linearität der Dosiswirkungsgeraden (p $\leq$ 0,01)
S : Signifikanz des Titers gegenüber 1

Tab. 3.14: Wirkung von Kamillosan® auf verschiedene experimentelle Darmspasmen am isolierten Meerschweinchen-Ileum (wenn nicht anders angegeben, diente Papaverin als Vergleichsstandard), Varianzanalyse paralleler Dosiswirkungsgeraden [54]

Spasmogen (g/ml)	ED_{50} Kamillosan® (g/ml) (p ≤ 0,05)	ED_{50} Standard (g/ml) (p ≤ 0,05)	Relative Wirkungsstärke (Standard = 1)				
			Titer	Vertrauensgrenze des Titers (p ≤ 0,05)	S	P	L
Bariumchlorid (1×10^{-4})	$1,22 \times 10^{-3}$ (0,925–1,61)	$1,25 \times 10^{-6}$ (1,14–1,37)	0,0011	(0,0008–0,0015)	0	00	00
Histamindihydro-chlorid (5×10^{-7})	$1,15 \times 10^{-3}$ (1,00–1,32)	$2,15 \times 10^{-6}$ (1,75–2,64)	0,0019	(0,0014–0,0023)	0	00	00
Acetylcholin-jodid (5×10^{-8})	$2,47 \times 10^{-3}$ (2,15–2,84)	Atropin $2,87 \times 10^{-9}$ (2,39–3,45)	0,00000116	(0,00000089– 0,00000155)	0	00	00
Serotonin (5×10^{-7})	$2,54 \times 10^{-3}$ (2,37–2,72)	$1,57 \times 10^{-6}$ (1,06–2,32)	kein Titer (ca. 0,00062)		0	–	00
Bradykinin (5×10^{-8})	$2,24 \times 10^{-3}$ (1,78–2,82)	$1,65 \times 10^{-6}$ (1,40–1,94)	0,00071	(0,00052– 0,00097)	0	00	00

0: signifikant für p ≤ 0,05; –: nicht signifikant; 00: signifikant für p ≤ 0,01
P: Parallelität; L: Linearität der Dosiswirkungsgeraden (p ≤ 0,01)
S: Signifikanz des Titers gegenüber 1

verin und ist doppelt so stark wirksam wie die Bisaboloxide A und B.
3. Der cis-En-In-Dicycloether zeigte zwar eine spasmolytische Wirksamkeit, die Ergebnisse waren jedoch nicht dosisabhängig linear und erlaubten deshalb keinen Vergleich mit den übrigen getesteten Substanzen (siehe Tab. 3.13).
4. Das ätherische Öl in seiner Gesamtheit besitzt die niedrigste spasmolytische Aktivität.
5. Ein geprüfter alkoholischer Kamillengesamtauszug (Kamillosan®) besaß eine gute spasmolytische Wirkung (Tab. 3.14).
6. Die Cumarinderivate Umbelliferon und Herniarin sind spasmolytisch wirksam. Die Dosiswirkungskurven dieser Substanzen verliefen nicht parallel zu der von Papaverin, so daß eine Titerangabe nicht möglich war.
7. Für die muskulotrop-spasmolytische Wirkung sind sowohl hydrophile Inhaltsstoffe (Flavonoide) als auch lipophile Bestandteile (ätherisches Öl) verantwortlich. Die Einbeziehung *beider* Wirkstoffgruppen ist daher zur Standardisierung geeigneter Kamillenfertigarzneimittel erforderlich.

3.1.4 Antibakterielle und antimykotische Wirkung

Obwohl die antibakterielle und auch die antimykotische Wirksamkeit alkoholischer Kamillenzubereitungen in der Erfahrungsheilkunde längst bekannt waren, wurde relativ spät erst damit begonnen, mikrobiologische Untersuchungen mit Kamillenzubereitungen, dem ätherischen Öl und mit Einzelsubstanzen aus dem ätherischen Kamillenöl vorzunehmen [65 – 70, 103, 104].

So wird erstmals 1972 von einem bakteriostatischen und bakteriziden Effekt des ätherischen Kamillenöls berichtet [65], der sich sowohl auf gram-positive Bakterien, wie Staphylococcus aureus und Bacillus subtilis, als auch auf gram-negative Bakterien, wie Escherichia coli und Pseudomonas aeruginosa erstreckte. Die Autoren [65] stellten auch eine beachtliche Wirkung auf den Pilz Candida albicans fest. In einer späteren russischen Arbeit [66] erwiesen sich alkoholische Kamillenextrakte als stark wirksam gegen Bacillus subtilis, während sie auf Staphylococcus aureus, Escherichia coli und Bacillus mesentericus nur eine schwache bakteriostatische Wirkung ausübten. Eine vergleichende Untersuchung von (−)-α-Bisabolol, den Oxiden und En-In-Dicycloethern ergab für (−)-α-Bisabolol den stärksten antibakteriellen Effekt. Es war bereits in niedriger Konzentration dosisabhängig wirksam gegen Staphylococcus aureus, Bacillus subtilis, Escherichia coli, Streptococcus faecalis sowie Pseudomonas aeruginosa und hemmte überdies das Wachstum resistenter Bacterium phlei-Rassen [67, 68]. Bereits bei einer Konzentration von 100 μg/ml verfügen (−)-α-Bisabolol und die En-In-Dicycloether über eine nennenswerte fungistatische Wirkung auf das Wachstum von Candida albicans, Trichophyton mentagrophytes und Trichophyton rubrum. (−)-α-Bisabolol wies in einer Konzentration von 1000 μg/ml nach einem Kontakt von 30 min. auch eine fungizide Wirksamkeit auf, während die En-In-

Dicycloether bei gleicher Konzentration erst nach einem Kontakt von 48 Stunden fungizid wirkten. Chamazulen wirkte ebenfalls fungistatisch, allerdings erst in höherer Konzentration [69]. Diesen Ergebnissen stehen Untersuchungen aus dem Jahre 1968 gegenüber, in denen für die En-In-Verbindungen keine nennenswerten bakteriostatischen und fungistatischen Eigenschaften gegen Staphylococcus aureus, Streptococcus haemolyticus, Escherichia coli usw. oder Candida albicans nachgewiesen werden konnte [45]. (+)-α-Bisabolol aus Populus tacamahaca erwies sich in vitro gegen Mycobacterium tuberculosis und andere Mikroorganismen antibiotisch wirksam [70].

1983 berichtete ein italienischer Arbeitskreis [103] über gute antibakterielle sowie gegen Trichomonaden gerichtete Wirkungen eines definierten alkoholischen (42 Vol. %) Kamillenextraktes. Wie die Ergebnisse in der Tabelle 3.15 zeigen, besaß die geprüfte Kamillenzubereitung eine gute antibakterielle Aktivität gegenüber den Gram-positiven Bakterien Staphylococcus aureus ATCC 12600, Staphylococcus mutans, Gruppe B Streptococcus und Streptococcus salivarius. Unter den getesteten Gram-negativen Bakterien war der antibakterielle Effekt gegenüber Klebsiella pneumoniae am höchsten, während bei Escherichia coli das Wachstum nur gering und bei Pseudomonas aeruginosa ATCC 27853 überhaupt nicht gehemmt wurde. Der Extrakt zeigte auch eine starke bakteriostatische Wirkung bei Bacillus megatherium ATCC 96 und Leptospira icterohaemorrhagia PB-3.

Der Arbeitskreis beobachtete weiter eine gute Wirkung gegenüber Trichomonas vaginalis. Ab einer Konzentration von 2,5 mg Kamillenextrakt/ml wurden die isolierten Trichomonaden abgetötet und aufgelöst.

Von größter Bedeutung waren und sind für das Verständnis der Besonderheit von Phytopharmaka schließlich die in Tabelle 3.16 zusammengefaßten Untersuchungsergebnisse, wonach vier Hauptkomponenten des ätherischen Öles im Vergleich zum alkoholischen Kamillengesamtextrakt eine deutlich schwächere antibakterielle Wirkung gegenüber Staphylococcus aureus, Streptococcus faecalis und Escherichia coli zeigten. Diese Ergebnisse lassen einen additiven Effekt der untersuchten lipophilen Kamilleninhaltsstoffe sowie die Mitwirkung hydrophiler Kamillenkomponenten vermuten. Die Untersuchungsergebnisse geben somit interessante Hinweise dafür, daß die Sonderheit von Phytopharmaka in deren komplexer Zusammensetzung besteht. Phytochemisch definierte bzw. standardisierte Kamillenpräparate dürften für die antibakterielle Therapie sogenannten Monopräparaten (− beispielsweise nur aus Chamazulen bestehend −) vorzuziehen sein. Dies ist eine Feststellung, die auch für andere Indikationen zutrifft.

1963 wurde die *Veränderung der Toxinaktivität* von Streptokokken unter Einwirkung von Kamillen- und Meerrettich-Inhaltsstoffen mittels geeigneter Methoden überprüft. Die heilende Wirkung der Kamille bei Entzündungen kann nicht allein durch das Eingreifen in den durch Bakterien hervorgerufenen Prozeß erklärt werden. Das ätherische Öl aus Kamille ist in der Lage, in außerordentlich geringer Menge die Wirkung der bakteriellen Toxine jener Streptokokken und Staphylokokken aufzuheben, die für die toxämischen Allgemeinerscheinungen bei der Entzündung der oberen Luftwege, insbesondere der Nasennebenhöhlen, verantwortlich gemacht werden. Die inaktivierende Wirkung auf das blutkörperchenlösende To-

Tab. 3.15: Antibakterielle Wirkung eines 42 Vol.%-alkoholischen Kamillenextraktes gegenüber Gram-positiven und Gram-negativen Standardkeimen sowie isolierten Mikroorganismen aus Mund und Vagina nach Cinco, M. et al. [103]

Strain	Controls	Concentrations (mg/ml)**						Inoculum (time 0)
		.31	.63	1.25	2.5	5.0	10.0	
B.megatherium	7.08±.12	−	−	7.11±.10	7.22±.10	7.06±.06	<2*)	5.03±.13
C.albicans	5.55±.15	−	−	5.84±.12	5.77±.03	5.29±.14	4.91±.03*)	3.14±.13
E.coli	7.65±.12	−	−	7.81±.08	7.78±.10	7.80±.09	7.23±.19*)	5.13±.04
Kl.pneumoniae	8.23±.06	−	−	8.21±.13	8.13±.14	7.92±.08*)	7.38±.07*)	5.28±.02
L.icterohaemorr.	7.31±.15	7.00±.28*)	6.48±.14*)	4.98±.12*)	<2*)	<2*)	−	5.17±.11
Ps.aeruginosa	6.87±.11	−	−	7.35±.16*)	7.38±.08*)	7.45±.02*)	7.14±.05*)	4.50±.21
S.aureus	7.29±.04	−	−	7.23±.06	7.24±.05	6.94±.02*)	4.96±.02*)	4.77±.08
S.epidermis	7.46±.03	−	−	7.99±.13*)	7.42±.15	7.29±.01	6.61±.02*)	4.72±.02
St.group B	6.52±.07	−	−	6.75±.06	6.59±.08	5.44±.15*)	3.78±.11*)	4.48±.04
St.faecalis	6.78±.05	−	−	7.39±.03*)	7.30±.03*)	7.29±.03*)	6.42±.09*)	5.01±.05
St.mutans	6.56±.03	−	−	6.80±.07	5.24±.12*)	4.81±.08*)	4.02±.06*)	4.37±.14
St.salivarius	7.32±.05	−	−	7.31±.08	7.22±.08	4.32±.07*)	3.48±.14*)	3.75±.09

***) Values are logarithms of the number of the c.f.u./ml of broth recovered at the end of incubation time (means ± S.D. of four determinations).

**) Concentrations are expressed as mg of dry product c.f.u./ml of broth.

*) Statistically different from controls (p < 0.05).

Tab. 3.16: Vergleich der antibakteriellen Aktivität von vier isolierten Kamilleninhaltsstoffen gegenüber einem phytochemisch definierten alkoholischen Kamillenextrakt nach Cinco, M. et al. [103]

Bacteria*)	Azulene		α-Bisabolol		Bisabolol oxides		Dicycloethers	
	pure'	HEC"	pure'	HEC"	pure'	HEC"	pure'	HEC"
S.aureus	4,000	2	100	5	300	45	1,000	80
St.faecalis	500	4	2,000	10	50,000	90	15,000	160
E.coli	6,000	4	100	10	300	90	50,000	160

*) Data are referred to the 25% inhibition of growth.
   Concentrations of the pure compounds (μg/ml) inhibiting the growth of the
   bacteria; data from literature (Szabo-Szalontai, 1976), incubation time 24 hours.
" Concentration of the components in the HEC dose having the same antibacterial
   activity; our data (Tab. 1), incubation time 8 hours.
   HEC = alkoholischer Kamillenextrakt

xin der Streptokokken war am stärksten ausgeprägt beim Petroletherextrakt aus Kamillenblüten, gefolgt von Allylsenföl aus Meerrettich. Am schwächsten wirksam war das Chamazulen [71].

Im Rahmen der Prüfung von Naturstoffen und Naturstoffextrakten auf mögliche *antimykotische und antibakterielle* Wirkungen wurden 1982 auch isoliertes Chamazulen und (−)-α-Bisabolol mit einbezogen [104]. Die Effekte wurden dabei an folgenden Teststämmen geprüft:
1. Dermatophyten (Microsporum canis, Abb. 3.1), Trichophyton rubrum, Trichophyton mentagrophytes (Abb. 3.2 und 3.3), Trichophyton tonsurans und Trichophyton quinckeanum
2. Candida albicans
3. Escherichia coli ATCC 32 902
4. Staphylococcus aureus ATCC 25 924

Die Wirkungen wurden anhand der minimalen Hemmkonzentration (MHK-Test in μg/ml) mittels *direkter* (=Verdünnungstest) und *indirekter* Methode (= Loch-Diffusionstest (siehe dazu die Abb. 3.4 – 3.6)) getestet. Bei der direkten MHK-Prüfung erfolgte die Testung auf vier verschiedenen Nährböden [104]. Als Vergleich für die antimy-

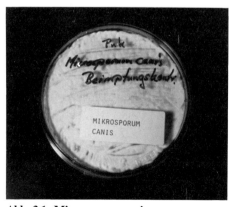

Abb. 3.1: Microsporum canis

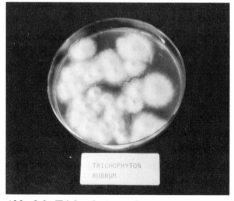

Abb. 3.2: Trichophyton rubrum

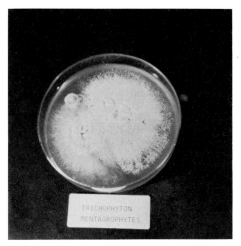

Abb. 3.3: Teststamm TRICHOPHYTON MENTA-GROPHYTES

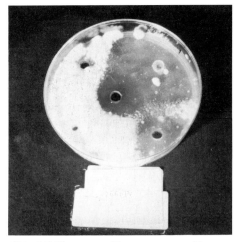

Abb. 3.5: Teststamm TRICHOPHYTON TONSU-RANS

(-)-α-Bisabolol 1500 μg/ml = Mitte
Chamazulen   1800 μg/ml = unten rechts
Fulcin S   50 μg/ml = oben rechts
Ethanol 1 ml   = unten rechts

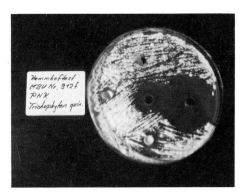

Abb. 3.4: Teststamm TRICHOPHYTON QUINK-KEANUM

(-)-α-Bisabolol 1800 μg/ml = rechts
Chamazulen   1800 μg/ml = Mitte
Ethanol unten 0,5 ml + links 1 ml

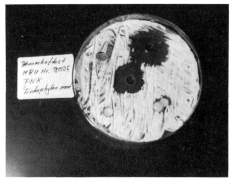

Abb. 3.6: Teststamm TRICHOPHYTON MENTA-GROPHYTES

(-)-α-Bisabolol 1500 μg/ml = oben rechts
Chamazulen   1800 μg/ml = Mitte
Ethanol unten rechts 1 ml + unten links 0,5 ml

kotische Wirkungsprüfung dienten Fulcin S® (= Griseofulvin) und Dermowas®, ein äußerlich anzuwendendes Arzneimittel zur Basistherapie bei Mykosen und Dermatosen. Der antibakterielle Wirkungsnachweis erfolgte im Vergleich zu Actidione® (= Cycloheximid) und Chloramphenicol.

Die Untersuchungen zeigten, daß Chamazulen ab einer Konzentration von 1 800 μg/ml und (−)-α-Bisabolol ab einer Konzentration von 1000 μg/ml eine zufriedenstellende antimykotische Wirkung gegenüber den getesteten Dermatophyten besitzt (s. Abb. 3.4–3.6). Die Ergebnisse gegenüber den getesteten Dermatophyten im direkten MHK-Test zeigen, daß sowohl Chamazulen als auch (−)-α-Bisabolol bereits ab einer Konzentration von 200 μg/ml gewisse, wenn auch unzureichende, fungistatische Effekte aufweisen. Die Wirkung gegenüber Candida albicans war im Vergleich zu Dermowas® unbefriedigend, gleiches gilt auch für die antibakterielle Wirkung gegenüber Enterobacter species verglichen mit Cycloheximid und Chloramphenicol. Die antibakterielle Aktivität von Chamazulen und Bisabolol gegenüber Staphylococcus ATCC 25 924 kann mit einem Wirkungsgrad von rund 45 %, gegen Cycloheximid und Chloramphenicol verglichen, als befriedigend bezeichnet werden. Diese jüngere Untersuchung [104] bestätigt und ergänzt somit die von mehreren Arbeitskreisen [65 – 70, 103] nachgewiesene antibakterielle und fungistatische Wirkung lipophiler Kamilleninhaltsstoffe.

3.1.5 Weitere pharmakologisch nachgewiesene Wirkungen

1955 bzw. 1957 beobachtete man in Tierexperimenten nach relativ hohen i. v. Dosen von 1,4-Dimethyl-7-isopropyl-azulen eine *Beeinflussung der Kanzerogenese* und eine Hemmung der Metastasierung. Ebenso konnte eine wachstumshemmende Wirkung von Kamillenextrakten und synthetischem Azulen auf Impftumore nachgewiesen werden [20], womit sich die Frage nach dem Angriffspunkt im Stoffwechsel der Tumorzelle stellt. Nach Barton (1959) bewirkt Azulen eine Schädigung des Atemmechanismus der Tumorzelle und eine Steigerung der Gärung unter aeroben

Bedingungen auf den gleichen Maximalwert. Angriffspunkt des Azulens in der Atmungskette ist die Hemmung der Bernsteinsäuredehydraseaktivität. Somit fällt der eine Weg im Citronensäurezyklus, bei welchem das Zytochromsystem als Wasserstoffakzeptor fungiert, aus [21]. Nach Emmrich et al. (1964) vermindert das dem Chamazulen strukturverwandte Guajazulen − ebenso wie Prednisolon − signifikant das Gewicht von bei der Ratte artifiziell erzeugtem Granulationsgewebe [22].

1972 konnte für 1.4.-Dimethyl-7-Isopropyl-azulen-sulfonsaures Natrium (Azulen SN) in vitro eine *antipeptische Wirkung* nachgewiesen werden [24].

1982 berichtete der Triester Arbeitskreis um Professor Della Loggia [105] von der Wirkung eines gefriergetrockneten wäßrigen Auszuges (Infus) aus den Röhrenblüten von Chamomilla recutita auf das *Zentralnervensystem*. Die Versuche wurden an Mäusen vorgenommen und der Extrakt intraperitoneal verabreicht. Die Untersucher konnten dabei beobachten, daß die basale Motilität dosisabhängig erniedrigt wurde, wobei eine Dosis von 360 mg/kg Kamillenauszug eine Abnahme um 92 % von der Ausgangsmotilität zur Folge hatte, ohne daß es dabei zu einer Muskelerschlaffung kam. Die willkürlichen aktiven Bewegungsvorgänge (Motorik) wurden ebenfalls signifikant verringert. Bei Dosierungen von 160 und 320 mg/kg Kamillenauszug konnten leichte hypnotische Effekte beobachtet werden. Der hexobarbitalinduzierte Schlaf wurde signifikant verlängert (s. Tab. 3.17). Wurden alle pharmakologischen Einzelergebnisse des Triester Arbeitskreises zusammengefaßt, so war deutlich zu erkennen, daß die untersuchte wäßrige Kamillenblütenzuberei-

Tab. 3.17: Effekte eines gefriergetrockneten wäßrigen Kamilleninfuses im Hexobarbital-Schlaf-modell (100 mg/kg Hexobarbital i. p.) [105]

Dosis mg/kg Extrakt	Anzahl der Mäuse	Schlafzeit min. $\pm$ S.E.	% Verlängerung der Schlafzeit
0	16	34.88 $\pm$ 4.77	–
20	8	38.38 $\pm$ 3.84	10.0
40	8	40.88 $\pm$ 4.0	17.2
80	16	41.00 $\pm$ 3.65	17.6
160	16	47.81 $\pm$ 3.36*)	37.1
320	16	56.75 $\pm$ 5.35**)	62.7

*) Signifikanz $p < 0.05$
**) Signifikanz $p < 0.005$

tung den Aktivitätszustand des Zentral-nervensystems im Sinne einer Dämpfung zu beeinflussen vermochte. Die Effekte konnten selbstverständlich nicht mit denen der Benzodiazepine verglichen werden, insbesondere was die Dosierung betraf (anxiolytische Wirkung von Benzodiazepin bereits ab 1 mg/kg per os bei der Maus). Dennoch meinen Della Loggia und Mitarbeiter [105], daß die in der Volksmedizin weit verbreitete Anwendung eines Kamilleninfuses als *mildes Sedativum* durchaus eine Berechtigung hat.

3.2 Toxizität und unerwünschte Nebenwirkungen von Kamillenzubereitungen und einzelnen Kamilleninhaltsstoffen

3.2.1 Akute und subakute Toxizität

Kamillenöl hat in den USA den soge-nannten GRAS-Status und ist von der FDA für Lebensmittel zugelassen. Nach einer Untersuchung im Jahre 1973 übersteigt die LD_{50} des Kamillenöles für die *akute orale* Toxizität an der Ratte und die *akute dermale* Toxizität am Kaninchen 5 g/kg Körpergewicht [73]. Zuvor hatten im Jahre 1969 Jakovlev und Schlichtegroll die in Tabelle 3.18 zusammengefaßten Werte publiziert [30], wobei nicht nur das Kamillengesamtöl, sondern auch das $(-)$-α-Bisabolol so gut wie keine akute Toxizität aufwiesen, im Unterschied zu den beiden synthetischen Azulenen.

1979 wurde erneut von der äußerst geringen Toxizität von $(-)$-α-Bisabolol nach oraler Verabreichung berichtet [76]. Auch bei Hunden und Rhesusaffen war die orale Verträglichkeit von $(-)$-α-Bisabolol gut, und Nebenwirkungen waren erst bei hohen Dosierungen $(-$ bei 12,6 bis 15,9 ml/kg trat Erbrechen und Würgreiz auf, so daß eine Bestimmung der LD_{50} bei Hunden nicht möglich war $-)$ zu beobachten.

Bei der vierwöchigen subakuten Toxizitätsprüfung lag die Toxizitätsschwelle oral für Ratten und Hunde jeweils zwischen 1.0 und 2.0 ml $(-)$-α-Bisabolol/kg Körpergewicht. Die pränatale Entwick-

Tab. 3.18: Akute Toxizität nach Jakovlev und Schlichtegroll [30]

Substanz	LD_{50} in mg/kg oral	
	Maus	Ratte
(-)-α-Bisabolol	11350	14850
Guajazulen	1540	6380
Sulfonsaures Natriumsalz des Guajazulens	1300	1550
Kamillenöl	–	10 000 – 20 000
Phenylbutazon	625	530
Indometacin	24	24

lung von Ratten und weißen Neuseeländer Kaninchen wurde durch orale Bisabololgaben bis zu 1 ml/kg Körpergewicht nicht beeinflußt, und in keiner der geprüften Dosierungen waren Mißbildungen zu beobachten. Unverträglichkeitsreaktionen traten erst im muttertoxischen Dosenbereich (~ 3,0 ml/kg Körpergewicht) auf [76].

1968 wurde auch die LD_{50} des cis-En-In-Dicycloethers an Mäusen mit 670 mg Spiroether/kg Körpergewicht ermittelt [45]. Schließlich wurden 1982 bei der pharmakologischen Prüfung eines wäßrigen Kamillenauszuges (– 5 g Kamillenblüten wurden mit 100 ml kochendem Wasser extrahiert und anschließend der Auszug gefriergetrocknet –) selbst bei einer intraperitonealen Applikation von 1440 mg Extrakt/kg Körpergewicht keine Anzeichen einer akuten Toxizität beobachtet [105].

3.2.2 Hautreaktionen

Sehr gegensätzlich sind die Literaturberichte über primär irritative und allergische Hautveränderungen (Kontaktdermatitiden) sowie Reaktionen des Respi-

rationstraktes und der Schleimhäute (Rhinitiden, Konjunktivitiden, anaphylaktischer Schock). Der Bericht über einen anaphylaktischen Schock [78], angeblich (?) ausgelöst durch eine Kamillenzubereitung führte sogar so weit, daß in einem Handbuch [106] über Giftpflanzen und Pflanzengifte Kamillenblüten dort mitaufgenommen wurden. Dank der gründlichen Literaturüberprüfungen und der anschließenden eigenen experimentellen Untersuchungen des Allergologen B. M. Hausen an der Universitäts-Hautklinik Hamburg [107, 108] weiß man heute, daß, im Vergleich zur Häufigkeit der Anwendung von Kamille, Chamomilla recutita unter den Umweltallergenen eine ganz unbedeutende Rolle spielt.

Vor den Prüfungen von B. M. Hausen hatte man bereits 1973 festgestellt, daß haarlose Mäuse unverdünntes Kamillenöl ohne primäre Hautreizungen vertrugen [74], während es an der intakten und skarifizierten Haut des Kaninchens 24 Stunden nach der Auftragung eine mäßige Reizwirkung hervorrief. Der gleiche Arbeitskreis [74] sowie Kligmann [75] konnten bei Versuchspersonen im Läppchentest nach 48stündiger Einwirkung keine Hautreizung durch Kamillenöl beobachten und auch keine Sensibilisierungsreaktionen oder phototoxische Effekte feststellen, wogegen zuvor Beetz und Mitarbeiter [77] Kontaktdermatitiden gegenüber kamillenhaltigen Arzneimitteln und Kosmetika gesehen haben wollen.

Nach Hausen [107] halten von den 51 Mitteilungen über Kontaktdermatitiden 46 Berichte einer kritischen Überprüfung nicht stand. Nur in fünf publizierten Untersuchungen erfolgte eine botanische Identifizierung, wobei in diesen fünf Fällen noch keine Bestimmung der

Provenienz bzw. der chemischen Type vorgenommen worden ist. In mindestens 21 Berichten handelt es sich ganz eindeutig um Kontaktallergien, die durch Anthemis-Arten (vor allem Anthemis cotula, die Stinkende Hundskamille) ausgelöst worden sind. Im angelsächsischen Sprachraum wird häufig keine Unterscheidung zwischen der Echten Kamille (Chamomilla recutita) und der Römischen Kamille (Chamaemelum nobile (L.) All.) vorgenommen. Inzwischen weiß man aber, daß die Hundskamille und auch die Römische Kamille das lineare Sesquiterpenlacton Anthecotulid (Formel siehe Abb. 4.11) enthalten, von dem in den Sensibilisierungsversuchen eine starke allergene Wirkung nachgewiesen werden konnte. Diese Verbindung mit ihrer starken allergenen Wirkung ist bis zu 1,8 % in der Stinkenden Hundskamille, die bei einer Wildsammlung häufig mitgeerntet wird, enthalten. Wie die Untersuchungen von Hausen im sogenannten Freund's complete adjuvant test (= FCA-Methode) zeigten, fehlt in den kultivierten Kamillen entweder das Anthecotulid ganz, oder es ist nur in einer Konzentration von 0.003 – 0.01 % – beispielsweise in der argentinischen Herkunft (= Bisabololoxid B-Typ) – enthalten. Für die Auslösung von primär irritativen Hautreaktionen reichen diese geringen Konzentrationen nicht aus.

Die Überprüfung von zwölf Kamilleninhaltsstoffen – beispielsweise Matricin – an Versuchstieren, die mit einem Kamillengesamtextrakt sensibilisiert worden sind, verlief negativ [108].

Wenn man ferner berücksichtigt, daß es sich bei einem großen Teil der oben genannten Veröffentlichungen um Berichte über Kamillenpräparate gehandelt hat, bei denen die allergene Wirkung von Zusatzstoffen wie Konservierungsmittel, Salbengrundlagen etc. nicht ausgeschlossen worden ist, so darf man zu dem berechtigten Schluß kommen, daß eine Kontaktallergie oder eine inhalative Allergie, ausgelöst durch die Inhaltsstoffe einer Kamillenzubereitung, zu den ganz seltenen Erscheinungen zählt, selbst wenn darüber fälschlicherweise mehrmals in der Literatur berichtet worden ist. Diese Feststellung deckt sich mit den Äußerungen von B. M. Hausen [108], der folgendes schreibt: „Die Befunde (– gemeint sind seine eigenen experimentellen Untersuchungen –) stehen somit in guter Korrelation zu der Seltenheit der beobachteten Fälle (– gemeint ist die Universitäts-Hautklinik in Hamburg –) einer spezifischen Überempfindlichkeit gegenüber der Echten Kamille."

Erwähnt werden muß noch, daß eine *Pollen-Allergie* (Pollinosis), verursacht durch Kamillenblütenpollen, relativ häufig auftritt, wobei wiederum einschränkend festgehalten werden soll, daß die Pollinotiker auf die gesamten Korbblütlerpollen (Pollen der Asteraceae) vielfach reagieren. Diese Pollenallergie ist möglicherweise auch bei Kamillenfertigarzneimitteln nicht völlig auszuschließen, da lösliche Antigene der Pollenexine evtl. auch in Extrakten enthalten sein können, und sie ist vor allem denkbar bei der Dampfinhalation, wenn diese mit Kamillenblüten vorgenommen wird.

3.3 Literatur zu Kapitel 3

[1] Isaac, O. und Kristen, G.: Med. Welt **31**, 1145 (1980)
[2] Heubner, W. und Grabe, F.: Arch. exp. Pathol. Pharmakol. **171**, 329 (1933)

[3]   Pommer, Ch.: Arch. exp. Pathol. Pharmakol. **199**, 74(1942)

[4]   Oettel, H. und Wilhelm-Kollmannsperger, G.: Arch. exp. Pathol. Pharmakol. **226**, 473 (1955)

[5]   Brock, N., Kottmeier, J., Lorenz, D. und Veigel, H.: Arch. exp. Pathol. Pharmakol. **223**, 450 (1954)

[6]   Horáková, Z.: Cs. fisiolog. **1**, 148 (1952)

[7]   Deininger, R.: Arzneim.-Forsch. **6**, 394 (1956)

[8]   Zierz, P. und Kiessling, W.: Dtsch. med. Wschr. **78**, 1166 (1953)

[9]   Zierz, P., Lehmann, A. und Craemer, R.: Hautarzt **8**, 552 (1957)

[10] Nöcker, J. und Schleusing, G.: Münch. med. Wschr. **100**, 495 (1958)

[11] Bartunková, Z.: Cs. dermatol. **31**, 334 (1956)

[12] Roeckerath, W.: Strahlentherapie **82**, 253 (1950)

[13] Docekal, B.: Cs. dermatol. **31**, 340 (1956)

[14] Kristen, G. und Schmidt, W.: Arch. Pharm., Mitt. dtsch. Pharm. Ges. **27**, 105 (1957)

[15] Yamasaki, H., Irino, S., Uda, A., Uchida, K., Onho, H., Saito, N., Kondo, K., Jinzenji, K. und Yamamoto, T.: Nippon Yakurigaku Zasshi **54**, 362 (1958); ref. in Chem. Abstr. **53**, 10525 (1959)

[16] Millin, R., Stern, P. und Kosak, R.: Z. R. Assoc. Anatom. **55**, 438 (1955)

[17] Giertz, H. und Hahn, F.: Arzneim.-Forsch. **9**, 553 (1959)

[18] Stern, P. und Milin, R.: Arzneim.-Forsch. **6**, 445 (1956)

[19] Uda, T.: Nippon Yakurigaku Zasshi **56**, 1151 (1960); ref. in Chem. Abstr. **50**, 4058 (1962)

[20] Kraul, M. A. und Schmidt, F.: Arch. Pharm. **290**, 66 (1957)

[21] Barton, H.: Acta biol. med. germ. **2**, 555 (1959)

[22] Emmrich, R. und Schade, U.: Z. inn. Med. (Leipzig) **19**, 429 (1964)

[23] Isaac, O.: Planta med. **35**, 118 (1979)

[24] Thiemer, K., Stadler, R. und Isaac, O.: Arzneim.-Forsch. **22**, 1086 (1972)

[25] Jakovlev, V., Isaac, O. und Flaskamp, E.: Planta medica **49**, 67 (1983)

[26] Isaac, O., Schneider, H. und Eggenschwiller, H.: Dtsch. Apoth. Ztg. **108**, 293 (1968)

[27] Janku, J. und Zita, C.: Cs. farm. **3**, 93 (1954)

[28] Zita, C.: Cas. lék. ces. **94**, 203 (1955), ref. in 23

[29] Hava, M. und Janku, J.: Rev. Czech. Med. **3**, 130 (1957)

[30] Jakovlev, V. und Schlichtegroll, A. v.: Arzneim.-Forsch. **19**, 615 (1969)

[31] Jakovlev, V., Isaac, O., Thiemer, K. und Kunde, R.: Planta med. **35**, 125 (1979)

[32] Büchi, O.: Arch. Int. Pharmacodyn. **123**, 140 (1959)

[33] Deutsche Offenlegungsschrift 24 26393 (Ludwig Merckle KG) zit. nach 23

[34] Jakovlev, V.: in L. Demling und Th. Nasemann (Hrsg.) „Erfahrungstherapie — späte Rechtfertigung." Internat. Symposium Wien 30. – 31. 5. 1975, Verlag G. Braun, Karlsruhe 1975

[35] Koch, H. in 34

[36] Demling, L. in 34

[37] Weiss, R. F.: Lehrbuch der Phytotherapie, Hippokrates-Verlag, Stuttgart 1974

[38] Schmidt, F. in 34

[39] Isaac, O. und Thiemer, K.: Arzneim.-Forsch. **25**, 1352 (1975)

[40] Szelenyi, J., Isaac, O. und Thiemer, K.: Planta med. **35**, 218 (1979)

[41] Robert, A., Lancaster, C., Hauchar, A. J. und Nezamis, J. E.: Gastroenterology **74**, 1086 (1978)

[42] Kuehl et al.: J. Amer. chem. Soc. **79**, 5576 (1957), ref. in Schilcher, H.: Präp. Pharmazie **3**, 1 (1966)

[43] Bayer, J., Katona, K. und Tardos, L.: Acta pharm. hung. **28**, 164 (1958)

[44] Janecke, H. und Weisser, W.: Planta med. **12**, 528 (1964)

[45] Breinlich, J. und Scharnagel, K.: Arzneim.-Forsch. **18**, 429 (1968)

[46] Verzar-Petri, G., Szegi, J. und Marczal, G.: Acta pharm. hungarica **49**, 13 (1979)

[47] Thiemer, K., Stadler, R. und Isaac, O.: Arzneim.-Forsch. **23**, 756 (1973)

[48] Krüger-Nilsen, B.: Arch. exp. Pathol. Pharmakol. **174**, 197 (1934)

[49] Barton, H. und Wendler, M.: Arch. exp. Pathol. Pharmakol. **215**, 573 (1952)

[50] Kato, L. und Gözsy, B.: zit. nach Tur, W. und Joss, B.: „Azulen im Lichte der med. Weltliteratur". Prospekt der Fa. Th. Geyer KG, Stuttgart 1959 (ref. in 47)

[51] Kraul, M. A. und Schmidt, F.: Z. inn. Med. **10**, 934 (1955)

[52] Grochulski, A. und Borkowski, A.: Planta med. **21**, 289 (1972)

[53] Hava, M. und Janku, J.: Cs. Fysiol. **7**, 464 (1958)

[54] Achterrath-Tuckermann, U., Kunde, R., Flaskamp, E., Isaac, O. und Thiemer, K.: Planta med. **39**, 38 (1980)

[55] Junkmann, K. und Wiechowski, W.: Arch. Path. Pharmakol. **144**, 1 (1929)

[56] Lang, W. und Schwandt, K.: Dtsch. Apoth. Ztg. **97**, 149 (1957)

[57] Wagner, H. und Kirmayer, W.: Naturwiss. **44**, 307 (1957)

[58] Janku, J.: Vortrag auf der 2. physiolog. Tagung in Königgrätz (zit. nach Becker, H. und Reichling, J.: Dtsch. Apoth. Ztg. **121**, 1285 (1981)

[59] Hörhammer, L.: Dtsch. Apoth. Ztg. **101**, 1178 (1961)

[60] Hörhammer, L., Wagner, H. und Salfner, B.: Arzneim.-Forsch. **13**, 33 (1963)

[61] Salfner, B.: Dissertation Univ. München 1963

[62] Hörhammer, L. und Wagner, H.: Dtsch. Apoth. **14**, 1 (1962)

[63] Holub, M., Herout, V. und Šorm, F.: Ceskoslov. farm **3**, 129 (1955), ref. in 26

[64] Meyer, F.: Z. Naturforsch. **7b**, 61 (1952)

[65] Aggag, M. E. und Yousef, R. T.: Planta med. **22**, 140 (1972)

[66] Zajz, K. A., Arkadjewna, H. E. und Iljina, W. A.: Farmatsiya (Moskva) **24**, 41 (1975), ref. in 1

[67] Szabo-Szalontai, M. und Verzár-Petri, G.: 24. Jahresversammlung d. Ges. f. Arzneipflanzenforsch. München 1976

[68] Szalontai, M., Verzár-Petri, G., Flórián, E. und Gimpel, F.: Pharmaz. Ztg. **120**, 982 (1975); Dtsch. Apoth. Ztg. **115**, 912 (1975)

[69] Szalontai, M., Verzár-Petri, G. und Flórián, E.: Parfümerie und Kosmetik **58**, 121 (1977); Acta pharm. hung. **46**, 232 (1976)

[70] Dull, G. G., Fairley, J. L., Gottshall, R. Y. und Lucas, E. H.: Antibiot. Ann. 1956–1957, 682, ref. in 26

[71] Kienholz, M.: Arzneim.-Forsch. **13**, 920 (1963)

[72] Baker, P. M., Fortes, C. C., Fortes, E. G., Gazzinelli, G., Gilbert, B., Lopes, J. N. C., Pellegrino, J., Tomassini, T. C. B. und Vichnewski, W.: J. Pharm. Pharmac. **24**, 853 (1972)

[73] Moreno, O. M.: Report to RIFM 31. 10. 1973, zit. nach 76

[74] Urbach, F. und Forbes, P. D.: Report to RIFM 18. 3. 1973, zit. nach 76

[75] Kligmann, A. M.: Report to RIFM 31. 1. 1973, zit. nach 76

[76] Habersang, S., Leuschner, F., Isaac, O. und Thiemer, K.: Planta med. **37**, 115 (1979)

[77] Beetz, D., Cramer, H. J. und Mehlhorn, H. Ch.: Dermatol. Monatsschr. **157**, 505 (1971)

[78] Benner, M. H. und Lee, H. J.: Allergy Clin. Immunol. **52**, 307 (1973)

[79] Wolters, B.: Dtsch. Apoth. Ztg. **115**, 213 (1975) und **116**, 667 (1976)

[80] Wolters, B.: Planta med. **17**, 42 (1969)

[81] Weiss, R. F.: Zeitschrift für Phytotherapie **3**, 439 (1982)

[82] Becker, H. und Reichling, J.: Dtsch. Apoth. Ztg. **121**, 1285 (1981)

[83] Appelt, G. D.: Journal of Ethnopharmacology **13**, 51–55 (1985)

[84] Tubaro, A., Zilli, C., Redaelli, C. und Della Loggia, R.: Planta med. **51**, 359 (1984)

[85] Della Loggia, R., Tubaro, A. und Zilli, C.: 32nd Annual Congress for Medicinal Plant Research, Antwerpen (1984), Abstracts L. 16

[86] Della Loggia, R.: Dtsch. Apoth. Ztg. **125**, Supplement I, 9 (1985)

[87] Della Loggia, R., Tubaro, A., Dri, P., Zilli, C. und Del Negro, P.: „Plant Flavonoids in Biology and Medicine" – Biochemical, Pharmacological, and Structure-Activity Relationships, 481–484 (1986), Alan R. Liss, Inc.

[88] Baumann, J., Wurm, G. und Bruchhausen, F.: Arch. Pharm. **313**, 330 (1980)

[89] Wurm, G., Baumann, J. und Geres, V.: Dtsch. Apoth. Ztg. **122**, 2062 (1982)

[90] Landolfi, R., Mower, R. L. und Steiner, M.: Biochem. Pharmacol. **33**, 1525 (1984)

[91] Middleton, E. und Drzewiecki, G.: Biochem. Pharmacol. **31**, 1449 (1982)

[92] Middleton, E. und Drzewiecki, G.: Biochem. Pharmacol. **33**, 3333 (1984)

[93] Fewtrell, C. M. S. und Gomperts, B. D.: Nature **265**, 635 (1977)

[94] Busse, W. W., Kopp, D. E. und Middleton, E.: J. Allergy Clin. Immunol. **73**, 801 (1984)

[95] Lee, T. P., Matteliano, M. T. und Middleton, E.: Life Sa. **31**, 2765 (1982)

[96] Hope, W. C., Welton, A. F., Fiedler-Nagy, C., Batula-Bernardo, C. und Coffey, J. W.: Biochem. Pharmacol. **32**, 367 (1983)

[97] Pearce, F. L., Dean Befus, A. und Bienenstock, J.: J. Allergy Clin. Immunol. **73**, 819 (1984)

[98] Lengfelder, E.: Agents Actions **15**, 56 (1984)

[99] Power, F. und Browning, H. jun.: J. Chem. Soc. London **105**, 2280 (1914)

[100] Kunde, R. und Isaac, O.: Planta med. **37**, 124 (1979)

[101] Dölle, B., Carle, R. und Müller, W.: Dtsch. Apoth. Ztg. Supplement I, **125**, 14 (1985)

[102] Blum, A. L. und Siewert, R.: „Peptische Läsion im Lichte von Aggression und Protektion", Herausgeber Demling, L. und Rösch, W., Verlag Witzstrock G., Baden-Baden (1978)

[103] Cinco, M., Baufi, E., Tubaro, A. und Della Loggia, R.: Int. J. Crude Drug. Res. 21, 145 (1983)

[104] Schilcher, H.: Forschungsbericht 1968–1981: „Zur Biologie von Matricaria chamomilla L.". Institut für Pharmakognosie und Phytochemie der FU-Berlin (1985)

[105] Della Loggia, R., Traversa Ugo, Scarcia, V. und Tubaro, A.: Pharmacol. Research Commun. of the Italian Pharmacol. Society **14**, 153 (1982)

[106] Roth, L., Daunderer, M. und Kormann, K.: „Giftpflanzen – Pflanzengifte – Vorkommen, Wirkungen, Therapie", ecomed-Verlagsgesellschaft mbH, Landsberg-München (1984)

[107] Hausen, B. M., Busker, E. und Carle, R.: Planta med. **50**, 229 (1984)

[108] Hausen, B. M.: Dtsch. Apoth. Ztg. Nr. 43/Supplement I, **125**, 24 (1985)

[109] Bohlmann, F., Zdero, C. und Grenz, M.: Tetrahedron Letters Nr. 28, 2417 (1969)

Kapitel 4

Botanik – Biologie – Pharmazie

4.1 Botanik

4.1.1 Systematik der Gattung Matricaria

Die Gattung Matricaria im weiteren Sinne wird aufgeteilt in: *Tripleurospermum Schultz Bip.* mit Matricaria maritima und Matricaria perforata (syn. Matricaria inodora) als die zwei wichtigsten Vertreter und *Matricaria sensu stricto,* mit den beiden wesentlichen Vertretern Matricaria chamomilla und Matricaria suaveolens (syn. Matricaria matricarioides).

Linné scheint Matricaria chamomilla und Matricaria maritima, einschließlich Matricaria inodora, nicht getrennt zu haben. Rauschert [1] weist darauf hin, daß Linné den Namen Matricaria chamomilla eher für Matricaria maritima als für Matricaria chamomilla im modernen Sinne verwendet hat.

Den Namen *Matricaria recutita* scheint Linné eindeutig für unsere medizinisch-pharmazeutisch genutzte Kamille (Kamillenblüten / Matricariae flos DAB 9) verwendet zu haben. Linné sagt später von dieser Matricaria suaveolens genannten Sippe: „suavius olens".

Rauschert weist in seiner systematischen Nachuntersuchung [1] darauf hin,

daß bei einer Aufspaltung der von Linné bezeichneten Gattung Matricaria der „abgespaltene Teil" mit unserer arzneilich verwendeten Kamille den Namen Chamomilla A. Gray tragen muß und daß ferner für die Gattung Tripleurospermum Schultz Bip. die Bezeichnung Matricaria L. sensu stricto richtig wäre. Dementsprechend wurde im Band IV (S. 58-60) der Flora Europaea so verfahren und die medizinisch genutzte Kamille als *Chamomilla recutita (L.) Rauschert* bezeichnet und die geruchlosen Kamillen Matricaria maritima L. und Matricaria perforata Mer. (syn. Matricaria inodora L.) genannt.

Bei einer neuen botanischen Einordnung geht es also einerseits um ein rein nomenklatorisches Problem, nämlich, ob die Bezeichnung „Matricaria" oder „Tripleurospermum" zu wählen ist, und andererseits um ein systematisches Problem, nämlich, ob die von Linné festgelegte Gattung aufgespalten werden soll. Bei einer Aufteilung der Linné'schen Gattung ist wohl der Name Chamomilla recutita (L.) Rauschert richtig. Bei einer Nichtaufteilung, die durchaus vertretbar ist, sollte man den Namen Matricaria chamomilla L. (syn. Matricaria recutita L.) beibehalten und es kann an dieser Stelle darauf hingewiesen werden, daß bis in die jüngste Literatur und insbesondere noch in vielen Arzneibü-

chern die Bezeichnung Matricaria chamomilla L. verwendet wird. Noch nicht
eindeutig geklärt ist, ob innerhalb der
Art Matricaria chamomilla L. chemische Rassen existieren. Untersuchungen verschiedener Arbeitskreise [6–12]
sowie eigene [5] deuten darauf hin, daß
es genetisch bedingte chemische Variationen in lokalen Populationen gibt.

Den Begriff „Rasse" überläßt man in
der Biologie am besten zur Charakterisierung innerartlicher Differentiatio-
nen, wie etwa die Rassen des Menschen
[2]. Anstelle der Rasse sollte bei Matricaria der neutralere Begriff des Dem verwendet werden [3], wobei noch eine genauere Charakterisierung durch die Be-
zeichnungen Chemodem, Ökodem und
Topodem möglich ist. Bei der weiten
Verbreitung der Kamille ist das Vorhandensein solcher Deme nicht nur sehr
wahrscheinlich, sondern wird auch
durch die Untersuchungsergebnisse der
oben genannten Arbeitskreise [6–12, 5]
bestätigt. Als Topodeme könnte man die
folgenden Handelskamillen bezeich-
nen: Holsteiner Marschkamille, Ostfriesische Kamille, Fränkische Kamille,
Niederbayerische Kamille, Quedlinburger großblütige Kamille, Erfurter kleinblütige Kamille, Böhmische Kamille.

Neben diesen natürlichen Variationen gibt es zwischenzeitlich bei der an-
gebauten Kamille, ähnlich wie bei Linum usitatissimum und Cucurbita pepo, auch Chemocultivars (cultivar = cv).
Zu diesen Chemocultivars zählen die
Kamillensorten „Degumille®" und
„Manzana", zwei bisabololreiche Ka-
millenzüchtungen. Darüber wird im
Kapitel „Züchtung" näheres berichtet.

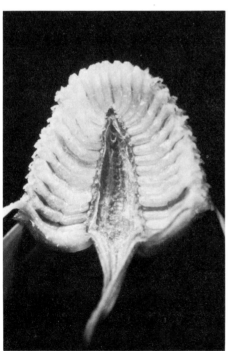

**Abb. 4.1a: Querschnitt durch den Blüten-
standsboden von Matricaria chamomilla**

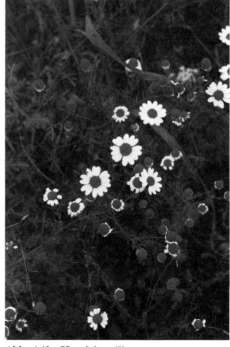

Abb. 4.1b: Hundskamille

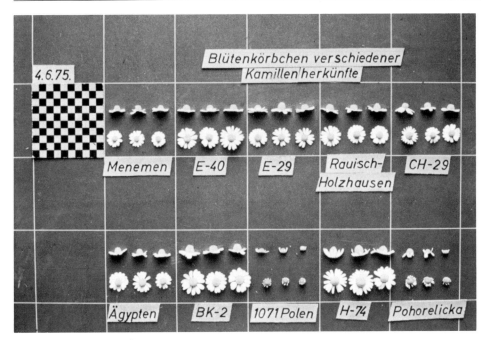

Abb. 4.2: Blütenköpfchen verschiedener Kamillenherkünfte und -sorten

Von der *„echte Kamille"* (siehe Abb. 4.1a und 4.2) zu unterscheiden sind noch:
● Strahlenlose Kamille
= Matricaria matricarioides (Less.) Port. bzw. Matricaria discoidea DC.
● Strand-Kamille
= Matricaria maritima L. (sensu stricto) bzw. Tripleurospermum maritimum (L.) Koch
● Duftlose bzw. geruchlose Kamille
= Matricaria inodora L. bzw. Tripleurospermum inodorum (L.) Schultz Bip.

sowie die Anthemis-Arten:
● Acker-Hundskamille
= Anthemis arvensis L.
● Stinkende Hundskamille
= Anthemis Cotula L.
● Österreichische Hundskamille
= Anthemis austriaca Jaqu.
● Römische Kamille
= Anthemis nobilis = ältere Bezeich-

nung bzw. Chamaemelum nobile (L.) All. als neuere Bezeichnung
(Anm. Blüten sind im DAB 9 aufgenommen)
● Färber-Kamille
= Anthemis tinctoria L.

4.1.2 Morphologie und Anatomie der Kamillenblüten

Die morphologischen und mikroskopischen Merkmale sind in der Monographie des Deutschen Arzneibuches 9. Ausgabe angegeben (siehe Kapitel 1.3 Seite 14).

Als wichtigstes Unterscheidungsmerkmal der „Echten Kamille" gegenüber allen anderen als „Kamillen" bezeichneten Blüten (sowohl der Gattung Matricaria als auch der Gattung Anthemis) dient der kegelförmige *hohle* Blütenstandsboden, der z. B. bei den Hundskamillen markig gefüllt ist (siehe Abb. 4.1a). Die Stinkende Hundskamille ist darüberhinaus an dem Geruch, der an eine Hundehütte erinnert, zu erkennen (Abb. 4.1b).

Die Größe der Blütenköpfchen (Pseudanthium) kann je nach Herkunft (Provenienz) oder je nach Kultursorte sehr verschieden sein (siehe dazu Abb. 4.2).

Von großer Bedeutung für die mikroskopische Identifizierung, aber auch für eine orientierende mikroskopische Qualitätsbeurteilung sind die charakteristischen Drüsenschuppen (siehe Abb. 4.3) – im DAB 9 und in der Literatur auch als Drüsenhaare bzw. als mehrzellige Etagenhaare (siehe Abb. 4.4) bezeichnet.

Die Drüsenschuppen (-haare) finden sich sowohl auf den Zungen- und Röhrenblüten als auch auf den Hüllkelchblättern und sind mikroskopisch gut in Quetschpräparaten der Einzelblüten zu erkennen. Sie sind als *Akkumulationsorte des ätherischen Öles* vom pharmazeutischen Standpunkt aus äußerst wichtig.

Wie eigene Untersuchungen [5] ergaben, sind diese Lokalisationsorte des ätherischen Kamillenöles nicht nur temperaturempfindlich, sondern auch „anfällig" gegenüber erhöhter Luftfeuchtigkeit. In einem experimentellen Modell [5] wurde unter verschiedenen Bedingungen festgestellt, daß bei erhöhter Luftfeuchtigkeit und Temperatur eine Art Mikrowasserdampfdestillation aus den Drüsenschuppen erfolgen kann, was bei der Trocknung und Lagerung der Droge beachtet werden muß. Das gleiche kann aber bereits auch beim Aufblühen der Blüten geschehen, sofern die Pflanzen feuchtheißen Bedingungen ausgesetzt sind. In dem Versuchsmodell konnte ferner festgestellt werden, daß das in den Gasraum der „Temperatur-Feucht-Kammer" abgedunstete ätherische Öl nicht der üblichen quantitativen Zusammensetzung des Kamillenöles entsprach, sondern zu rund 48 % aus Farnesen bestand. Es kam offensichtlich zu einer Abdunstung von niedrig siedenden Komponenten des

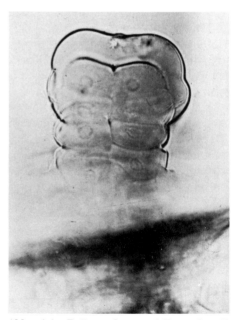

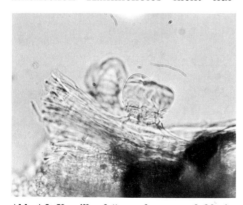

Abb. 4.3: Kamillendrüsenschuppe nach 30minütiger Erwärmung der Droge auf 50 °C

Abb. 4.4: Drüsenschuppe („Etagenhaar") nach Trocknung der Droge unterhalb 50 °C

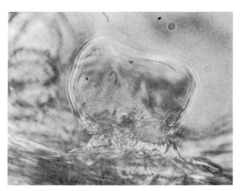

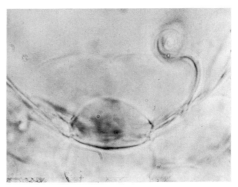

Abb. 4.5: Kamillendrüsenschuppe nach Erhitzung der Droge auf 60 °C bei einer relativen Luftfeuchtigkeit von 35 %

Abb. 4.6: Pfefferminzdrüsenschuppe nach Erhitzung der Droge auf 60 °C bei einer relativen Luftfeuchtigkeit von 86 %

ätherischen Öles. Abb. 4.5 zeigt eine Kamillendrüsenschuppe nach Erhitzung der Blüten auf 60 °C bei 35 % relativer Luftfeuchtigkeit. Bei erhöhter Luftfeuchtigkeit (86 %) fallen die Drüsenschuppen zusammen oder platzen auf, wie dies – noch deutlicher als bei den etagenförmig gebauten Drüsenschuppen der Kamille – bei einer Labiatendrüsenschuppe (hier der Pfefferminze) zu sehen ist (Abb. 4.6).

Die Resultate der experimentellen Untersuchung geben nicht nur Hinweise auf eine sachgemäße Trocknung und Lagerung, sie lassen auch den Schluß zu, daß feuchtheiße Klimata sich möglicherweise ungünstig auf die Qualität und Quantität des ätherischen Öles einer dort kultivierten Kamille auswirken.

4.2 Chemie

4.2.1 Inhaltsstoffe in Chamomilla recutita (L.) Rauschert, syn. Matricaria chamomilla L.

Die Kamilleninhaltsstoffe kann man grob in zwei Gruppen unterteilen:

● *lipophile* Inhaltsstoffe; dazu gehören die Einzelkomponenten des ätherischen Öles, Cumarine, methoxylierte Flavonaglyka, Phytosterole sowie „lipidische und wachsartige Substanzen" [78].

● *hydrophile* Inhaltsstoffe; hierzu zählen Flavonoide, Schleim, Phenylcarbonsäuren, Aminosäuren und Cholin.

4.2.1.1 Lipophile Inhaltsstoffe

a) Matricin / Chamazulen

Im Jahre 1863 isolierte der französische Chemiker Piesse die blaue Substanz aus Kamillenöl, erkannte ihren Charakter als Kohlenwasserstoff und gab ihr den Namen Azulen.

Obwohl die antiphlogistische Wirkung des Chamazulens schon seit längerem bekannt war, gelang seine Strukturaufklärung erst im Jahre 1953 als die eines 1,4-Dimethyl-7-aethyl-azulens [15, 16], nachdem zunächst die Struktur eines 1,4-dimethyl-7-isopropylazulens angenommen worden war [17]. Die Anwesenheit einer Chamazulen-Vorstufe blieb lange Zeit umstritten, bis schließlich Čekan und Mitarbeiter diese Substanz – Matricin genannt – isolierten

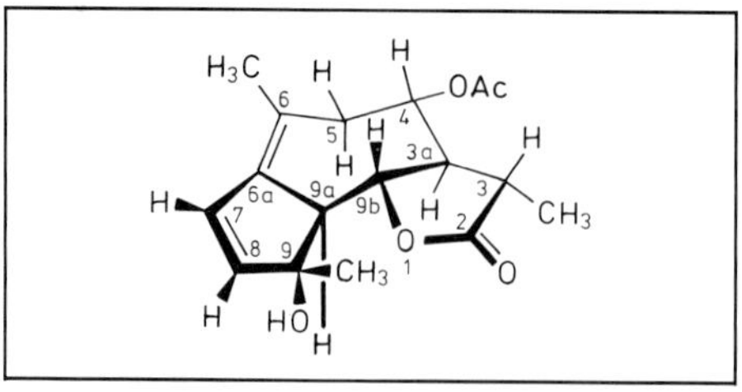

Abb. 4.7: Matricin [(−)-(3S*. 3aR*. 4S*. 9R*. 9aS*. 9bS*)-4-Acetoxy-2.3.3a.4.5.9.9a.9b-octahydro-9-hydroxy-3.6.9-trimethylazuleno[4.5-b]furan-2-on.]

und nach langwierigen Untersuchungen ihre Struktur 1956 aufklärten; es handelt sich um 4-Hydroxy-8-acetoxy-guaj-2,4 (10) -dien-6,12-olid [18, 19, 20]. Matricin findet sich nur in den Einzelblüten (Zungen- und Röhrenblüten) der Kamille, nicht aber im Boden der Blütenköpfchen. 1982 wurde die Struktur von Matricin (Abb. 4.7) von Flaskamp und Mitarbeitern mittels moderner spektroskopischer Methoden bestätigt [14]. Die bisher unbekannten konfigurativen Verhältnisse konnten aus 270 MHz ^{1}H-NMR-Daten abgeleitet werden. Der Cycloheptenring weist demnach eine quasi-Sesselkonfiguration auf.

Die *Chamazulencarbonsäure,* eine Zwischenverbindung, die bei der Destillation von Kamillenöl aus Matricin durch Abspaltung von Wasser und Essigsäure entsteht und nach Decarboxy-

lierung zum Chamazulen führt (siehe Abb. 4.8), wurde 1954 von Stahl, E. [21] isoliert und die Struktur von Cuong u. Mitarb. durch massen- und kernresonanzspektroskopische Daten später bestätigt.

b) Bisabolole

Durch die Isolierung des monocyclischen tertiären Sesquiterpenalkohols (−)-α-Bisabolol (INN: Levomenol) aus dem ätherischen Kamillenöl durch Šorm und Mitarb. [22] im Jahre 1951 war ein weiterer wesentlicher Wirkstoff der Kamille aufgefunden. Durch Vergleiche mit synthetischem Bisabolol, dessen Darstellung bereits vorher Ruzicka und Mitarb. [23, 24] beschrieben hatten, sowie mit einigen Derivaten gelang es dem Arbeitskreis um Herout und Šorm, die Struktur des Kamillenbisabolols zu bestätigen [25, 26]. Durch Infrarot- und Kernresonanzspektren konnte für das natürliche (−)-α-Bisabolol die Isopropylidenstruktur gesichert werden [27].

Dies steht in scheinbarem Widerspruch zu den Angaben von Šorm et al., nach denen das Bisabolol im Kamillenöl ein Gemisch aus 85 % der Isopropylidenform und 15 % der Isopropenylform sei. Der Nachweis der beiden Isomere wurde hierbei durch Ozonolyse geführt, so daß die Vermutung nahe-

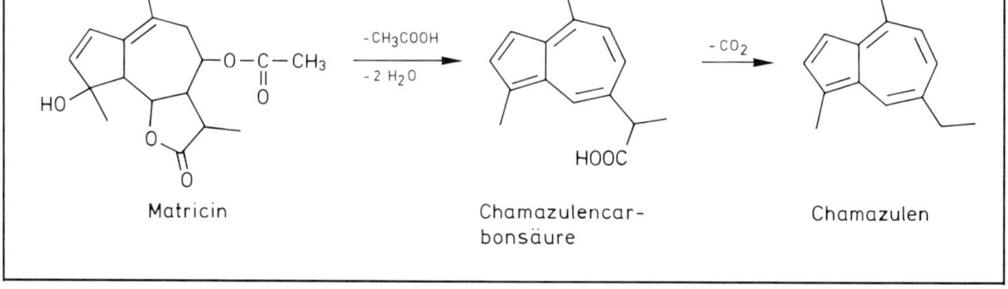

Abb. 4.8: Bildung von Chamazulencarbonsäure und Chamazulen

liegt, daß das Isopropenyl-Isomere erst durch Ozonolyse entstanden ist. Nach Naves [28] kommen die von der Pflanze gebildeten aliphatischen Terpene ausschließlich mit der endständigen Isopropylidengruppierung vor, während eine Entstehung der Isopropenylform auf chemische Einwirkung zurückzuführen sein soll.

Das synthetische Bisabolol nach [26] besitzt allerdings zwei intensive Banden bei 6,07 und 11,25 μ, woraus zu schließen ist, daß das Isopropenyl-Isomere bei der Synthese mit anfällt [27]. Bei der Untersuchung eines Synthesegemisches des Handels ließ sich die früher festgestellte Isopropyliden-Isopropenyl-Verteilung (1/2) allerdings nicht mehr nachweisen [29].

Vier optische Isomere des α-Bisabolols sind möglich, von denen drei aufgrund des unterschiedlichen optischen Verhaltens wahrscheinlich aufgefunden worden sind [30].

A. Kergomard und H. Veschambre [33] ermittelten 1977 die absolute Konfiguration des aus der Kamille isolierten (−)-α-Bisabolols durch stereoselektive Synthese der entsprechenden Diastereomere und Vergleich der NMR-Spektren. (−)-α-Bisabolol sollte demnach die Konfiguration 5R, 6S aufweisen (Zählweise analog dem β-Bisabolol [34]). Gleiches Ergebnis erzielten Knöll und Tamm [35].

Inzwischen wurde die Stereochemie der Bisaboloide in Kamille außer Bisabololoxid C endgültig aufgeklärt. Alle sterischen Zentren der Bisaboloxide A und B, des (−)-α-Bisabolols und des Bisabolonoxids A besitzen entgegen der vorherigen Annahme S-Konfiguration. Die stereochemische Übereinstimmung der gemeinsamen chiralen Zentren aller Bisaboloide ergibt sich durch

die Tatsache, daß einige Bisaboloide ineinander umwandelbar sind [29].

Wie sich gezeigt hat, ist das (−)-α-Bisabolol aus Vanillosmopsis erythropappa mit dem Kamillenbisabolol identisch, denn es weist gleiche sterische Anordnung auf (1'S, 2S) [29]. Dagegen besteht das ätherische Öl aus den Knospen der europäischen Balsampappel (Populus balsamifera) [32] und der in Nordamerika beheimateten Pappelart Populus tacamahaca [36] zum großen Teil aus (+)-α-Bisabolol. Vermutlich sind die beiden Arten identisch. Das (+)-α-Bisabolol aus Populus balsamifera ist (1'R 2R)-konfiguriert und ist somit der optischen Antipode zum Kamillen-Bisabolol.

(−)-α-Bisabolol

Linksdrehendes α-Bisabolol wurde ebenfalls im ätherischen Öl von Myoporum crassifolium gefunden [31, 37]. Es ist mit über 80 % an der Zusammensetzung des Öles beteiligt [37]. In geringeren Mengen war es schon früher in den ätherischen Ölen von Ylang-Ylang (Cananga odorata [38], Neroli (Citrus bigaradia) [39] und Cabreuva (Myrocarpus fastigiatus und M. frondosus) [40] sowie Lavendel (Lavandula spica) [41] festgestellt worden (zit. nach [27]).

In Tabelle 4.1 sind vier Stereoisomere des α-Bisabolols in einer Übersicht zusammengefaßt.

c) Bisaboloide

Von Šorm und Mitarb. wurde 1951 ein

Tab. 4.1: Stereoisomere des α-Bisabolols [79]

Isomere	Konfiguration	$(\alpha)_D^{20}$	Ausgangsmaterial
(+)-epi-α-Bisabolol	1'R,2 S	+ 67,4	Salvia stenophylla (Reinheit 99,9 %)
(−)-epi-α-Bisabolol	1'S,2 R	− 68,9	Myoporum crassifolium (Reinheit 99,9 %)
(+)-α-Bisabolol	1'R,2 R	+ 54,9 + 52,6	Popolus balsamifera (Reinheit ca. 97,6 %)
(−)-α-Bisabolol	1'S,2 S	− 57,7	Vanillosmopsis erythropappa (Reinheit 99,9 %)
		− 55,4	Matricaria chamomilla

(−)-α-Bisaboloxid A isoliert. Die endgültige Struktur wurde viele Jahre später von Sampath und Mitarb. aufgeklärt [42]. Dieser Arbeitskreis war es auch, der das isomere Bisabololoxid B aus der Kamille isolierte und identifizierte [43]:
(−)-α-Bisabololoxid A ($C_{15}H_{26}O_2$): Mg 238, sirupartig [α] D = − 42,2°,
(−)-α-Bisabololoxid B ($C_{15}H_{26}O_2$): MG 238 [α] D = − 46,95°.

Stereochemisch kann α-Bisabolol zwei isomere Oxide bilden. Es sind deshalb vier zyklische Strukturen möglich (Abb. 4.9). Zwei mit einer tertiären und zwei mit einer sekundären Hydroxylgruppe, die stereochemisch am C_5 differieren (= Zählweise nach [29] − früher C_2). Auch das dritte asymmetrische Kohlenstoffatom in den Bisabololoxiden A und B besitzt S-Konfiguration [29].

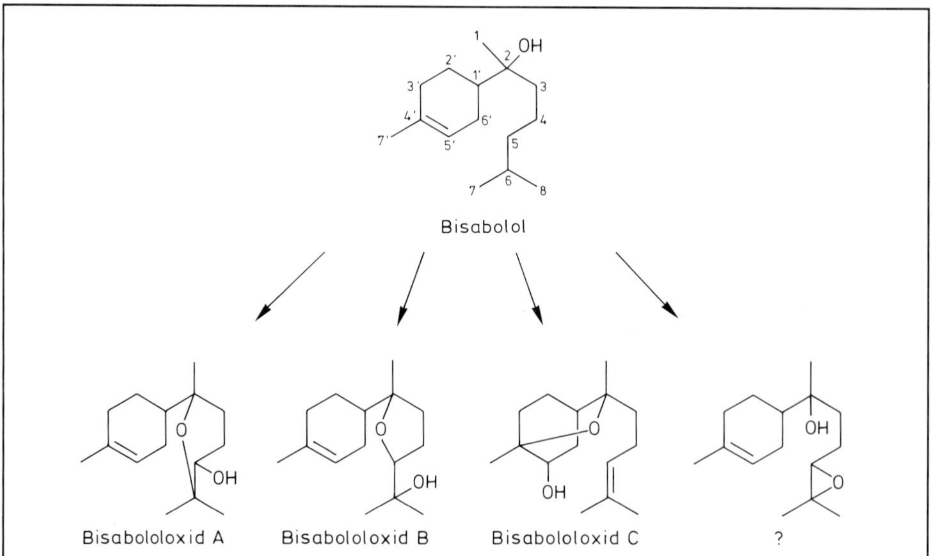

Bisabolol

Bisabololoxid A   Bisabololoxid B   Bisabololoxid C   ?

Abb. 4.9: Oxidationsprodukte des α-Bisabolols

Bildtafel 1

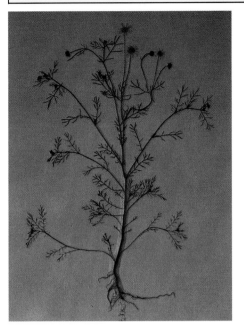

Abb. 1.1 (siehe S. 11)

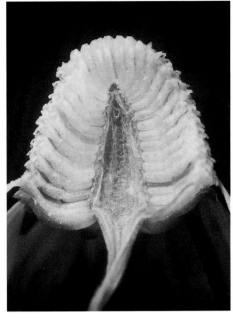

Abb. 4.1 a (siehe S. 58)

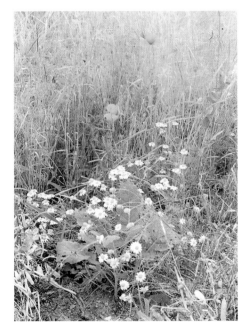

Abb. 4.1 b (siehe S. 58)

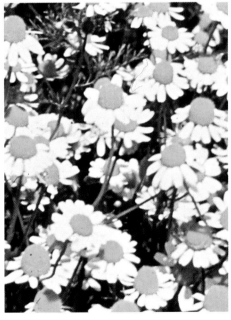

Abb. 4.1 b (siehe S. 58)

Bildtafel 2

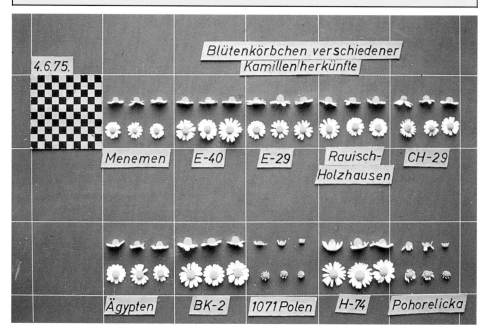

Blütenkörbchen verschiedener Kamillenherkünfte

4.6.75.

Menemen E-40 E-29 Rauisch-Holzhausen CH-29

Ägypten BK-2 1071 Polen H-74 Pohorelicka

Abb. 4.2 (siehe S. 59)

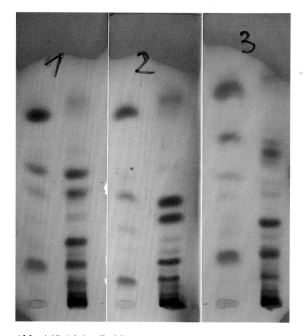

Abb. 4.18 (siehe S. 83)

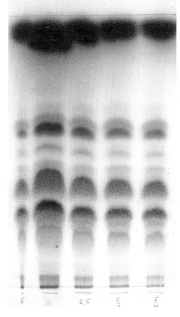

Abb. 4.19 (siehe S. 83)

Bei der Isolierung der beiden flüssigen (−)-α-Bisabololoxide A und B fiel in geringer Menge eine kristalline Substanz an, für welche durch Schilcher et al. [44] die Struktur eines (−)-α-Bisabololoxids C nachgewiesen wurde (Abb. 4.9).

Bei der Untersuchung einer türkischen Wildkamille stellten Hölzl und Demuth 1973 ein bisher unbekanntes Bisaboloid fest [45]. Mittlerweile konnte die endgültige Struktur durch IR- und NMR-Spektroskopie sowie durch Oxidations- und Reduktionsreaktionen gesichert werden. Es handelt sich um ein α-Bisabolonoxid [46], in welche Verbindung das Bisabololoxid A überführt werden kann. Andererseits ist es möglich, durch Reduktion von Bisabolonoxid Bisabololoxid A darzustellen. Das gefundene Bisabolonoxid unterscheidet sich allerdings im Drehwert von der

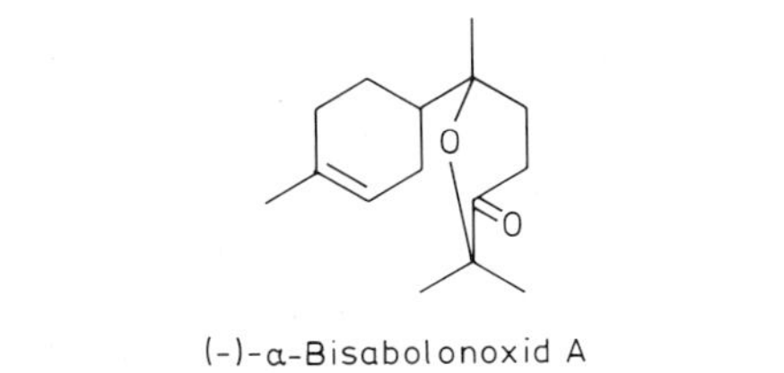

(−)-α-Bisabolonoxid A

Abb. 4.10: (−)-α-Bisabolonoxid A

Substanz, die durch Umwandlung von (−)-α-Bisabololoxid A erhalten wird (Abb. 4.10).

$[\alpha] D = -6{,}2°$ [42]

$[\alpha] D = +3{,}5°$ [46]

Die bisher voliegenden Ergebnisse erlauben eine Präzisierung der bisherigen Nomenklatur der Kamillenbisaboloide; entsprechend der IUPAC-Nomenklatur können sie wie folgt bezeichnet werden:

(−)-α-Bisabolol:

(−)-(1'S,2S)-6-Methyl-2-(4-methyl-3-cyclohexen-1-yl)-5-hepten-2-ol

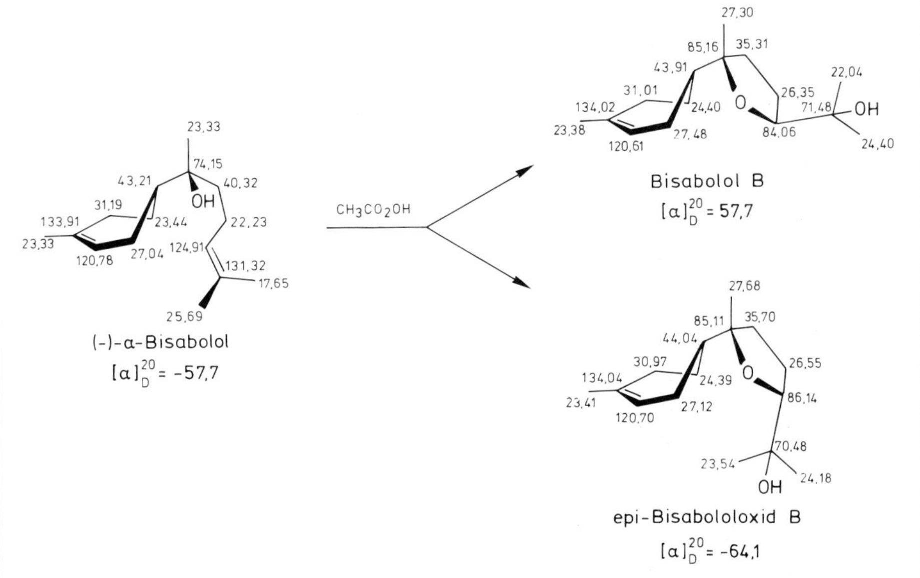

Stereochemische, spezifische optische Drehung und ^{13}C-NMR-Signale (ppm) der beiden epimeren Bisabololoxide B [29]

(−)-Bisabololoxid A:
(−)-(1'S,3S,6S)-Tetrahydro-2,2,6-tri-
methyl-6-(4-methyl-3-cyclohexen-1-yl)-
2H-pyran-3-ol
(−)-Bisabololoxid B:
(−)-(1''S,2'S,5'S)-1-Methyl-1-[tetra-
hydro-5-methyl-5-(4-methyl-3-cyclo-
hexen-1-yl)-furan-2-yl]ethanol
(+)-Bisabolonoxid A:
(+)-(1'S,6S)-Tetrahydro-2,2,6-trimethyl-
6-(4-methyl-3-cyclohexen-1-yl)-2H-
pyran-3-on

Bisabololoxid A oder B bzw. Bisabolonoxid A sind je nach Kamillen-Pro-
venienz Hauptbestandteile im ätherischen Öl. Schilcher [13] benutzt diese
markanten Merkmale zur Unterteilung
der Handelskamillen in verschiedene
chemische Typen (näheres dazu siehe im
Kapitel 4.3.1 — „Kamillenprovenienzen"). Bisabololoxid C dagegen kommt
in Kamillenblüten nur in sehr geringen
Mengen vor und kann experimentell
durch Oxidation aus (−)-α-Bisabolol ge-

Tab. 4.2: Oxidationsversuche mit (−)-α-Bisabolol [5]

Reaktionsansatz	gaschromatographische Bestimmung der Hauptkomponenten
1. Bisabolol, gelöst in Hexan bzw. Heptan, aufbewahrt in braunen Glasfläschchen, verschlossen mit Glasstopfen.	nach 12 Monaten: keine Veränderung wahrnehmbar
2. (−)-α-Bisabolol, gelöst in Ethanol 50 %, aufbewahrt in weißen Glasfläschchen, die wöchentlich einmal für 10 Minuten geöffnet wurden.	nach 12 Monaten: ca. 70 % (−)-α-Bisabolol ca. 18 % Bisaboloide (vornehmlich Bisabololoxid B) und nicht identizierte neu auftretende peaks (Artefakte)
	nach 18 Monaten: ca. 51 % (−)-α-Bisabolol ca. 25 % Bisabololoxid B Rest nicht identifizierte Artefakte
	nach 24 Monaten: ca. 37 % (−)-α-Bisabolol ca. 31 % Bisabololoxid B Rest nicht identifizierte Artefakte
3. (−)-α-Bisabolol, gelöst in Miglyol® 812 (Firma Nobel) — (siehe dazu Schilcher, H. Offenlegungsschrift Nr. 2331853 vom 22. 6. 1973) — aufbewahrt in braunen, mit Glasstopfen verschlossenen Glasfläschchen	nach 24 Monaten: ca. 98,5 % (−)-α-Bisabolol Rest nicht identifizierte Artefakte
4. Durchleiten von gereinigter Luft 3 Stunden lang, ohne UV-Bestrahlung	ca. 85 % (−)-α-Bisabolol ca. 10 % Bisabololoxid B Rest nicht identifizierte Artefakte
5. Durchleiten von reinem Sauerstoff 3 Stunden lang, ohne UV-Bestrahlung	ca. 68 % (−)-α-Bisabolol ca. 14 % Bisabololoxid B Rest nicht identifizierte Verbindungen
6. Bestrahlen einer Bisabolollösung mit langwelligem Licht, unter Ausschluß von Luft oder Sauerstoff- einwirkung, 6 Stunden lang.	keine Veränderung des (−)-α-Bisabolols
7. Durchleiten von reinem Sauerstoff mit gleichzeitiger UV-Bestrahlung, 5 Stunden lang.	ca. 32 % (−)-α-Bisabolol ca. 42 % Bisabololoxid B ca. 15 % Bisabololoxid C, das an der Wandung des Reaktionsgefäßes auskristallisierte ca. 2 % Bisabololoxid A Rest nicht identifizierte Verbindungen
8. Durchleiten von reinem Sauerstoff mit gleichzeitiger UV-Bestrahlung, 8 Stunden lang.	(−)-α-Bisabolol sowie die Oxide B, C und A sind sämtlich nur mehr in Spuren vorhanden. Die Reaktionsprodukte weisen eine niedrigere Polarität auf und besitzen im GC eine kürzere Retentionszeit. Nach den MS-Spektren handelt es sich um C_8- und C_7-Fragmente mit der Masse 236.

wonnen werden. Tab. 4.2 faßt die Ergebnisse verschiedener Oxidationsexperimente zusammen, die zu unterschiedlichen Mengen an Bisabololoxiden A, B und C geführt haben [5]. Die photochemischen Versuche wurden in einer Quarzglasapparatur [5] durchgeführt. Die Bestrahlung der Bisabolollösungen erfolgte mit langwelligem UV-Licht (Quecksilberhochdrucklampe TQ 150 Hanau).

In einer zweiten Versuchsanordnung wurde der Verlauf der Bisabololoxidzunahme während der *Trocknung* verfolgt. Die Untersuchungen wurden mit Blütenköpfchen einer Bisabolol-reichen Kamillensorte durchgeführt und zwar bei den folgenden Versuchsbedingungen:
1. Trocknung bei Raumtemperatur, in einem dunklen und trockenen Raum (rel. Luftfeuchtigkeit betrug 35 %)
2. Trocknung bei 40 °C
3. Trocknung bei 50 °C
4. Trocknung bei 60 °C
5. Trocknung unter Fermentation analogen Bedingungen, d. h. feuchte Lagerung in einer etwa 10 cm hohen Schicht.

Die Ergebnisse der gaschromatographischen Bestimmung einiger wichtiger Bestandteile des ätherischen Öles sind in Tabelle 4.3 zusammengefaßt:

Die Untersuchungen [5] zeigten, daß bei falscher Trocknung der Kamillenblüten (− fermentationsanaloge Bedingungen oder erhöhte Temperaturen −) eine Art „Autoxidation" des Bisabolols zu den Bisabololoxiden zur Folge hatte. Die Ergebnisse der Trocknungsversuche, ergänzt durch die Resultate der Oxidationsexperimente mit reinem (−)-α-Bisabolol und den Erkenntnissen, die in der sogenannten „Temperatur-Feucht-Kammer" [5] gewonnen worden waren (siehe dazu Abschnitt 4.1.2), geben deutliche Hinweise dafür, daß der Gehalt an Bisaboloiden nicht nur von genetischen oder ökologischen Faktoren abhängig ist, sondern daß die quantitative Zusammensetzung des ätherischen Kamillenöles multifaktorell beeinflußbar ist. Diese Tatsache wird bei der Interpretation vieler analytischer Einzelergebnisse in der Literatur kaum berücksichtigt!

d) Weitere Terpene

1977 wurde von Motl und Mitarb. [47] in der Kamille der azulenogene Sesquiterpenalkohol Spathulenol aufgefunden, dessen Struktur bereits 1976 mit Hilfe von ^{1}H und [13]NMR sowie IR-Daten gesichert worden war [48]. 1979 identifizierte E. Lembercovics schließlich die beiden

Tab. 4.3: Trocknungsversuche [5]

	(−)-α-Bisabolol	Bisabololoxid A	Bisabololoxid B	Chamazulen
1	~ 34 %	~ 4 %	~ 20 %	~ 12 %
2	~ 34 %	~ 4 %	~ 20 %	~ 12 %
3	~ 24 %	~ 5 %	~ 28 %	~ 10 %
4	~ 17 %	~ 8 %	~ 33 %	~ 7 %
5	~ 7 %	~ 26 %	~ 19 %	~ 1 %

Farnesenisomere trans β- und trans α-Farnesen [49]. Nach ihrer Aussage tritt in den meisten Herkünften das trans β-Farnesen als Hauptkomponente, das α-Farnesen dagegen als Begleitsubstanz auf. Reichling und Mitarb. dagegen konnten α-Farnesen in Blütenölen der Kamille nicht nachweisen [82]. 1979 wurde die Gegenwart der Monoterpen-Kohlenwasserstoffe γ-Terpinen, Δ_3 Caren und der Sesquiterpenkohlenwasserstoffe α-Cubeben, α-Muurolen und Calamemen durch GC/MS nachgewiesen [50].

Bei der gleichen analytischen Aufarbeitung eines Petroletherextraktes aus tschechischen Kamillenblüten konnte der Arbeitskreis um Motl [50] eine karmesinrote, wohlriechende Verbindung finden, die er zunächst als eine azulenartige Substanz charakterisierte. 1983 wurde der Kamilleninhaltsstoff von Motl und Mitarb. [304] als Chamaviolin (Abb. 4.11) identifiziert. In einer vorangegangenen Arbeit [83] hatten diese Autoren bereits das Matricarin (Abb. 4.11)

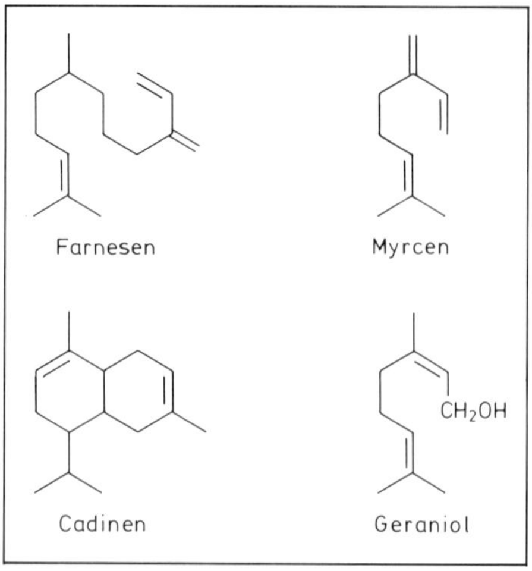

Abb. 4.12: **Monoterpene in Kamillenblüten**

aufgeklärt. Der Prager-Arbeitskreis ist der Meinung, daß noch längst nicht sämtliche Inhaltsstoffe des Kamillenblüten-Petroletherextraktes identifiziert sind. Nach Stransky [84] können die in Kamillenblüten vorhandenen Kohlenwasserstoffe unterteilt werden in: n-Alkane, verzweigte Alkane, Monoalkene, terpenoide Kohlenwasserstoffe, Alka-

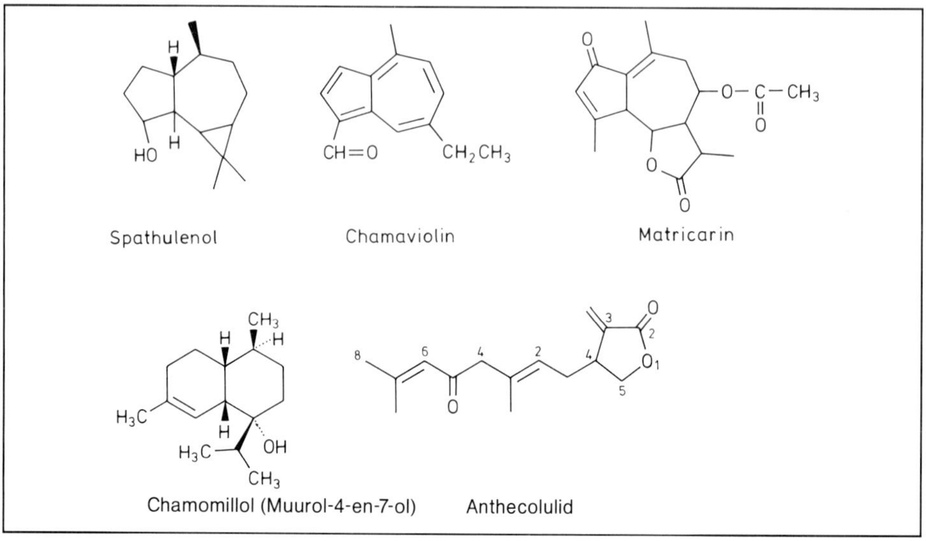

Abb. 4.11: **Sesquiterpene in Kamillenblüten und -wurzeln**

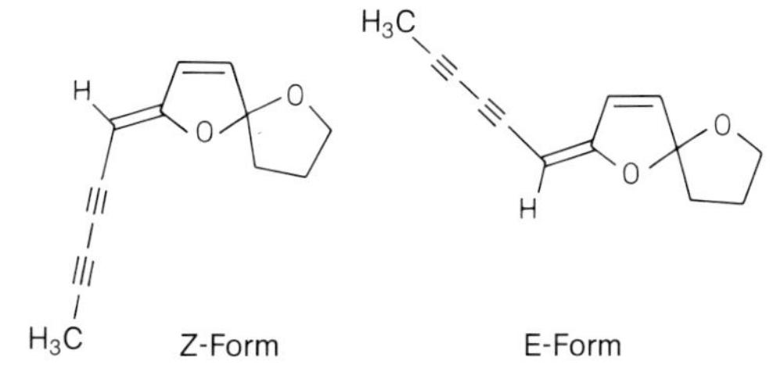

Abb. 4.13: En-In-Dicycloether

diene und aromatische Kohlenwasserstoffe (siehe u. a. Abb. 4.12).

Im *ätherischen Wurzelöl (!)* fanden Reichling und Mitarb. [85] den Sesquiterpenalkohol Muurol-4-en-7-ol, dem sie den Trivialnamen Chamomillol (Abb. 4.11) gaben. Die Autoren konnten ferner β-Caryophyllen, cis-Caryophyllen und Caryophyllenepoxid im Kamillenwurzelöl identifizieren.

Das Anthecotulid, ein Sesquiterpenlacton mit exocyclischer Methylengruppe (Abb. 4.11) [86], konnte bislang nur in Spuren in Handelsmustern vom Bisabololoxid-B-Typ nach Schilcher [13] nachgewiesen werden. Bei diesem Kamillen-Chemodem (chemische Type) handelt es sich um eine Kamillenherkunft bei der das Bisabololoxid B der Hauptbestandteil im ätherischen Öl ist. Das allergen wirksame (siehe Kapitel 3.3.2) Sesquiterpenlacton kommt dagegen in relativ hohen Mengen in Anthemisarten, insbesondere in Anthemis cotula bis zu 7,3 % [87] vor.

e) En-In-Dicycloether (syn. Spiroether)
Von Bohlmann und Mitarb. [51] wurden 1961 die isomeren cis- und trans-En-In-Dicycloether, zwei spirocyclische Polyine, in Kamillenblüten aufgefunden (Abb. 4.13). Der cis-Spiroether (nach [22] ein cis-2-[Hexadiin-(2,4)-yliden]-1,6-dioxaspiro-[4,4]-nonen) ist mengenmäßig bei den meisten Herkünften [5] die bedeutendere Komponente. Allerdings wurden auch Handelskamillen analysiert, bei denen der trans-Spiroether überwog [5]. Beide Verbindungen befinden sich sowohl im Petroletherxtrakt als auch im frisch destillierten ätherischen Öl [52].

Die genannten En-In-Dicycloether werden häufig von einer aromatischen Komponente mit der Summenformel $C_{10}H_{12}O_4$ begleitet, die durch NMR-Spektroskopie von Motl und Mitarb. [50] als 2-Hydroxy-4,6-dimethoxy-acetophenon identifiziert wurde. In der Literatur wird diese Verbindung synonym als Xanthoxylin oder als Brevifolin oder als 6-Methoxypäonal bezeichnet. Motl und Mitarb. weisen auch darauf hin, daß bei der Dünnschichtchromatographie mit den üblichen Fließmittelsystemen das Xanthoxylin nicht von den Spiroethern getrennt wird und dann bei einer quantitativen DC (Densitometrie) erhöhte Mengen an Spiroethern gefunden werden [50]. Zum Unterschied zu den

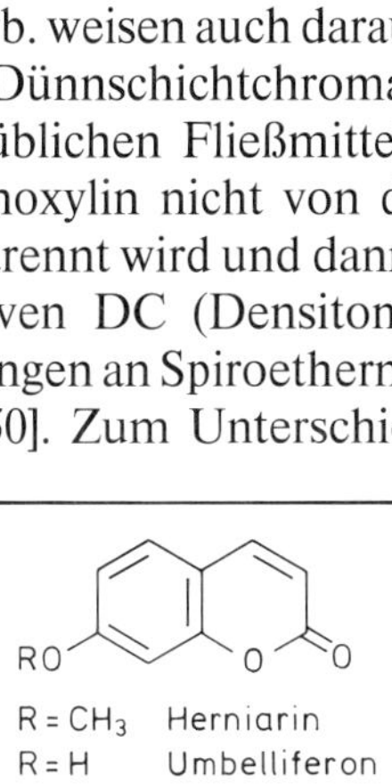

R = CH₃   Herniarin
R = H   Umbelliferon

Abb. 4.14: Cumarine in Kamillenblüten

En-In-Dicycloethern besitzt das Xanthoxylin keine antiphlogistische Wirkung.

f) Weitere lipophile Inhaltsstoffe
Von analytischem und auch pharmakologischem Interesse sind das 7-Methoxycumarin **Herniarin** und das 7-Hydroxy-cumarin **Umbelliferon** (Abb. 4.14). Mengenmäßig überwiegt in der Regel Herniarin. Die ermittelten Werte [5] lagen bei den verschiedenen Herkünften für Herniarin zwischen 37,4 mg und 98,5 mg / 100 g Kamillenblüten und für Umbelliferon zwischen 6 mg und 17,8 mg / 100 g Kamillenblüten. Beide Cumarine konnten sowohl in den Strahlen- als auch in den Röhrenblüten nachgewiesen werden. Der Gehalt war in den Strahlenblüten im Durchschnitt deutlich höher [5].

M. Streibel berichtete 1980 [78] ausführlich über „lipidische und wachsartige Substanzen". Demnach besteht ein Petroletherextrakt aus Kamillenblüten zu rund 13 % aus Kohlenwasserstoffen, zu rund 16 % aus einfachen aliphatischen Estern, Sterinestern (Phytosterole) und Triterpenolestern, zu rund 3 % aus Triglyceriden, zu rund 0,5 % aus Ketoestern und zu rund 6 % aus acetylenhaltigen Estern.

Wir selbst konnten aus einem Wasserdampfdestillat (– 6 (!) Stunden in einem Glycerinbad –) mittels Säulenchromatographie über eine Kieselgelsäule eine weiße, wachsartige Substanz isolieren [5]. Die Verbindung lag zu rund 1 % in der getrockneten Droge vor. Nach dem ^{13}C-Spektrum handelt es sich bei diesem Kamilleninhaltsstoff um eine linear-kettige Fettsäure mit 30 Kohlenstoffatomen.

Über die methoxylierten Flavonaglyka, die sogenannten „lipophilen Flavo-

ne", z. B. Jaceidin, wird im Kapitel 4.2.1.2 – Flavonoide berichtet. Diese Kamilleninhaltsstoffe sind zwar nicht im ätherischen Öl enthalten, wohl aber in Petrolether- und Chloroformauszügen.

Ab einem Alkoholgehalt von rund 40 Vol. % sind die oben besprochenen Inhaltsstoffe, insbesondere Matricin, (–)-α-Bisabolol und die Bisaboloide, auch in alkoholischen Auszügen in pharmakologisch und klinisch relevanten Mengen vorhanden.

4.2.1.2 Hydrophile Inhaltstoffe

a) Flavonoide
Die erste Isolierung eines Flavons aus Kamille gelang bereits im Jahre 1914 mit Apigenin [53], dessen Strukturaufklärung allerdings erst viel später im Jahre 1952 durch Šorm und Mitarb. erfolgte [54].

Lang und Schwand gelang 1957 die Isolierung und Identifizierung von Apigenin-7-glucosid aus den Zungenblüten und Quercimeritin aus den Röhrenblüten der Kamille [55].

Das von Wagner und Kirmayer 1957 aus den weißen Zungenblüten einiger Chrysanthemum-Arten gewonnene und in seiner Struktur aufgeklärte Apiin (Apigenin-7-[6"-O-apiosyl]-glucosid [56] konnte von den gleichen Autoren papierchromatographisch auch in den Zungenblüten von Matricaria chamomilla nachgewiesen werden. Eine Arbeit aus dem Jahre 1962 [57] berichtet von der papierchromatographischen Auftrennung von sechs Verbindungen, die aufgrund des nach der Hydrolyse erhaltenen Aglykons Apigenin als Apigeninglykoside angesprochen wurden.

Ein Jahr später fanden Hörhammer et al. in den Kamillenblüten als weitere Bestandteile Luteolin-7-glucosid und Patulitrin, ebenso konnte das Vorliegen von Quercetin-7-glucosid und Apigenin-7-glucosid bestätigt werden [58]. Auf Polyamidplatten gelang insgesamt die Auftrennung von elf verschiedenen Flavonoidderivaten, darunter allerdings weniger als sechs Apigeninglykoside [vgl. 57].

Nach einer in Ägypten durchgeführten Untersuchung aus dem Jahre 1963 sollen in dort vorkommenden Kamillenblüten die Flavonoide Quercetin-3-rutinosid und Quercetin-3-galactosid enthalten sein, nicht aber Luteolin-7-glucosid [59].

1965 wurde erneut von der chromatographischen Trennung von insgesamt sechs bis evtl. sogar neun Apigeninglykosiden berichtet [60].

Als erstes lipophiles Kamillenflavon, das 1966 von Hänsel und Mitarb. aus Kamille isoliert und identifiziert werden konnte, erscheint das Chrysosplenetin (= 3,6,7,3' tetramethyl-Quercetagetin) in der Literatur [61].

Eine Reihe von Arbeiten beschäftigt sich in der Folge mit der Verteilung der Flavonoide in den unterschiedlichen Pflanzenorganen. So wurden 1968 durch Walter in den Zungenblüten neben Chrysosplenetin und Apigenin drei Apigeninglykoside nachgewiesen, von denen sich eines als Apigenin-7-glucosid erwies [62]. Die Röhrenblüten enthielten dagegen Luteolin, Luteolin-7-glucosid und Quercetin sowie eine Reihe weiterer, nicht identifizierter Flavonoide. Überraschenderweise fand der Autor Apigenin und Apigenin-7-glucosid auch in den Röhrenblüten; in den Zungenblüten fehlte dagegen offenbar das Luteolinglucosid [vgl. 68]. Apigenin-7-glucosid wurde auch von einer anderen Arbeitsgruppe in den Röhrenblüten einer neugezüchteten Variante nachgewie-

sen, daneben waren Patulitrin, Quercimeritrin, Luteolin-7-glucosid enthalten, während sich in den Zungenblüten dagegen nur Apigenin-7-glucosid auffinden ließ [63].

In einer neueren Arbeit aus dem Jahre 1979 [64] wurden in den Zungenblüten wiederum Apigenin und Apigenin-7-glucosid neben zwei weiteren Glykosiden nachgewiesen und die Vermutung ausgesprochen, daß ein Isoflavon vorliegen könnte.

Einer 1979 veröffentlichten Untersuchung zufolge traten nach Hydrolyse der in Kamillenköpfchen vorliegenden Flavonoide als neue Aglyka erstmals Isorhamnetin und Chrysoeriol neben den bereits bekannten Quercetin, Patuletin, Apigenin und Chrysosplenetin auf [65].

1979 berichten Kunde und Isaac (unabhängig davon auch Redaelli et al. [76]) über die Isolierung und Identifizierung eines völlig neuen Kamillenflavons aus den Blütenköpfchen der Kamille. Es handelt sich dabei um ein Apigenin-7-(6''-0-acetyl-)-glucosid [66].

Als freie Aglyka wurden Apigenin, Luteolin, Patuletin, Quercetin und Isorhamnetin sowie die Glykoside Apigenin-7-glucosid, Luteolin-7-glucosid, Patulitrin und Quercimeritrin aufgefunden. Ferner wurde das Vorkommen von zusätzlichen Flavonoidmonoglykosiden sowie eines diacetylierten Apigenin-7-glucosids vermutet.

Kunde und Isaac [66] teilten daraufhin die Kamillenflavonoide nach steigender Polarität in fünf Klassen ein (Abb. 4.15):
● „lipophile" Flavonaglyka (z. B. methoxylierte Verbindungen)
● hydroxylierte Flavonaglyka
● acetylierte Flavon-monoglykoside
● Flavon-diglykoside.

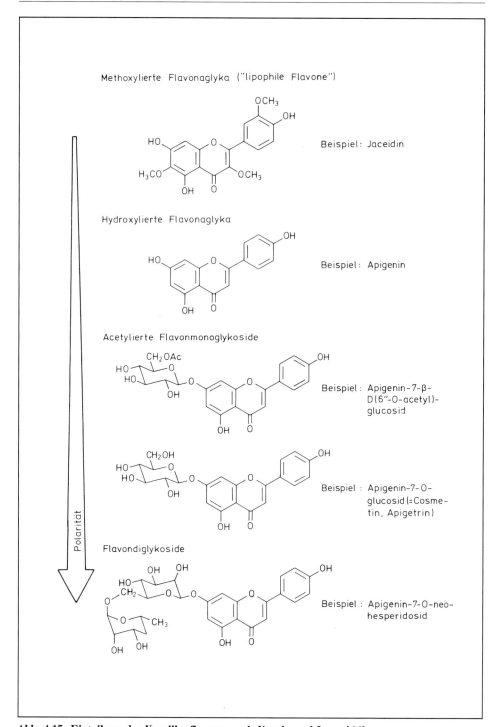

Abb. 4.15: Einteilung der Kamillenflavone nach Kunde und Isaac [66]

1979 schließlich ging man daran, den Chloroformextrakt aus Kamillenblüten ägyptischer Herkunft systematisch aufzuarbeiten [67], um möglicherweise höher methylierte Flavone, von denen bisher nur ein einziges, das Chrysosplenetin [61], aufgefunden worden war, nachzuweisen. Diesen Bestrebungen war ein beträchtlicher Erfolg beschieden; neben bekannten Verbindungen, wie Apigenin, Patuletin, Chrysoeriol, Chrysosplenetin und Isorhamnetin, entdeckte man eine Reihe weiterer, für die Kamille noch nicht beschriebener, methylierter Flavonaglyka, wie Jaceidin, Chrysosplenol, Eupatoletin, Spinacetin, Axillarin, Eupaletin und ein 6-Methoxy-Kämpferol. Besondere Beachtung verdienen die beiden Methyläther des 6-Hydroxy-Kämpferols (Eupaletin und 6-Methoxy-Kämpferol), da bislang für die Kamille kein Kämpferol bzw. Kämpferolderivat bekannt geworden war [67] (Abb. 4.16).

Erneut wird über die Verteilung der Flavonoide über die einzelnen Pflanzenorgane berichtet, wobei in diesem Fall systematisch auch die Hüllkelchblätter, der Infloreszenzboden und die Stengel neben den bereits früher untersuchten Teilen (Zungen- und Röhrenblüten, Laubblätter und Wurzeln) mit einbezogen wurden [68].

Beim Vergleich des Glykosidmusters von Röhren und Zungenblüten aus Ethylacetatphasen ergab sich folgendes Bild: Die Zungenblüten wiesen auf der DC-Platte recht einheitliche, vor dem Besprühen mit Naturstoffreagenz dunkelviolette, nachher grüngelb gefärbte Flecke auf. Es handelt sich um insgesamt fünf bis sieben Substanzen.

Bei den Flecken, die die Röhrenblüten ergaben, handelt es sich um Stoffe, die nach dem Besprühen gelbe, grüne und orange Färbungen ergaben.

Für die Zungenblüten geben die Autoren vorläufig folgende Zusammensetzung an:
● lipophile Kamillenflavone (wie oben aufgezählt, außer Eupatoletin und Spinacetin)
● Luteolin-7-glucosid
● Apigenin
● Apigenin-7-β-glucosid, Apigenin-7-(6"-0-acetyl)-glucosid, Apigenin-(6"-0-apiosyl)-glucosid, Apigenin-7-rutinosid.

Nach Totalhydrolyse ergab sich für die Zungen- und Röhrenblüten nahezu das gleich Aglykamuster, doch fehlte den Zungenblüten das Patuletin und Quercetin, den Röhrenblüten dagegen das Apigenin.

Infloreszenzboden, Hüllkelchblätter, Laubblätter und Sproßachse besitzen dieser Publikation zufolge weitgehend gleiche Aglyka. Auffallend ist das völlige Fehlen höher methylierter Aglyka. Die einzigen Aglyka, die in allen genannten Pflanzenteilen vorkommen, sind Isorhamnetin und Luteolin. Ausgenommen ist hiervon lediglich die Wurzel, die frei von Flavonoiden ist [62, 68].

Schon früher hatte man die Flavonoidführung der Laubblätter untersucht und aufgrund von chromatographischen Vergleichen folgende Glykoside gefunden: Quercetin-7-glucosid, Isorhamnetin-7-glucosid, Luteolin-7-glucosid, Chrysoeriol-7-glucosid, 6-Hydroxyluteolin-7-glucosid, Luteolin-7-rhamnoglucosid und Chrysoeriol-7-rhamnoglucosid [69]. In dieser Arbeit wird das Vorkommen von Apigeninglykosiden verneint, während allerdings in der o. g. Untersuchung [68] in den Laubblättern nach Totalhydrolyse Apigenin aufgefunden werden konnte.

Die Abbildung 4.16 zeigt eine Übersicht der bisher in Kamillenblüten ge-

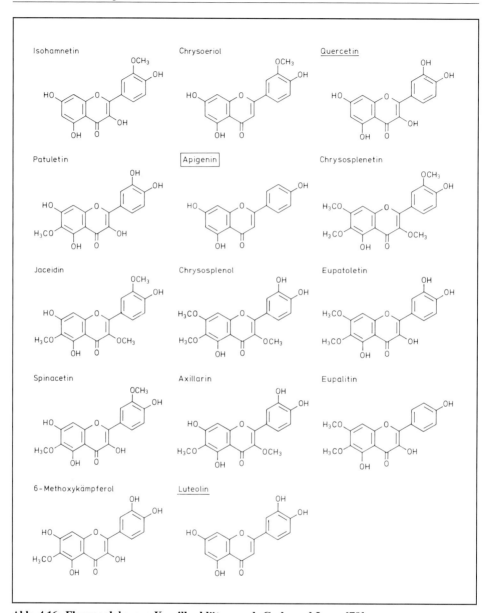

Abb. 4.16: Flavonaglyka aus Kamillenblüten nach Carle und Isaac [79]

fundenen Flavonoidaglyka. Vom therapeutischen bzw. vom pharmakologischen Standpunkt aus kommt dem *Apigenin* die größte Bedeutung zu. Die bisher identifizieren Flavonoidglykoside mit ihren dazugehörigen Aglyka sind in den Tabellen 4.4 und 4.5 zusammengefaßt.

Während nach den Untersuchungen von Reichling und Mitarb. [65] in *qualitativer* Hinsicht keine Unterschiede zwischen den einzelnen „Kamillen-Typen"

Tab. 4.4: Flavonoidglykoside und deren Aglyka in Kamillenblüten nach Luppold [80]

	R_1	R_2	R_3	R_4
Luteolin	H	H	OH	OH
Luteolin-7-glucosid	OGlu	H	OH	OH
Luteolin-4'-glucosid	H	H	OGlu	OH
Luteolin-7-rutinosid	OGlu-Rham	H	OH	OH
6-Hydroxy-luteolin-7-glucosid	OGlu	OH	OH	OH
Chrysoeriol	OH	H	OH	OCH_3
Chrysoeriol-7-glucosid	OGlu	H	OH	OCH_3
Apigenin	OH	H	OH	H
Apigenin-7-glucosid (Apigetrin)	OGlu	H	OH	H
Apigenin-7-(6"-O-acetyl)-glucosid	OGlu-ac	H	OH	H
Apigenin-7-(6"-O-apiosyl)-glucosid (Apiin)	OGlu-Apio	H	OH	H
Apigenin-7-rutinosid	OGlu-Rham	H	OH	H

Tab. 4.5: Flavonoidglykoside und deren Aglyka, insbesondere die methoxylierten Verbindungen, in Kamillenblüten nach Luppold [80]

	R_1	R_2	R_3	R_4	R_5
Quercetin	OH	H	OH	OH	OH
Isorhamnetin	OH	H	OH	OH	OCH_3
Quercetin-7-glucosid (Quercimeritrin)	OGlu	H	OH	OH	OH
Quercetin-3-rutinosid (Rutin)	OH	H	OGlu-Rham	OH	OH
Quercetin-3-galaktosid (Hyperosid)	OH	H	OGal	OH	OH
Isorhamnetin-7-glucosid	OGlu	H	OH	OH	OCH_3
6-Methoxy-kämpferol	OH	OCH_3	OH	OH	H
Eupaletin	OCH_3	OCH_3	OH	OH	H
Patuletin	OH	OCH_3	OH	OH	OH
Patuletin-7-glucosid	OGlu	OCH_3	OH	OH	OH
Axillarin	OH	OCH_3	OCH_3	OH	OH
Spinacetin	OH	OCH_3	OH	OH	OCH_3
Eupatoletin	OCH_3	OCH_3	OH	OH	OH
Chrysoplenol	OCH_3	OCH_3	OCH_3	OH	OH
Chrysoplenetin	OCH_3	OCH_3	OCH_3	OH	OCH_3
Jaceidin	OH	OCH_3	OCH_3	OH	OCH_3

Tab. 4.6: Gesamtflavonoidgehalt verschiedener Kamillenherkünfte, bestimmt nach Methode [81]

Herkunft	Kultivierungsstandort	Ernte		Flavonoidgesamtgehalt in %
Wroclaw (Polen) = Nr. 1	Kempten	1. Ernte	22. 6. 1977	2,17
Wroclaw (Polen)	Kempten	2. Ernte	30. 6. 1977	2,96
Wroclaw (Polen)	Herrenberg	1. Ernte	2. 8. 1978	2,33
Wroclaw (Polen)	Herrenberg	2. Ernte	14. 8. 1978	2,52
Niederrhein/Krefeld = Nr. 4	Kempten	1. Ernte	23. 6. 1977	0,27
Niederrhein/Krefeld	Herrenberg	1. Ernte	24. 8. 1978	2,33
Bukarest = Nr. 2	Marburg	1. Ernte	27. 6. 1977	2,13
Bukarest	Marburg	2. Ernte	5. 7. 1977	2,71
Bukarest	Marburg	3. Ernte	13. 7. 1977	2,17
Aachen = Nr. 11	Marburg	1. Ernte	22. 6. 1977	2,88
Aachen	Marburg	2. Ernte	27. 6. 1977	2,96
Aachen	Marburg	3. Ernte	5. 7. 1977	2,80
Aachen	Kempten	1. Ernte	23. 6. 1977	2,5
Aachen	Kempten	2. Ernte	28. 6. 1977	1,42
Aachen	Kempten	3. Ernte	12. 7. 1977	1,82
Aachen	Kempten	4. Ernte	2. 9. 1977	0,17
Oldenburg = Nr. 12	Marburg	1. Ernte	22. 6. 1977	2,21
Oldenburg	Kempten	1. Ernte	23. 6. 1977	1,98
Modena (Italien) = Nr. 28	Marburg	1. Ernte	22. 6. 1977	2,17
Modena	Marburg	2. Ernte	27. 7. 1977	1,21
Modena	Marburg	3. Ernte	5. 8. 1977	1,30
Modena	Kempten	1. Ernte	23. 6. 1977	2,5
Modena	Kempten	2. Ernte	29. 7. 1977	1,0
Halle = Nr. 39	Marburg	1. Ernte	22. 6. 1977	2,29
Halle	Marburg	2. Ernte	27. 6. 1977	2,31
Halle	Kempten	1. Ernte	23. 6. 1977	2,17
Halle	Kempten	2. Ernte	29. 6. 1977	1,38
Bremen = Nr. 33	Marburg	1. Ernte	22. 6. 1977	2,13
Bremen	Herrenberg	3. Ernte	24. 8. 1978	2,97
Oberstedten	Herrenberg	3. Ernte	24. 8. 1978	1,83
Argentinien	Herrenberg	1. Ernte	25. 6. 1980	2,8
Argentinien	Herrenberg	3. Ernte	28. 7. 1980	2,7
Spanien	Herrenberg	1. Ernte	22. 7. 1980	2,82
Spanien	Herrenberg	2. Ernte	6. 8. 1980	2,75
Spanien	Herrenberg	3. Ernte	12. 9. 1980	2,73
Spanien	Herrenberg	4. Ernte	16. 9. 1980	2,29
Bratislava Tripleurospermum-Art	Herrenberg	1. Ernte	1980	2,06
		2. Ernte	1980	2,28
		3. Ernte	1980	2,5
Nijmegen Tripleurospermum-Art	Herrenberg	1. Ernte	1980	2,71
		2. Ernte	1980	2,75

bestehen bzw. bei den untersuchten Kamillen-Handelsmustern nicht festgestellt werden konnten, existieren jedoch beträchtliche *quantitative* Unterschiede.

Diese konnten sowohl in der mengenmäßigen Verteilung der Aglyka als auch im Flavonoidgesamtgehalt festgestellt werden. Reichling und Mitarb. berichten z. B., daß eine böhmische Handelskamille mit der Musterbezeichnung „K" und eine ägyptische Kamille mit der Typenbezeichnung ART sehr viel mehr Quercetin enthielten als alle anderen untersuchten Handelsmuster. Dagegen verfügte eine weitere böhmische Handelskamille mit der Bezeichnung „C" mit Abstand über den höchsten Apigeningehalt.

Untersuchungen von Schilcher [5] an rund 100 Handelsmustern über einen Zeitraum von fünf Jahren sowie die Prüfungen an zwölf verschiedenen Kamillen-Herkünften, die aus Samen gezogen und unter kontrollierten gleichen Bedingungen kultiviert worden waren, zeigen deutlich, daß auch beträchtliche Unterschiede im *Flavonoid-Gesamtgehalt* bestehen können. Bei den untersuchten Handelsmustern lag der Flavonoidgehalt zwischen 1,0 % und 2,57 %. Die Ergebnisse der Bestimmungen aus den getrockneten Blüten der kultivierten Kamillen-Herkünften sind in der Tabelle 4.6 zusammengefaßt. Der Gehalt an Gesamtflavonoiden wurde spektralphotometrisch nach Christ und Müller [81] ermittelt. Nach jüngeren Erkenntnissen gibt diese Arbeitsvorschrift zwar keine absoluten Flavonoidwerte, sie ist dennoch geeignet, vergleichende Unterschiede mit ausreichender Genauigkeit zu liefern.

Die Untersuchungsergebnisse von Reichling und Mitarb. sowie von Schilcher zeigen, daß in Anbetracht der großen arzneilichen Bedeutung der Flavonoide (siehe dazu Kapitel 3.1.2 und 3.1.3) diese Inhaltsstoffe bei der Standardisierung von Kamillenfertigarzneimitteln sowie bei deren pharmazeutischer Qualitätsbeurteilung (siehe Kapitel 4.4) mitberücksichtigt werden müssen.

b) Schleimstoffe

In den sogenannten „Schleimrippen" der Kamillenblüten sind bis zu 10 % Schleimstoffe lokalisiert. Bei dem Kamillenschleimstoff handelt es sich um ein Polysaccharid bei dem die Hauptkette aus α-1 → 4-verknüpfter D-Galakturonsäure besteht [79]. Weitere Bausteine des Polysaccharids sind: Xylose ($\sim$ 21 %), Arabinose ($\sim$ 10 %), Galaktose ($\sim$ 15 %), Glukose ($\sim$ 7 %) und Rhamnose ($\sim$ 2 %). Zusätzlich zu den von Janekke und Weisser [70, 71] aufgeklärten Bausteinen konnten wir noch Fukose identifizieren [5].

In einer späteren Arbeit charakterisieren Wagner und Mitarb. [88] den Kamillen-Rohschleim als ein hochmolekulares (MG > 500 000), stark verzweigtes Polysaccharid, mit (1→4)-β-verknüpften Xylosen und einem sehr hohen Anteil an 4-0-Methyl-Glukuronsäure. Von diesem Kamillen-Polysaccharid konnte ein zweiter Arbeitskreis um Wagner [89] im in-vitro Test eine deutliche Stimmulierung der Phagozytose nachweisen. Der Nachweis der Phagozytosesteigerung erfolgte mit Hilfe des Phagozytose-Chemoluminesenz-(CL)-Modells und des Granulozytentests, modifiziert nach Brandt [90]. Durch diese Untersuchungsergebnisse gewinnt der Kamillenschleim mehr an therapeutischem Interesse und die Befunde unterstreichen einmal mehr die arzneiliche Überlegenheit von Kamillengesamtextrakten.

Nach Janecke und Kehr [91] enthält der Kamillen-Rohschleim einen überdurchschnittlich hohen Mineralstoffgehalt. 100 g Trockenschleim, gewonnen durch Heißwasserextraktion, liefert je nach Standort 18 bis 29 g Asche. Bei Viskositätsmessungen (siehe dazu Kapitel 4.2.3.3-Analytik) muß der hohe Mineral-

Tab. 4.7: Phenylcarbonsäuren und Cumarine in Kamillenblüten nach [65]

Handelsmuster − Kamille	Cumarine		Phenylcarbonsäuren			
	Herniarin	Umbelliferon	Anissäure	Vanillinsäure	Syringasäure	Kaffeesäure
Bulgarische − Kamille	++	+	++	+	(+)	+
Bulgarische − Kamille	+	+	++	+	(+)	+
Mexikanische − Kamille	++	++	+	+	(+)	(+)
I − Kamille	+	+	++	++	+	+
II − Kamille	+	+	++	++	+	+
Böhmische − Kamille-C	+	+	++	+	(+)	(+)
Böhmische − Kamille-K	+	+	++	+	+	+
Ägyptische − Kamille − Typ Art −	+	+	++	+	+	+
Ägyptische − Kamille − Typ HH −	+	(+)	+	+	(+)	+
Ägyptische − Kamille − Typ M 77 −	++	+	++	+	(+)	(+)
Ägyptische − Kamille	+	+	+	+	(+)	+

(++ = hohe Konzentration; + = geringe Konzentration; (+) = nur in Spuren nachweisbar)

stoffgehalt unbedingt mitberücksichtigt werden.

c) Phenylcarbonsäuren

Reichling und Mitarb. [65] konnten chromatographisch die folgenden Phenylcarbonsäuren nachweisen (Abb. 4.17): Anissäure, Kaffeesäure, Syringasäure und Vanillinsäure.

Wie Tabelle 4.7 zeigt, konnten die gleichen Autoren [65] in den von ihnen untersuchten Kamillenmustern unterschiedliche Mengen an Phenylcarbonsäuren beobachten. Bei den meisten Proben lag die Anissäure quantitativ als stärkste Phenylcarbonsäure vor.

d) Weitere hydrophile Inhaltsstoffe

Bayer und Mitarb. [72, 73] berichten über das Vorkommen von Cholin in Mengen bis zu 0,3 %. In Gesamtauszügen sowie in wäßrigen Zubereitungen (Teeaufguß etc.) dürfte Cholin sehr wahrscheinlich an der antiphlogistischen Gesamtwirkung mitbeteiligt sein.

Graner [74] erwähnt 1965 das Vorkommen von sechs Aminosäuren im Kamillenkraut. Durch papierchromatographische Untersuchung konnten wir 1970 im frischen Kamillenkraut 13 Aminosäuren feststellen. Mit großer Wahrscheinlichkeit sind L-Leucin, DL-Methionin, DL-α-Alanin, Glykokoll, L-Histidin und L (+) Lysin vorhanden, möglicherweise auch noch DL-Threonin, DL-Serin und L-Glutaminsäure [113]. Schließlich fanden Redaelli und Mitarb. [75] eine „stickstoffhaltige Komponente", die sie jedoch nicht näher identifizierten.

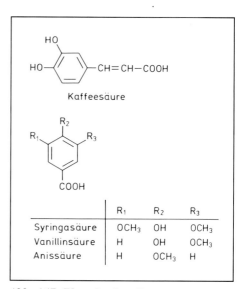

	R_1	R_2	R_3
Syringasäure	OCH_3	OH	OCH_3
Vanillinsäure	H	OH	OCH_3
Anissäure	H	OCH_3	H

Abb. 4.17: Phenylcarbonsäuren

4.2.2 Analytik der Kamilleninhaltsstoffe

4.2.2.1 Einführung

Die Analytik der Kamilleninhaltsstoffe orientiert sich im wesentlichen an folgenden Aufgabenstellungen:

1. Prüfung pharmakologisch relevanter Inhaltsstoffe im Sinne einer Qualitätsprüfung von Matricariae flos.
2. Beobachtung des Einflusses ökologischer und ontogenetischer Faktoren auf die qualitative und quantitative Zusammensetzung der Inhaltsstoffe.
3. Aufklärung der Biosynthese einzelner Kamilleninhaltsstoffe.

Je nach Fragestellung bzw. Zweckbestimmung wird man daher zwischen der einen oder anderen Analysenmethode wählen müssen, um einerseits den notwendigen Grad an Genauigkeit und Reproduzierbarkeit zu erzielen, andererseits jedoch bei der routinemäßigen Drogenprüfung die Kosten-Nutzen-Frage nicht außer acht zu lassen.

4.2.2.2 Prüfungsvorschriften in den Arzneibüchern

Neben den chemischen, physikalischen und chromatographischen Prüfvorschriften der Arzneibücher (Tab. 4.8 und Kapitel 1.4.1) zur Kontrolle der Identität, der Reinheit und des Gehaltes an ätherischem Öl und Matricin existieren zahlreiche Publikationen [114–240] zur Analytik der Kamilleninhaltsstoffe. Bei der 25. Vortragstagung der Gesellschaft für Arzneipflanzenforschung 1977 in Zürich sowie bei der internationalen Arbeitstagung „Workshop – Ätherische Öle" 1980 in Groningen nahm Schilcher [153, 157, 216] eine bewertende Bestandsaufnahme der Kamillenanalytik ab dem Jahre 1938 [114–232] vor.

Aus dieser Literaturbestandsaufnahme wird im folgenden nur über jüngere bzw. bewährte ältere Analysenvorschriften berichtet.

4.2.2.3 Analytik des ätherischen Öles
a) Extraktionsmethoden

Vergleichende Untersuchungen zwischen einer nach Schilcher, im Detail genau festgelegten Wasserdampfdestillationsmethode (Tab. 4.9) und der Extraktion mit Dichlormethan, n-Hexan und Petroläther (40–60 °C) ergaben bei der Extraktion mit Dichlormethan nicht nur höhere Werte im Gesamtgehalt an ätherischem Öl, sondern sehr beträchtliche Unterschiede im Gehalt an Spiroethern und Bisabololoxid A, sowie Differenzen beim Bisabololoxid B, Bisabolol, Bisabolonoxid und Spathulenol. Der Dichlormethanauszug enthält neben dem ätherischen Öl auch noch andere lipophile Inhaltsstoffe (Fettsäuren, Carotinoide), die allerdings bei einer anschließenden GC- oder DC-Analyse nicht stören. Das im Dichlormethanauszug fehlende Chamazulen kann sowohl auf dem Dünnschichtchromatogramm als auch im Gaschromatogramm über das Matricin bestimmt werden. Im Einzelnen liegen nach einer Dichlormethanextraktion die Werte bei den Spiroethern im Durchschnitt um 68 %, beim Bisabololoxid A um 42 %, beim Bisabololoxid B um 20 %, beim Bisabolol um 12 % und beim Spathulenol um 10 % höher als nach einer Wasserdampfdestillation. Zu ähnlichen Ergebnissen gelangten auch andere Arbeitskreise [138, 172]. Bei Fragestellungen, in denen es um genaue quantitative Bestimmungen der Einzelkomponenten des ätherischen Öles geht, ist nach den vorliegenden Untersuchungen eine einstündige Extraktion mit Dichlormethan durchzuführen.

Tab. 4.8: Prüfungsvorschriften für Kamillenblüten und Kamillenzubereitung in Arzneibüchern ab 1882

1882	Deutsches Arzneibuch 2. Ausgabe	keine Prüfungsvorschriften
1893	Pharmac. Helvetica 3. Ausgabe	keine Prüfungsvorschriften
1894	Deutsches Arzneibuch 3. Ausgabe	keine Prüfungsvorschriften
1897	Ergänzung zum DAB 3, d. h. Arzneimittel, die nicht im DAB 3 enthalten sind, 2. Ausgabe	keine Prüfungsvorschriften
1900	Deutsches Arzneibuch 4. Ausgabe	keine Prüfungsvorschriften
1901	Pharmac. Svenska 8	keine Prüfungsvorschriften
1905	Pharmakopoe der USA − Ausgabe von 1900	keine Prüfungsvorschriften
1905	Pharmac. Nederlandica 4	keine Prüfungsvorschriften
1905	Pharmac. Espanola 7	keine Prüfungsvorschriften
1906	3. Erg. Bd. für das DAB 4	keine Prüfungsvorschriften
1906	Pharmac. Belgicae 3	Dichte, Löslichkeit
1906	Pharmac. Austria 8	„100 mercis partis ne minus quam partes 15 extracti spirituosi praebeant"
1907	Pharmak. von Japan, englische Ausgabe	keine Prüfungsvorschriften
1907	Pharmac. Helvetica 4	Dichte, Konsistenz beim Abkühlen
1908	Pharmac. Française	keine Prüfungsvorschriften
1910	Deutsches Arzneibuch 5. Ausgabe	keine Prüfungsvorschriften
1916	4. Erg. Bd. für das DAB 5	keine Prüfungsvorschriften
1926	Deutsches Arzneibuch 6. Ausgabe	Bestimmung des Gehaltes an ätherischem Öl
1940	Pharmac. Nederlandica 5 (2. Druck)	keine Prüfungsvorschriften
1941	Erg. Bd. für das DAB 6	keine Prüfungsvorschriften
1941	Pharmac. Helvetica 6	Dichte, Löslichkeit, spez. Drehung
1948	Pharmac. Danica	keine Prüfungsvorschriften
1958	Pharmac. Nederlandica 6	Bestimmung des Gehaltes an ätherischem Öl ergibt „blauwe druppeltjes"
1960	Österreichisches Arzneibuch 9	Bestimmung des Gehaltes an ätherischem Öl, Prüfung mit Dimethylaminobenzaldehyd
1971	Pharmac. Helvetica 6	Bestimmung des Gehaltes an ätherischem Öl, Quellungsfaktor, Fluid-Extrakt: Farbreaktion, pH-Wert, Gehalt an ätherischem Öl
1968	Deutsches Arzneibuch der BRD − 7. Ausg.	Best. des Geh. an äther. Öl + Farbvergleich
1975	Deutsches Arzneibuch der DDR − 7. Ausg.	Prüfung mit Dimethylaminobenzaldehyd, Dünnschichtchromatographie, Extinktionsmessung
1975	Europ. Pharmak. Bd. III	Bestimmung des Gehaltes an ätherischem Öl, Prüfung mit Dimethylaminobenzaldehyd, Dünnschichtchromatographie
1976	Pharmac. Française 9	Bestimmung des Gehaltes an ätherischem Öl, das dunkelblau gefärbt sein muß
1980	Britisch Pharmac.	Bestimmung des Gehaltes an ätherischem Öl
1982	Standardzulassung § 36 AMG 76	Bestimmung des Gehaltes an ätherischem Öl, Prüfung mit Dimethylaminobenzaldehyd, Dünnschichtchromatographie
1987	Deutsches Arzneibuch der BRD − 9. Ausg.	Bestimmung des Gehaltes an ätherischem Öl, Prüfung auf Identität mit Dimethylaminobenzaldehyd R, Prüfung auf Reinheit mittels Dünnschicht-chromatographie

Ältere Literaturangaben, die sich in der Regel auf ein Wasserdampfdestillat beziehen, werden – allerdings bei richtiger Auslegung – nicht unbrauchbar und besitzen z. B. in vergleichenden Untersuchungen nach wie vor ihren Wert. Für qualitative Aussagen eignet sich auch, unter standardisierten Bedingungen, das TAS-Verfahren, wobei bereits drei Blütenköpfchen für eine Auswertung genügen [218]. Mit Hilfe dieses von E. Stahl entwickelten thermischen Verfahrens [232] lassen sich in kurzer Zeit viele Einzelanalysen durchführen, bei denen sich die Information allerdings auf die wichtigsten Hauptkomponenten be-

Tab. 4.9: Quantitative Bestimmung des ätherischen Öles in Kamillenblüten mittels Wasserdampfdestillation

Vorschrift	Einwaage und Zerkleinerungsgrad	Destillat.-Menstruum	mit bzw. ohne Xylol, Dekalin etc.	Destillat.-Geschwindigkeit	Destillat.-Zeit	Ablesezeit nach Beendigung der Destillation
Österreichisches A. 9. Ausgabe 1960	20,0 g unzerkleinert	400 ml Wasser	+ Dekalin	zum Sieden erhitzen	3–4 Stunden	5 Minuten
Deutsches Arzneibuch Deutsche Demokratische Republik 7. Ausgabe DAB 7 – DDR 1964	10,0 g unzerkleinert	135 ml Ethylenglykol 15 ml Wasser 0,2 g Siliconölemulsion	– – –	keine Angabe bzw. Kühlerthermometer nicht mehr als 25 °C	3 Stunden	5 Minuten
British Pharmacopoeia 1968	keine Angabe	300 ml Wasser	+ Xylol	zum Sieden erhitzen, so daß der untere Teil des Kühlers kühl ist	3–5 Stunden	5 Minuten
Deutsches Arzneibuch Bundesrepublik 7. Ausgabe 1968 DAB 7 – BRD 1968	25,0 g grob gepulvert	300 ml Wasser	+ Xylol	zum Sieden erhitzen	2 Stunden	15 Minuten
Pharmacopoea Helvetica Editio Sexta 1971	5,0 g ohne Angabe des Z.grades	500 ml Wasser und anschließend ausschütteln mit Pentan und gravimetrische Bestimmung ähnlich der des DAB 6				
Vorschlag zum Europäischen Arzneibuch – Entwurf vom 10. Juni 1971	50,0 g unzerkleinert	500 ml 0,5 N-HCl	+ Xylol	3–4 ml/min.	4 Stunden	10 Minuten
Arzneibuch der CSSR Ph. Bs. III. Bd. I	10,0 g durch Sieb 3	300 ml Wasser	Dekalin	zum Sieden erhitzen	4 Stunden + 30 Minuten	5 Minuten
Vorschlag H. Schilcher [136]	10,0 g unzerkleinert bzw. durch Sieb 3 geschlagen – Homogene Mischung	300 ml Wasser	– – –	„Pilz"-Haube Stufe II 220 Volt – 300 Watt = ca. 4–5 ml/min. = ca. 40–45 gtt/min.	nach 3 Stunden Kühlung abstellen + ca. 5 Minuten Destillation fortsetzen bis Öl von der Kühlerwand entfernt ist	15 Minuten
Europäisches Arzneibuch Band III 1975	50,0 g unzerkleinert	500 ml 1 %ige NaCl-Lsg. in 1000 ml Kolben	1,0 ml Xylol	3–4 ml/min.	4 Stunden	10 Minuten
Deutsches Arzneibuch Bundesrepublik 9. Ausgabe 1987 DAB 9 – BRD 1987	30,0 g unzerkleinert	300 ml Wasser in 1000 ml Kolben	0,50 ml Xylol R	3–4 ml/min.	4 Stunden	10 Minuten

schränken muß. Mit dem TAS-Verfahren kann man auch Markierungsexperimente auswerten [218].

Volumetrische und gravimetrische Gesamtgehaltsbestimmung

Die gravimetrische Gehaltsbestimmung ergibt gegenüber der volumetrischen wesentlich genauere Werte, wie an jeweils 10 Bestimmungen ein und derselben Droge gezeigt werden konnte [5].

Die volumetrische Gehaltsbestimmung mit der DAB 8-Apparatur ergab:

x $= 0,57\,\%$

s $= 7,572 \times 10^{-2}$

VK % = 13,28 (VK % = Variationskoeffizient = relative Standardabweichung)

Die gravimetrische Gehaltsbestimmung der gleichen Droge zeigte folgende Wert:

x $= 0,814\,\%$

s $= 1,338 \times 10^{-2}$

VK % = 1,64

Da der t-Wert nach Student 10,05 beträgt, sind beide Meßreihen nicht miteinander vergleichbar. Dieser Unterschied wird häufig zu wenig beachtet, woraus sich die in der Literatur oft differierenden Gehaltsangaben erklären. Beim Vorliegen kleiner Probemengen ist nur die gravimetrische Bestimmung durchführbar. Als Arzneibuch-Konventionsmethode ist allerdings die elegantere volumetrische Gehaltsbestimmung durchaus geeignet.

b) Dünnschichtchromatographie

Bei einem Vergleich der verschiedenen publizierten DC-Verfahren erwies sich als das geeignetste Trennverfahren die Chromatographie auf Kieselgelplatten (GF$_{254}$) mit dem Fließmittel Benzol/ Ethylacetat 95 + 5 Vol. T. [128]. Wie sich gezeigt hat, kann hierbei das hochtoxische Benzol durch Toluol ersetzt werden, ohne daß die Trennschärfe darunter leidet. Gut geeignet ist auch das Fließmittel Dichlormethan/Ethylacetat 98 + 2 Vol. T. [180]. Das in der Ph. Eur. III aufgenommene Fließmittel Chloro-

Tab. 4.10: x R$_F$-Werte in verschiedenen Fließmittelsystemen

Inhaltsstoffe des Kamillenöls	Benzol (bzw. Toluol) 95 Ethylacetat 5 (v/v)	Dichlormethan 98 Ethylacetat 2 (v/v)	Chloroform 75 Benzol (Toluol) 25 (v/v)
		x R$_F$-Werte bei 12 cm	
trans-β-Farnesen	0,72	0,81	0,72
Chamazulen	0,68	0,78	0,69
cis-En-In-Dicycloether	0,46	0,71	0,46
trans-En-In-Dicycloether	0,42	0,68	0,42
Bisabolonoxid	0,38	0,64	0,39
Bisabolol	0,30	0,51	0,33
Spathulenol	0,21	0,42	0,24
Herniarin	0,19	0,32	0,21
Bisabololoxid A	0,18	0,30	0,19
Bisabololoxid B	0,13	0,27	0,16
Umbelliferon	0,02	0,04	0,02
Matricin	0,00	0,06	0,03

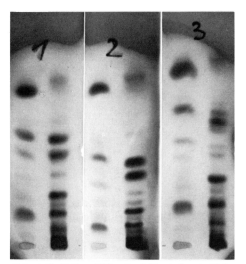

Abb. 4.18: DC auf Kieselgel G mit den in Tab. 4.10 genannten Fließmitteln und Auswertung im kurzwelligem UV-Licht (Fluoreszenzlöschung)
1, 3, 5 = Wasserdampfdestillate
2, 4, 6 = Dichlormethanauszüge

silanisierten DC-Platten mit den Fließmitteln Benzol/Eisessig 50 + 0,1 Vol. T. [9] oder besser Toluol/Eisessig 50 + 0,2 Vol. T.

Die Detektion erfolgt am besten durch kombinierte Sichtbarmachung mittels $SbCl_3$-Lösung und EP-Reagenz [128] oder durch Besprühen mit Anisaldehyd-Schwefelsäure [173].

c) Densitometrie
Nach einer ersten quantitativen Auswertung des Chamazulens und der Oxide durch Absaugen der Flecke von der

form/Benzol 75 + 25 Vol. T. zeigt ebenfalls gute Trennleistung, ist aber hinsichtlich der MAK-Werte (= Maximale Arbeitskonzentration) und der TRK-Werte (= Technische Richtkonzentration) den erstgenannten Fließmitteln (sofern Benzol durch Toluol ausgetauscht wurde) unterlegen (Tabelle 4.10).

Bei der Auswahl von Fließmittelsystemen sollte nach den heutigen Erkenntnissen mehr als bisher auf MAK- und TRK-Werte geachtet werden. Sollen die Substanzen bis zu R_F 0,2 besser aufgetrennt werden, so z. B. das in der Nähe der Startlinie verbleibende Matricin, dann verwendet man als Fließmittel Toluol/Ethylacetat 80 + 20 Vol. T. In diesem Lösungsmittel wandert z. B. das Matricin bis zu einem R_F-Wert von ca. 0,13. Zur Auftrennung der einzelnen Oxide eignet sich eine Entwicklung auf

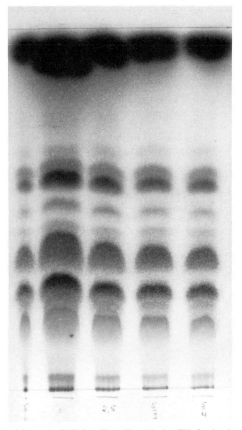

Abb. 4.19: DC des Kamillenöls im Fließmittel Toluol/Ethylacetat 95 + 5 Vol. T., Detektion mit Anisaldehyd-Schwefelsäure-R

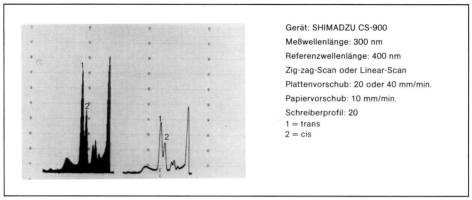

Gerät: SHIMADZU CS-900

Meßwellenlänge: 300 nm

Referenzwellenlänge: 400 nm

Zig-zag-Scan oder Linear-Scan

Plattenvorschub: 20 oder 40 mm/min.

Papiervorschub: 10 mm/min.

Schreiberprofil: 20

1 = trans

2 = cis

Abb. 4.20: In-situ-Messung der cis- und trans-En-In-Dicycloether nach Entwicklung im Fließmittel Toluol + Ethylacetat 95 + 5 Vol. T. auf Kieselgel 60 Fertigplatten

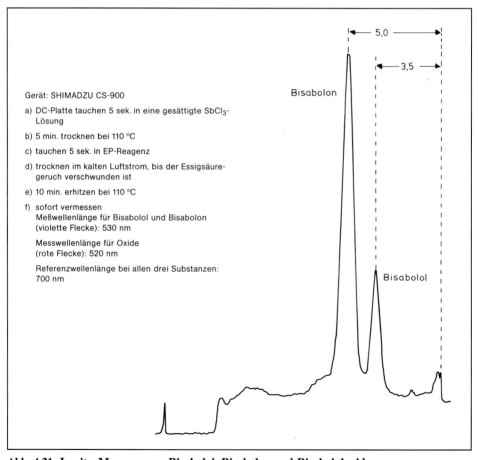

Gerät: SHIMADZU CS-900

a) DC-Platte tauchen 5 sek. in eine gesättigte SbCl₃-Lösung

b) 5 min. trocknen bei 110 °C

c) tauchen 5 sek. in EP-Reagenz

d) trocknen im kalten Luftstrom, bis der Essigsäuregeruch verschwunden ist

e) 10 min. erhitzen bei 110 °C

f) sofort vermessen
Meßwellenlänge für Bisabolol und Bisabolon
(violette Flecke): 530 nm

Messwellenlänge für Oxide
(rote Flecke): 520 nm

Referenzwellenlänge bei allen drei Substanzen:
700 nm

Abb. 4.21: In-situ-Messung von Bisabolol, Bisabolon und Bisabololoxiden

DC-Platte mit anschließender photometrischer Bestimmung [128] wurde eine In-situ-Messung der Hauptkomponenten ausgearbeitet [5]. Von den verschiedenen Möglichkeiten der DC-Direktmessung erwies sich die Zweiwellenlängenmessung im Zig-zag-Scan (Shimadzu CS-900) als die beste Methode. Die quantitative Auswertung erfolgt über die Peak-Höhe (Abb. 4.20 und 4.21).

Für die Ermittlung des absoluten Gehaltes an En-In-Dicycloethern ist die spektraldensitometrische Bestimmung, neben einer HPLC-Methode, die später beschrieben wird, das geeignete analytische Verfahren. Die mittels Densitometrie gefundenen Werte lagen um 20 bis 35 % höher als die Werte, die mit Hilfe der Gaschromatographie bestimmt wurden. Die von anderen Autoren vorgeschlagene photometrische Bestimmung von Bisabolol und En-In-Dicycloethern [137] bzw. die densitometrische Bestimmung von Bisabolol [164] ergab gegenüber der eigenen Arbeitsmethode weniger gut reproduzierbare Werte (VK % = 10,4 und VK % = 14,3 bei [137] bzw. [164] gegenüber VK % = 5,1 bei der eigenen Methode). Eine weitere kolorimetrische Bestimmung von Chamazulen, die 1977 veröffentlicht wurde [230] stellt nur eine geringfügige Verbesserung gegenüber der bereits 1964 publizierten Methode [128] dar.

Aufgrund besserer Trennleistung als dies bei dem geschilderten DC-Verfahren der Fall ist, empfiehlt sich jedoch für die Bestimmung der folgenden Substanzen eine GC-Analyse: Bisabololoxide A, B und C, Chamazulen und Farnesen.

Reaktionschromatographie
Die Umwandlung des Matricins zum Chamazulen über die Zwischenstufe der Chamazulencarbonsäure kann auf der DC-Platte verfolgt werden. Werden Matricin-haltige Auszüge an der Startlinie zwischen 5 und 10 Minuten mit Wasserdampf behandelt, so entsteht je nach zeitlicher Einwirkung des Wasserdampfes, mehr oder weniger Chamazulen neben drei weiteren blau gefärbten Produkten, die als Zwischenstufen anzusehen sind (Abb. 4.22).

d) Gaschromatographie
Seit der ersten im Jahre 1968 veröffentlichten gaschromatographischen Trennung [170] des ätherischen Kamillenöles sind zahlreiche weitere GC-Verfahren publiziert worden [136, 137, 138, 164, 168, 169, 170, 171, 177, 186, 190]. Die Trennungen wurden von den verschiedenen Ar-

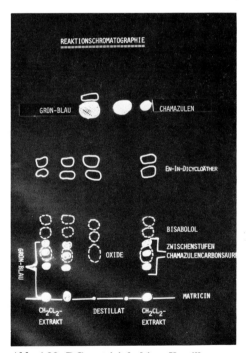

Abb. 4.22: DC matricinhaltiger Kamillenauszüge nach unterschiedlich langer Wasserdampfeinwirkung (links = 5 Minuten, rechts = 10 Minuten)

beitskreisen sowohl auf polaren als auch auf unpolaren gepackten Säulen durchgeführt, wobei mit unterschiedlichem Erfolg folgende Säulen zum Einsatz gelangten: 5–10 % Carbowax 20 M, 10 % UCCW 982, 3 % OV 17, 5 % SE 30, 3 % OV-1, 3 % QF-1, 1,5 % OV 101 und Dexil 300. Bei einer in den Jahren 1977–1979 durchgeführten vergleichenden Untersuchung [5, 40, 44] mit den genannten Trennsäulen zeigte sich, daß keine der genannten gepackten Säulen und kein bis 1977 veröffentlichtes gaschromatographisches Trennverfahren bessere Trennleistungen zeigte, als die GC-Trennung auf einer 50 m langen OV 101 Kapillarsäule mit Temperaturprogramm von 120 bis 170 °C [216]. Ähnlich gute Auftrennung der Bestandteile des ätherischen Öles, insbesondere eine saubere Auftrennung der Bisabololoxide A, B und C untereinander sowie von Bisabolol und Bisabolonoxid, lieferte auch eine OV-1 Kapillarsäule. Wichtig war auch die Trennung der isomeren cis- und trans-En-In-Dicycloether. Abb. 4.23 zeigt die schematische Darstellung eines Gaschromatogrammes sowie die methodischen Einzelheiten des chromatographischen Laufes. Die relativen Retentionszeiten (rel. RT) sind auf Bisabololoxid B mit der festgelegten Zeit 100 bezogen (Abb. 4.23).

Neben der prozentualen Verteilung der einzelnen Komponenten in der eingespritzten Probe, die mittels eines HP-Integrators (18850 A-GC-Terminal) errechnet wird, kann mit Hilfe der Intern-Standard-Methode auch der absolute Gehalt an Inhaltsstoffen pro 100 g Droge ermittelt werden. Im Unterschied zu anderen Autoren, die Hexadecanol als inneren Standard verwenden [138] hält Schilcher Guajazulen aus mehreren Gründen für geeigneter.

e) Headspace-Gaschromatographie
Die   Headspace-Gaschromatographie

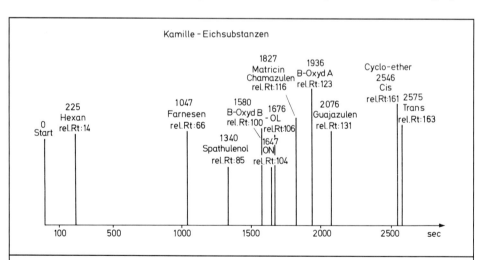

Gerät: HP 5830 A-Säulen: OVI oder OV 101, 50 m Kapillarsäulen-Temperaturprogramm 120 °C−170 °C, Rate 5 °C/min. − Inj. Temp.: 225 °C, FID-Temp.: 250 °C − Träger- und Aux.-Gas: Helium-Gasfluß: 1,2 ml/min. (120 °C) bzw. 1,9 ml/min. (30 °C)-Brenngas: H$_2$ 1.1 bar und O$_2$ 1.7 bar − Attent.: 4 (bis 7) − Papiervorschub: 1,5 cm/min. − Auswertung: HP-Integrator 18850 A-GC-Terminal.

Abb. 4.23: Schematische GC-Trennung von Kamillen-Eichsubstanzen

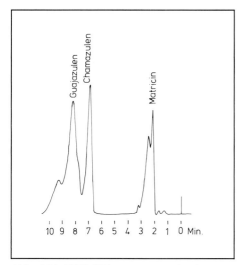

Abb. 4.24: HPLC-Trennung von Azulenen
Säule: RP 8 (7 µm); mob. Phase: Methanol/
Wasser 9/l; UV-Detektor: 254 nm

ätherischer Öle ist nicht nur ein „elegantes" Analyseverfahren, sondern auch eine Methode mit hoher Präzision, sofern man die sog. MHE-Arbeitsmethode (= multiple headspace extraction) anwendet. In diesem Falle werden die störenden Matrixeffekte ausgeschaltet und man erhält gut reproduzierbare quantitative Ergebnisse. Hiltunen und Mitarb. haben bei der Beschäftigung mit der Frage über eine grundsätzliche Verwendbarkeit des Headspace-Verfahrens [234] diese Methode auch für die Analytik des ätherischen Kamillenöles und einzelner flüchtiger Kamilleninhaltsstoffe [235, 236] mit gutem Erfolg erprobt. Der Arbeitskreis konnte unter Verwendung eines DANI-HSS 3850 Automatic Head Space Samplers (DANI S.P.A., Monza, Italien) mit nur 10 mg Blütenmaterial sehr genaue Analysenergebnisse erzielen. Als Trennsäule wurde eine OV-1-Säule verwendet und die Trennung mit einem Temperaturprogramm von 140 bis 200 °C vorgenommen.

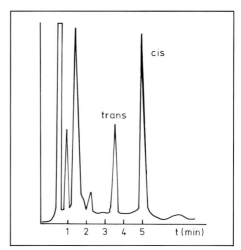

Abb. 4.25: HPLC-Trennung der isomeren En-In-Dicycloether
Säule: ODS sil-x; mob. Phase: Acetonitril/
Essigsäure 2 % 45/55

f) Hochdruckflüssigkeits-chromatographie

Die im Jahre 1978 durchgeführte vergleichende HPLC-Trennung einzelner Komponenten und des Gesamtöles an einer Bondapak C_{18}-Säule mit Methanol-Wassergemischen (isokratisch und Gradientenelution) ergab keine Vorteile gegenüber den vorliegenden DC- und GC-Verfahren [44]. Im Hinblick auf eine vernünftige „Strategie in der Chromatographie" [231] wurde die Auftrennung des gesamten ätherischen Öles mittels HPCL zunächst nicht mehr weiterverfolgt. Geeignet ist die HPLC allerdings zur Lösung von Einzelproblemen, wie beispielsweise die Trennung isomerer Verbindungen. Auf einer Li-Chrosorb RP 8 Säule (reverse phase) trennen sich im Elutionsmittel Methanol-Wasser sehr gut die Azulene, so daß sich dieses Verfahren vor allem zur Reinheitsprüfung isolierter Azulene sowie zur Trennung isomerer Azulenverbindungen eignet (Abb. 4.24). Interessant dürfte auch die gute Trennung der isomeren

En-In-Dicycloether auf einer ODS sil-x Säule (reverse phase) mit dem Elutionsmittel Acetonitril/Essigsäure 2 % 45/55 vv (Abb. 4.25) vor allem deshalb sein, weil durch das HPLC-Verfahren weder Artefakte noch Verluste zu erwarten sind. Gegenüber den gaschromatographisch bestimmten Mengen liegen die HPLC-Werte um 16–39 % höher. Zur exakten quantitativen Erfassung der Spiroether ist vermutlich die HPLC-Methode das Verfahren der Wahl, da die DC-in situ-Messung umständlicher und mit einem größeren Zeitaufwand verbunden ist.

g) Droplet counter-current chromatography (DCCC-Verfahren)
Becker und Mitarb. [237] konnten anhand der Trennung des ätherischen Kamillenöles zeigen, daß sich mit dem DCCC-Verfahren nicht nur polare Verbindungen, sondern auch *apolare* Naturstoffe trennen lassen. Der Arbeitskreis verwendete als mobile Phase die Oberphase des folgenden Gemisches: n-Hexan – Ethylacetat – Nitromethan – Methanol (9 : 2 : 2 : 3). Die chromatographische Trennung mittels DCCC war allerdings der gaschromatographischen Trennung qualitativ unterlegen.

h) Gesamtübersicht der analytischen Möglichkeiten
Weitere Möglichkeiten der Analytik des ätherischen Kamillenöles werden in der Abb. 4.26 schematisch dargestellt und können je nach analytischer Fragestellung genutzt werden.

4.2.2.4 Analytik der Flavonoide

a) Bestimmung der Gesamtflavonoide
Bei der Bestimmung des Flavonoid-Gesamtgehaltes ist zu beachten, daß bei

Verfahren, die zur Entfernung störender Begleitsubstanzen (z. B. Carotinoide) mit lipophilen Lösungsmitteln ausschütteln lassen – so wird bei der Methode nach Römisch [219] beispielsweise der Methanolauszug mit Tetrachlorkohlenstoff ausgeschüttelt – die lipophilen, methoxylierten Flavonoide nur zum Teil erfaßt werden. Der größte Anteil dieser apolaren Flavonoide befindet sich in der Reinigungsphase, die verworfen wird. Ferner ist zu beachten, daß eine Heißwasserextraktion gegenüber einem Methanolauszug um 30–45 % niedrigere Werte ergibt, also zur Umgehung der Extraktion von störendem Chlorophyll etc. nicht geeignet ist. Für vergleichende Untersuchungen oder als Arzneibuch-Konventionsmethode eignen sich die spektralphotometrische Bestimmung nach Christ und Müller [197] sowie das Verfahren nach Römisch [219], wobei eben zu berücksichtigen ist, daß die absoluten Werte in Wirklichkeit rund 20–30 % höher liegen. Ein wesentlich aufwendigerer Arbeitsgang, wie ihn eine jüngere Veröffentlichung [187] vorsieht, ist für vergleichende Prüfungen mit Sicherheit nicht notwendig. Bei 102 Handelsdrogen lagen die Werte (nach den Methoden [219] und [197] bestimmt) zwischen 1,0 und 2,5 % und bei 12 von Schilcher kultivierten, verschiedenen Provenienzen zwischen 0,3 und 2,96 %.

b) Dünnschichtchromatographie und Papierchromatographie
Da die Kamillenflavonoide eine recht unterschiedliche muskulotrope bzw. neurotrope Spasmolysewirkung besitzen, besteht ein pharmakologisches Interesse an einer Information über die Einzelkomponenten des Flavonoid-Komplexes. Von ebenso großem Interesse ist ihre Kenntnis für die Erfor-

schung der Biosynthese und für die chemotaxonomische Einteilung, da bekanntlich die Flavonoid-Biosynthese von Umweltfaktoren wenig beeinflußt wird.

Nach wie vor eignet sich die im Jahre 1963 veröffentlichte papierchromatographische Trennung mit dem Fließmittel Isopropanol/Ameisensäure conc./Wasser (2 + 5 + 5 Vol. T.) im absteigenden Verfahren [220] oder, für schnelle Orientierung, die Rundfilterchromatographie auf Ederol-Rundfiltern [130]. Eleganter lassen sich allerdings die 19 Flavonoide, darunter die fünf Aglyka Apigenin, Luteolin, Quercetin, Patuletin und Isorhamnetin sowie 13 Flavonoidglykoside und ein „lipophiles Flavon" [200] mittels DC und der Möglichkeit der abschließenden densitometrischen Bestimmung einiger Hauptkomponenten (z. B.

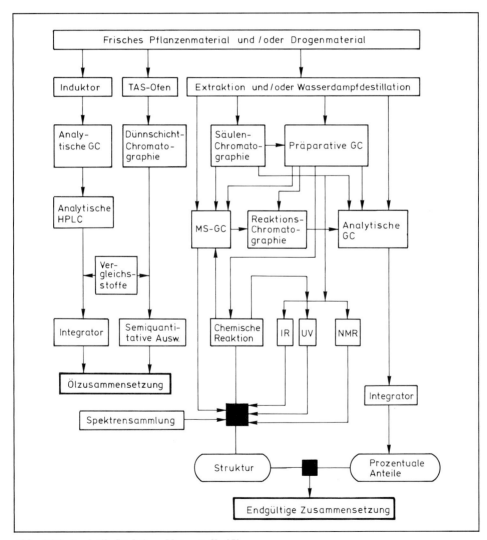

Abb. 4.26: Analytik flüchtiger Naturstoffe [5]

Apigenin-7-glucosid, Quercetin-7-glucosid, Quercetin-3-galactosid, Patuletin-7-glucosid) auftrennen. Hierfür eignet sich die Chromatographie auf Kieselgel 60 F_{254} mit den Fließmitteln Ethylacetat/Ameisensäure conc./Wasser (10 + 2 + 3 Vol. T.) [25] oder E/A/W (100 + 10 + 15) [200]. Die Trennung der Aglyka erfolgt am besten auf Polyamid-Platten (Polygram DC11, MN) in den Fließmitteln Methanol/Methylethylketon/Acetylaceton (10 + 5 + 1) [198] oder Benzol/Methylethylketon/Methanol (60 + 24 + 14) [187]. Bei den 19 aufgelisteten Flavonoiden [200] waren die später gefundenen methylierten Flavonoide (Derivate des 6-Methoxyquercetins und des 6,7-Dimethoxykämpferols nocht nicht enthalten [57]. Zur quantitativen Prüfung der o. g. Hauptkomponenten eignet sich die In-situ-Messung mittels Zweiwellenlängenmeßtechnik (Shimadzu CS 900). Ohne weitere Behandlung werden die DC-Platten bei der Absorptionswellenlänge = 350 nm und der Referenzwellenlänge = 710 nm (alternativ = 460 nm) direkt vermessen und die Substanzen durch die peak-Höhe im Vergleich zu Eich-Substanzen quantitativ ermittelt. Für die DC-Trennung verwendeten wir das Fließmittel E/A/W (10 + 2 + 3).

Zur qualitativen Beurteilung wird die DC-Platte mit Naturstoffreagenz-A (= 1 %ige Lösung von Diphenylborsäure-β-aminoethylester) besprüht und im langwelligen UV-Licht betrachtet (Abb. 4.27).

c) Hochdruckflüssigkeitschromatographie

Nach einer ersten HPLC-Trennung von Quercetin, Quercetin-7-glucosid, Apigenin-7-glucosid, Rutin, Herniarin, Umbelliferon und zwei nicht näher identifizierten Phenylcarbonsäuren in einem methanolischen Kamillenextrakt, die 1980 von Schilcher [157, 216] auf einer RP 8-Säule mit dem Gradienten Methanol-Wasser (15–80 %) durchgeführt wurde, folgten sehr brauchbare Arbeitsvorschriften zur qualitativen und quantitativen Bestimmung der Kamillenflavonoide von Redaelli und Mitarb. [193, 194] im Jahre 1981 sowie von Dölle und Mitarb. im Jahre 1985. Der Arbeitskreis um Dölle [233] schlägt aus dem Vergleich dreier verschiedener Arbeitsmethoden (Tab. 4.11) eine gut reproduzier-

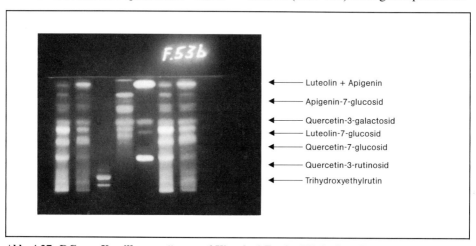

Abb. 4.27: DC von Kamillenauszügen auf Kieselgel F_{254} im Fließmittel E/A/W (10+2+3)

Tab. 4.11: Vergleich dreier HPLC-Trennsysteme   (nach Dölle und Mitarb. [233])

	Methode		
	1 *	2	3
Mobile Phase Eluens A	2000 ml Wasser 40 ml Eisessig	1800 ml KH_2PO_4 (0,005 mol/l) 175 ml Methanol 110 ml Acetonitril 16 ml verd. Phosphorsäure (pH ca. 2,55)	2000 ml KH_2PO_4 (0,005 mol/l) 14 ml verd. Phosphorsäure (pH ca. 2,6)
Eluens B	Acetonitril	1750 ml Methanol 300 ml Acetonitril	1200 ml Acetonitril 600 ml Methanol
Säule Säulenmaterial Korngröße Abmessungen Hersteller	RP 18 5 μm 250 x 4,6 I.D. (Stahl) Perkin Elmer	RP 8 10 μm 250 x 4,0 I.D. (Stahl) Merck	RP 18 5 μm 125 x 4,0 I.D. (Stahl) Merck
Geräteparameter Einspritzmenge Temperatur Flußrate Empfindlichkeit Wellenlänge Gradient	15 μl 37 °C 1,0 ml/min 21 x 10^{-4} A.U./cm 335 nm 27 bis 85 % B in 28 min	15 μl 35 °C 0,75 ml/min 16 x 10^{-4} A.U./cm 350 nm 23 bis 85 % B in 40 min	15 μml 37 °C 1,0 ml/min 64 x 10^{-4} A.U./cm 335 nm 27 bis 85 % B in 22 min
* mod. nach Redaelli und Mitarb.			

bare Vorschrift zur Bestimmung der Kamillenflavonoide vor. Die Methode Nr. 3, bei der die Peakreinheit der identifizierten Flavonoide mit Hilfe der Dioden-Array-Technik nachgewiesen wird, zeichnet sich insbesondere hinsichtlich der Trennleistung, Analysendauer und Richtigkeit der Ergebnisse aus.

4.2.2.5 Analytik der Cumarine

Für den dünnschichtchromatographischen Nachweis des Umbelliferons und Herniarins auf Kieselgel 60/Hf 254-Fertigplatten verwendet man zweckmäßigerweise den gleichen Auszug (Dichlormethanextrakt) und die gleichen Fließmittelsysteme wie für die Prüfung der Bestandteile des ätherischen Öles. Die möglichen Lösungsmittelsysteme sowie die RF-Werte der beiden Cumarine sind in Tab. 4.10 nachzulesen. Beide Verbindungen zeigen im kurzwelligen UV-Licht eine „gedämpfte" blaue Fluores-

zenz, während im langwelligen UV-Licht Umbelliferon eine sehr kräftige hellblaue und Herniarin eine mehr dunkelblaue Fluoreszenz aufweisen.

Die kräftige Fluoreszenz beider Verbindungen kann für die direkte *quantitative Bestimmung* auf der Dünnschichtplatte genutzt werden. Hierzu verwendet man am besten HPTLC-Platten, entwickelt im Fließmittelsystem Ether/Toluol 1:1 Vol. T., gesättigt mit 10 %iger Essigsäure [221] und mißt nach einer Fluoreszenzanregung bei 365 nm bei einer Wellenlänge von 460 nm [5].

Zur Isolierung beider Cumarine eignet sich das Sublimationsverfahren [5].

4.2.2.6 Analytik des Kamillenschleimes

Beim portionsweisen Versetzen eines Kamillenblüten - Heißwasserauszuges mit 96%igem Ethanol fällt reichlich Rohschleim aus. Für Viskositätsbestimmungen sowie für die Ermittlung der einzelnen Polysaccharidbausteine muß der Schleim entmineralisiert werden. Dies erfolgt am besten mit Amberlite IR-120 (= saurer Kationenaustauscher) und Amberlite IR 45 (= basischer Anionenaustauscher). Vergleichende Hydrolyseuntersuchungen [5] ergaben, daß die Hydrolyse mit Trifluoressigsäure (1 ml 1 %ige Kamillenschleimlösung + 1 ml 4N TFE, 30 Min. kochen) aus verschiedenen Gründen das geeignetste Verfahren ist. Zur dünnschichtchromatographischen Auftrennung der im Hydrolysat vorhandenen Monosaccharide und Uronsäuren eignen sich mehrere Fließmittelsysteme, die in Tab. 4.12 zusammengefaßt sind.

Die gute dünnschichtchromatographische Auftrennung der Monosaccha-

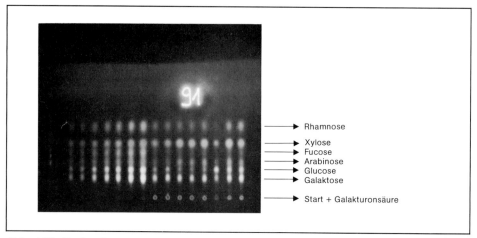

Abb. 4.28: Zuckerchromatographie auf Kieselgel 60 mit Ethylacetat-iso-Propanol-Eisessig-Wasser 60 + 30 + 5 + 5 Vol. T.

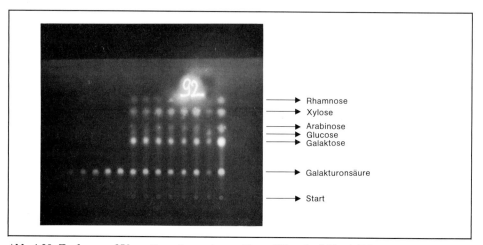

Abb. 4.29: Zucker- und Uronsäurechromatographie auf Kieselgel 60 mit Ethylacetat-Methanol-Eisessig-Wasser 60 + 15 + 15 + 10 Vol. T.

ride und Uronsäuren in zwei der angegebenen Fließmitteln ist in den Abb. 4.28 und 4.29 zu erkennen.

Eine Auswahl bewährter Sprühreagenzien ist in Tab. 4.13 zusammengefaßt. Deutliche Farbreaktionen treten insbesondere nach dem Tauchen und anschließendem Erhitzen der Platten auf.

Bei der quantitativen densitometrischen Bestimmung liefern nur (!) getauchte Platten reproduzierbare Ergebnisse.

Quantitative spektraldensitometrische Bestimmung der Monosaccharide und Uronsäuren

Auf der DC-Platte (Kieselgel 60 Fertigplatten Merck) werden mittels Microcaps abwechselnd Probelösungen (Konzentration ca. 5 μg) und die Zuckertestlösungen punktförmig aufgetragen. Die Testsubstanzen werden in 10 %igem iso-Propanol gelöst und in den Konzentrationen 0,25, 0,5, 0,75, 1,0, 1,25 und 1,5 μg/μl aufgetragen. Galakturon- und Glukuronsäure trägt man in Konzentrationen von 0,5 bis 1,25 μg/μl auf.

Die DC-Platten werden im Fließmittel Äthylacetat-iso-Propanol-Eisessig-Wasser 60+30+5+5 Vol. T. zweimal jeweils 10 cm entwickelt. Nach einem gründlichen Trocknen der DC-Platten detektiert man diese mit dem Scheffer-Kickuth-Reagenz, und zwar durch Tauchen (5 Sekunden lang). Anschließend erfolgt nach einer vorangegangenen Föntrocknung eine Erhitzung der detektierten Platten bei 120 °C, 8 Minuten lang. Unmittelbar danach geschieht die in-situ-Messung. Nach einer richtigen Positionierung der DC-Platte auf dem Kreuztisch vermißt man die Platten bei folgender Geräteeinstellung:
Gerät: Zeiss-Chromatogramm-Spektralphotometer KM3
Wellenlänge: 385 nm
Spaltbreite: 0,5
Einsteckblende: 6
Spalt Meßkopfplatte: 2,5
Tischgeschwindigkeit: 200 mm/min.
Schreiber: 120 mm/min.
Auswertung: $F = h \times b_{h/2}$
(h = Peakhöhe, $b_{h/2}$ = Peakbreite in halber Höhe)
oder durch Auswertung der Peakhöhe

4.2.2.7 Schlußfolgerungen zur Kamillen-Analytik

1. Für genaue quantitative Bestimmungen des *ätherischen Gesamtöles* ist die gravimetrische Bestimmungsmethode anzuwenden.

Bei Fragestellungen, in denen es um genaue quantitative Bestimmungen von Einzelkomponenten des ätherischen Öles geht, ist eine einstündige Extraktion mit Dichlormethan durchzuführen.

2. Von den drei in die engere Wahl gezogenen dünnschichtchromatographischen Trennverfahren (siehe Tab. 4.10) ist der Chromatographie auf Kieselgelplatten GF$_{254}$ im Fließmittel Dichlormethan-Ethylacetat 98 + 2 Vol. T. unter Berücksichtigung der chromatographischen Auftrennung und der MAK- bzw. TRK-Werte der Vorzug zu geben.

Bei der quantitativen Bestimmung von Einzelkomponenten des ätherischen Öles ist die DC-Direktmessung mittels der Zweiwellenlängen-Meßtechnik (siehe Abb. 4.20) der Arbeitsmethode des Abkratzens oder Absaugens überlegen.

3. Zur Analyse der Einzelkomponenten des ätherischen Öles dürfte die Gaschromatographie auf einer 50 m langen OV 101 Kapillarsäule die Methode der Wahl sein (siehe Abb. 4.23). Sind jedoch

Tab. 4.12: R$_f$-Werte bei Anwendung verschiedener Fließmittelsysteme auf Kieselgel 60 Fertigplatten (Merck)

Kohlenhydrate	R$_f$-Wert										
	1	2	3	4	5	6	7	8	9	10	11
Galaktose	0,16	0,45	0,07	0,43	0,45	0,45	0,44	0,22	0,21	0,18	0,16
Glukose	0,21	0,52	0,1	0,49	0,57	0,58	keine*	0,24	0,24	0,24	0,23
Arabinose	0,23	0,64	0,13	0,57	0,64	0,65	0,48	0,28	0,27	0,31	0,30
Fukose	keine*	0,72	0,17	0,61	0,74	0,74	keine*	keine*	keine*	0,43	0,37
Xylose	0,31	0,76	0,18	0,63	0,76	0,76	0,56	0,36	0,36	0,46	0,44
Rhamnose	0,39	0,88	0,28	0,69	0,85	0,86	0,63	0,42	0,42	0,62	0,57
Galakturonsäure	0	0	0	0,21	0	0	0,29	0,1	0,15	0	0
Glukuronsäure	0	0	0	0,23	0	0	0,30	0,14	0	0	0

1 : n-Propanol-Ethylacetat-Wasser	(70 : 20 : 10)	Vol. T.	[222]
2 : Aceton-Wasser	(90 : 10)	Vol. T.	[223]
3 : Ethylacetat-65 %-i-Propanol	(65 : 35)	Vol. T.	[224]
4 : Acetonitril-Wasser	(85 : 15)	Vol. T.	[225]
5 : Aceton-n-Butanol-Wasser	(50 : 40 : 10)	Vol. T.	[226]
6 : Aceton-n-Butanol-Essigsäure-Wasser	(50 : 40 : 10 : 10)	Vol. T.	[227]
7 : n-Butanol-Essigsäure-Wasser	(80 : 30 : 30)	Vol. T.	[228]
8 : Ethylacetat-Methanol-Essigsäure-Wasser	(60 : 15 : 15 : 10)	Vol. T.	[222]
9 : i-Propanol-Ethylacetat-Wasser	(50 : 40 : 10)	Vol. T.	[229]
10 : Ethylacetat-i-Propanol-Wasser	(60 : 30 : 10)	Vol. T.	[227]
11 : Ethylacetat-i-Propanol-Essigsäure-Wasser	(60 : 30 : 5 : 5)	Vol. T.	[5]

* keine Trennung zwischen Fukose und Xylose bzw. zwischen Glukose und Arabinose

Tab. 4.13: Farbreaktionen von Zucker und Galakturonsäure nach dem Tauchen der DC-Platten und anschließendem Erhitzen bei 100 °C

	Anisaldehyd-Schwefel-säure	Anilin-Diphenyl-amin	α-Naphthol-Schwefel-säure	Carbazol-Schwefel-säure	Reagenz nach Scheffer-Kickuth
Galaktose	dunkelgrün	blau	rot	blaugrau	gelb
Glukose	blau	blaugrau	rot	blaugrau	gelb
Arabinose	hellgrün	grün	dunkelrot	blaugrün	gelb
Fukose	grün	grün	rot	blaugrün	gelb
Xylose	hellgrün	graugrün	dunkelrot	blaugrün	gelb
Rhamnose	grün	schwach grün	orange	graulila	gelb
Galakturon-säure	braun	rotbraun	braunrot	blaugrün	gelb

sehr genaue Werte bei den Spiroethern erwünscht, dann muß man diese entweder mittels DC-in-situ-Messung oder mittels HPLC bestimmen (Abb. 4.25).

4. Bei der *Gesamtflavonoidbestimmung* sollte beachtet werden, daß Kamillenblüten auch lipophile Flavonoide enthalten. Für die Analytik einzelner Flavonoide eignet sich die Dünnschichtchromatographie (siehe Abb. 4.27), wobei die Hauptkomponenten mit Hilfe der Direktmessung unter Anwendung der Zweiwellenlängen-Meßtechnik auch quantitativ erfaßt werden können.

5. Die *Cumarinbestimmung* wird zweckmäßigerweise mit dem gleichen Extrakt, der für die Analytik des ätherischen Öles dient, vorgenommen. Die Isolierung der Cumarine erfolgt am besten mittels Sublimation.

6. Zur Bausteinanalyse des *Kamillenschleimes* eignet sich in besonderem Maße die Hydrolyse mit Trifluoressigsäure. Die chromatographische Auftrennung der Zucker und Uronsäuren gelingt am besten auf Kieselgel 60 Fertigplatten im Fließmittel Ethylacetatiso-Propanol-Eisessig-Wasser 60+30+5+5 Vol. T. Nach dem Tauchen der DC-Platten in Scheffer-Kickuth-Reagenz kann eine quantitative Direktauswertung angeschlossen werden (siehe Abb. 4.28).

4.2.3 Biosynthese der Sesquiterpene im ätherischen Öl von Chamomilla recutita (L.) Rauschert, syn. Matricaria chamomilla L.

Die Ergebnisse von Studien mit ^{14}C-markierten Precursoren ($^{14}CO_2$, [2–^{14}C]-Natriumacetat, [1–^{14}C]-Isopentenylpyrophosphat Ammoniumsalz, DL-[2–^{14}C]-Mevalonsäure DBED-Salz u. a.) und Bilanzversuche mit markiertem (−)-α-Bisabolol, durchgeführt von den Arbeitskreisen um Schilcher [5, 92, 95, 107], Hölzl [96, 97, 100], Sampath [93, 94] und Verzár-Petri [99], sowie die ergänzenden ontogenetischen Untersuchungen von Franz und Mitarb. [102–106] lassen folgenden Biosyntheseweg als möglich erscheinen:

Im Zytoplasma wird aus Natriumacetatgrundeinheiten über Mevalonsäure und Isopentenylpyrophospat im frühen Blütenstadium ein Sesquiterpenglykosid synthetisiert, das als Transportform dient. Entweder bei der Passage der Biomembranbarrieren zum Akkumulationsort oder später in den Drüsenschuppen erfolgen die weiteren Biosyntheseschritte über das Farnesylpyrophosphat, Farnesol und Farnesen und durch Ringschluß schließlich zum (−)-α-Bisabolol bzw. zum Matricin. Die Bisabololoxide bilden sich unter dem Einfluß mischfunktioneller Oxygenasen, die sich an der Oberfläche der Biomembranen befinden und/oder durch photochemische Reaktionen in den Drüsenschuppen. Untersuchungen von Schilcher [5], insbesondere Experimente in Klimakammern, deuten darauf hin, daß beide Syntheseschritte in vivo ablaufen. Die Bildung der Bisabololoxide könnte sich − einen definitiven Beweis gibt es dafür noch nicht − wie folgt vollziehen [5, 92, 93, 94]: Zunächst wird durch Epoxidierung der Doppelbindung an der Seitenkette des (−)-α-Bisabolols ein 5,6-Epoxid gebildet (Abb. 4.30). Anschließend erfolgt eine intramolekulare Reaktion des entstandenen Epoxids mit der tertiären Hydroxylgruppe des (−)-α-Bisabolols und führt über einen Ringschluß zum Bisabololoxid A (Abb. 4.30).

Stereochemisch vermag α-Bisabolol zwei isomere 5,6-Oxide zu bilden. Diese wiederum können theoretisch vier cyclische Verbindungen eingehen: Zwei Bisabololoxide mit einer sekundären Hydroxylgruppe und zwei mit einer tertiären Hydroxylgruppe (Abb. 4.9). Jede dieser Verbindungen kann sich nochmals stereochemisch am C-5 unterscheiden, so daß theoretisch insgesamt 8 mögliche Verbindungen resultieren.

Hölzl [100] ist der Meinung, daß aufgrund der von ihm gefundenen großen Differenzen im Bisaboloidmuster vom Vorhandensein unterschiedlicher Vorstufen auszugehen ist. Die Bildung der Bisabololoxide und des Bisabolonoxides aus (−)-α-Bisabolol wird von Franz [103, 104] durch ontogenetische Untersuchungen bestätigt. Die Wahrscheinlichkeit des Vorhandenseins eines Sesquiterpenglykosids, postuliert von Schilcher [5, 92], wird durch das Auffinden von α-Bisabololglykosiden in Carthamus-Arten durch Rustaiyan und Mitarb. [111] sowie San Feliciano und Mitarb. [112] erhärtet.

Warum in den verschiedenen chemischen Typen – eingeteilt nach Schilcher [107] – im einen Fall überwiegend Bisabololoxid A, in anderen Fällen überwiegend Bisabololoxid B oder Bisabolonoxid synthetisiert werden, konnte in den zahlreichen Biosyntheseuntersuchungen nicht aufgeklärt werden. Mehr Auskunft geben hierzu allerdings die Kreuzungsversuche von Franz und Mitarb. [102–106]. Ihre Ergebnisse sprechen nicht nur dafür, daß die Biosynthese des Bisabolonoxids von Bisabolol ausgeht und über Bisabololoxid A verläuft, sie zeigen auch, daß die Biosyntheseschritte von dominanten Genen abhängen. Auch für die Bildung der Oxide A und B sind offensichtlich nicht zwei Allele, sondern zwei verschiedene Genpaare verantwortlich, wobei das Gen A epistatisch über das Gen B zu sein scheint. Bei der (erwünschten) Kombination von Chamazulen bzw. Matricin und Bisabolol handelt es sich dagegen um mehrfach rezessive Merkmale.

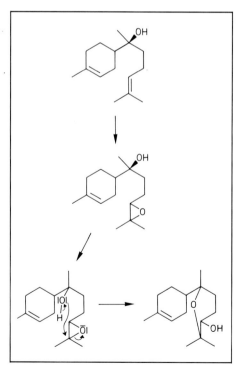

Abb. 4.30: Biogenetische Bildung von Bisabololoxid A aus (−)-α-Bisabolol

4.3 Biologie

4.3.1 Einführung

Seit den Forschungsergebnissen von Mothes und seiner Schule [238] ist bekannt, daß die qualitative und quantitative Zusammensetzung der Sekundären

Bildtafel 3

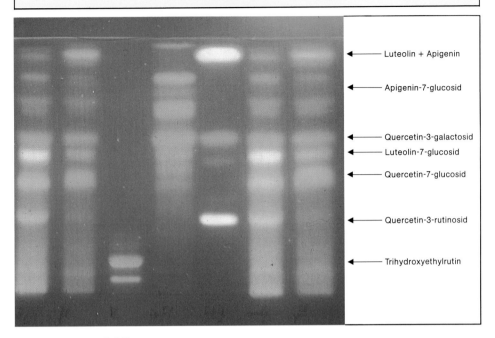

Luteolin + Apigenin

Apigenin-7-glucosid

Quercetin-3-galactosid
Luteolin-7-glucosid
Quercetin-7-glucosid

Quercetin-3-rutinosid

Trihydroxyethylrutin

Abb. 4.27 (siehe S. 90)

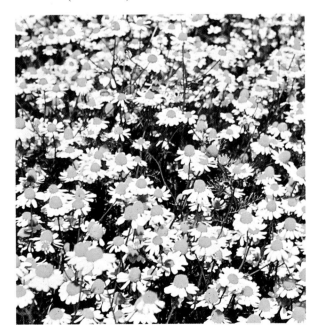

Abb. 4.31 (siehe S. 109)

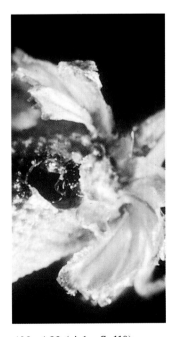

Abb. 4.32 (siehe S. 110)

Bildtafel 4

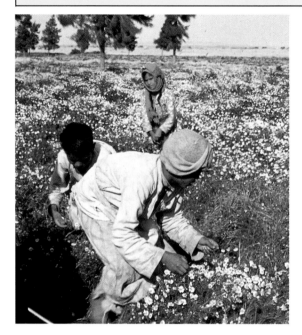

Abb. 4.33 (siehe S. 111)

Abb. 4.34 (siehe S. 112)

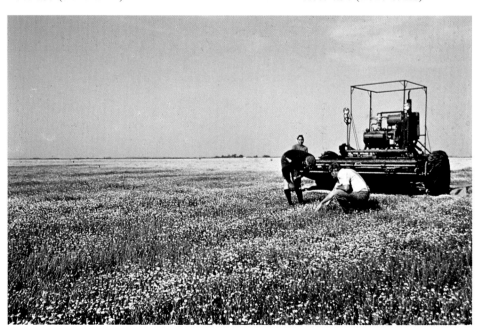

Abb. 4.35 (siehe S. 113)

Bildtafel 5

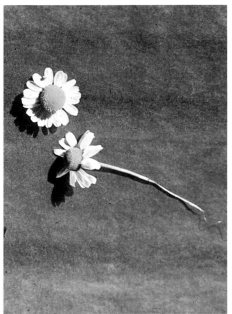

Abb. 4.36 (siehe S. 114)

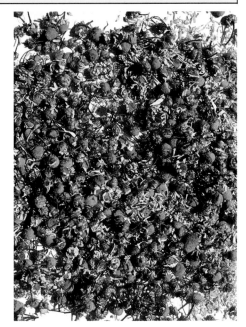

Abb. 4.37 (siehe S. 115)

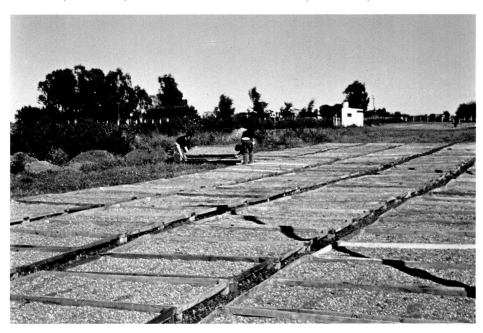

Abb. 4.38 (siehe S. 115)

Bildtafel 6

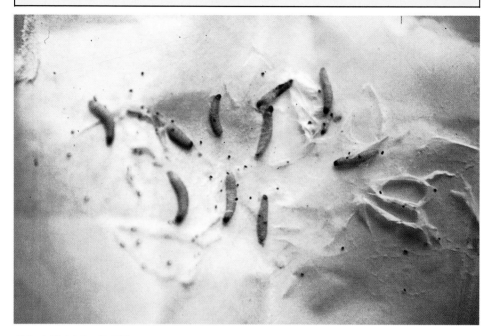

Abb. 4.42 (siehe S. 119)

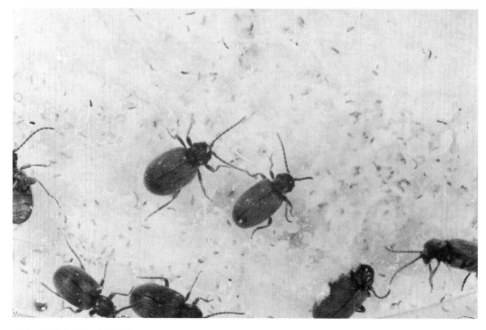

Abb. 4.43 (siehe S. 120)

Pflanzeninhaltsstoffe sowohl von der *genetischen* als auch von der *allgemeinen Variabilität* abhängt. Unter „allgemeiner Variabilität" versteht man die morphogenetische, ontogenetische und diurnale Variabilität, ferner zählen Umweltmodifikationen wie edaphische und klimatische Faktoren hinzu. Daher fehlte es auch bei Chamomilla recutita (L.) Rauschert, syn. Matricaria chamomilla L. nicht an Untersuchungen zu Klärung der Variabilität [5, 12, 102, 106, 240, 243, 245]. Dies geschah sowohl aus rein wissenschaftlichen als auch aus Gründen der Qualitätssicherung von Kamillenblüten. Die jüngeren Beobachtungen der Einflüsse auf den Sekundärstoffwechsel in der Kamillenblüte wurden aus naheliegenden Gründen an den gleichen Inhaltsstoffen vorgenommen, bei denen bereits die Biosynthese verfolgt worden war, d. h. am ätherischen Öl bzw. seinen Einzelkomponenten. Die Feststellung von Schilcher [13] im Jahre 1973, daß die Handelskamillen sowie auch Kamillenprovenienzen in verschiedene sogenannte „chemische Typen" (nicht chemische Rassen!) eingeteilt werden können, initiierte eine rege Forschungsaktivität zur Aufklärung der Beeinflussung des Sekundären Pflanzenstoffwechsels. Bis dahin standen eher agrarwissenschaftliche Fragestellungen im Vordergrund.

4.3.2 Einteilung der Handelskamillen und Kamillenprovenienzen in „Chemische Typen"

1. *Chemischer Typ A:* In diesem Falle überwiegt im ätherischen Öl das Bisaboloxid A. Von den im Handel befindlichen Kamillenblüten mit wirtschaftlicher Bedeutung zählen hierzu die ägyptischen, tschechischen bzw. böhmischen und ungarischen Herkünfte. Eine Übersicht gibt Tabelle 4.15. Die meisten europäischen Vorkommen sind Bisaboloxid-A-reiche Typen.

2. *Chemischer Typ B:* Hier ist das Bisabololoxid B die Hauptkomponente im ätherischen Öl. Von den bedeutenden Handelskamillen zählt hierzu die argentinische Kamille (Tabelle 4.16), die im übrigen in der Bundesrepublik mit den höchsten Importzahlen an erster Stelle steht.

3. *Chemischer Typ C,* sogenannter „Bisabolol-Typ": Hier handelt es sich um Kamillenblüten, deren ätherisches Öl bis zu 50 % Bisabolol enthält und endemisch in Spanien vorkommt. Die Kultursorte „Degumille®" gehört ebenfalls zu dieser Type. Sie ist gleichzeitig auch chamazulenreich.

4. *Bisbolonoxid A-Typ:* Die Hauptkomponente, das Bisabolonoxid A, ist charakteristisch für die türkische Kamille und konnte auch vereinzelt in bulgarischen Herkünften nachgewiesen werden.

5. *Matricinfreier bzw. -armer Typ:* Matricinfreie bzw. matricinarme (liefern grünes ätherisches Öl) Kamillenblüten stammen aus Ägypten und der Türkei.

6. *Chemischer Typ D,* sogenannte „uniforme Type": Bei diesen Kamillenblüten waren die Mengen an Bisabololoxid A und B sowie an Bisabolol in etwa gleich verteilt (Tabelle 4.17). Dieses eher ungewöhnliche Analysenergebnis deutet auf chemische Variationen innerhalb der in Tab. 4.17 aufgeführten lokalen Mischpopulationen und dürfte auf ontogenetische, edaphische und/oder klimatische Faktoren zurückzuführen sein.

Franz [239] veröffentlichte 1982 auf

Tab. 4.15: Chemischer Typ A: Bisabololoxid A > Bisabololoxid B und (−)-α-Bisabolol

Ursprungsland bzw. Zuchttyp	Gehalt an äther. Öl n. DAB 7 BRD	Peak 9*	Gaschromatographische Bestimmung (−)-α-Bisabolol | Peak 12* | Spiroether %-Anteil im äther. Öl bzw. mg in 100 g Droge			Chamazulen	Spektral- photometrische Bestimmung Chamazulen
Ägypten	0,85 %	6,32 % 80,58 mg	9,54 % 121,64 mg	44,18 % 563,30 mg	6,60 % 84,15 mg	2,70 % 34,43 mg	2,44 % 20,74 mg
Ägypten	0,80 %	6,32 % 75,84 mg	7,46 % 89,52 mg	49,50 % 594,00 mg	4,23 % 50,80 mg	3,34 % 40,00 mg	5,54 % 44,32 mg
Ägypten	0,80 %	5,82 % 46,56 mg	7,32 % 58,56 mg	50,18 % 401,44 mg	10,25 % 82,00 mg	6,26 % 50,08 mg	4,98 % 39,84 mg
Afrika	0,65 %	4,76 % 30,94 mg	7,64 % 49,66 mg	36,45 % 236,93 mg	8,02 % 52,13 mg	2,39 % 15,54 mg	2,80 % 18,20 mg
Jemen	0,95 %	5,59 % 79,71 mg	7,06 % 100,61 mg	58,85 % 838,66 mg	2,61 % 37,24 mg	2,55 % 36,39 mg	4,73 % 44,94 mg
Indien	0,65 %	15,68 % 101,92 mg	16,02 % 104,13 mg	36,03 % 234,20 mg	11,27 % 73,26 mg	8,91 % 57,92 mg	6,58 % 42,77 mg
Japan	0,40 %	5,21 % 31,28 mg	4,37 % 26,24 mg	51,97 % 311,84 mg	5,86 % 35,00 mg	−	0,31 % 1,24 mg
Franken	0,75 %	8,45 % 63,38 mg	12,05 % 90,38 mg	22,43 % 168,23 mg	6,72 % 50,40 mg	11,27 % 84,53 mg	10,65 % 79,88 mg
Eigener Anbau	1,00 %	9,57 % 95,70 mg	7,83 % 78,30 mg	40,91 % 409,10 mg	7,61 % 76,10 mg	2,70 % 27,00 mg	4,10 % 41,00 mg
Tschechoslowakei	0,80 %	4,74 % 37,92 mg	7,47 % 59,76 mg	35,87 % 286,96 mg	8,82 % 70,56 mg	11,09 % 88,72 mg	7,51 % 60,08 mg
Tschechoslowakei	0,70 %	12,33 % 86,31 mg	7,94 % 55,58 mg	35,73 % 250,11 mg	6,00 % 42,00 mg	8,60 % 60,20 mg	6,14 % 42,98 mg
Böhmen	0,80 %	12,78 % 102,24 mg	11,79 % 94,32 mg	53,87 % 430,96 mg	10,46 % 83,68 mg	8,69 % 69,52 mg	6,38 % 51,04 mg
Ungarn-Sorte I	1,00 %	9,93 % 99,30 mg	8,30 % 83,00 mg	40,69 % 406,90 mg	7,47 % 74,70 mg	15,23 % 152,30 mg	14,80 % 148,00 mg
Ungarn-Sorte II	1,00 %	8,32 % 83,20 mg	5,78 % 57,80 mg	30,83 % 308,30 mg	9,15 % 91,50 mg	17,69 % 176,90 mg	17,10 % 171,00 mg
Polen	0,42 %	15,03 % 63,12 mg	15,41 % 64,72 mg	32,38 % 135,99 mg	9,34 % 39,22 mg	5,36 % 22,51 mg	5,92 % 24,86 mg
Franken	0,36 %	14,07 % 50,65 mg	13,08 % 47,08 mg	25,15 % 90,54 mg	4,84 % 17,42 mg	9,47 % 34,09 mg	10,25 % 36,90 mg
Ägypten	0,58 %	10,67 % 61,88 mg	15,30 % 88,74 mg	85,45 % 495,61 mg	7,65 % 44,37 mg	1,75 % 10,15 mg	1,26 % 7,31 mg
Böhmen	0,52 %	9,27 % 48,20 mg	8,10 % 42,12 mg	39,08 % 203,21 mg	5,68 % 29,53 mg	6,66 % 34,63 mg	7,50 % 39,00 mg
Ungarn-Sorte B1	0,78 %	8,02 % 62,55 mg	7,21 % 56,23 mg	31,70 % 247,26 mg	5,17 % 40,32 mg	13,38 % 104,36 mg	13,48 % 105,14 mg
Ungarn-Sorte B2	0,66 %	8,64 % 57,02 mg	6,38 % 42,10 mg	26,19 % 172,85 mg	4,39 % 28,97 mg	10,70 % 70,62 mg	10,41 % 68,71 mg
Polen	0,40 %	8,32 % 33,28 mg	7,69 % 30,76 mg	23,81 % 95,24 mg	4,98 % 19,92 mg	8,63 % 34,52 mg	

− = nicht nachweisbar, * Peak 12 = Bisabololoxid A, Peak 9 = Bisabololoxid B

der Basis der Untersuchungen von Schilcher [13] die in der Tabelle 4.18 zusammengefaßten Werte von Handelsdrogen, wobei er die früheren Ergebnisse rund 10 Jahre später bestätigte und sie um weitere Werte von tetraploiden Ka-millenzuchtsorten ergänzte. Gleiches erfolgte noch einmal von Schilcher [5] an Wildstandorten und Handelsdrogen, geerntet in den Jahren 1974–1980 (Tab. 4.19).

4.3.3 Beeinflussung der Zusammensetzung des ätherischen Öles durch morphogenetische, ontogenetische, diurnale, klimatische und edaphische Faktoren

Wie die Untersuchungen des Arbeitskreises um Franz [12, 102, 103, 104, 105, 106, 240, 241] zeigen, kommt der genetischen Konstitution des Pflanzenmateriales zwar die größere Bedeutung zu, dennoch sind die Faktoren der allgemeinen Variabilität nicht zu übersehen. Dies gilt insbesondere dann, wenn man vergleichende Untersuchungen richtig interpretieren will. Eine genaue Kenntnis über die möglichen Einflüsse der oben genannten Variabilitätsfaktoren ist aber auch aus Gründen der pharmazeutischen Qualitätssicherung von großer Bedeutung. Die meisten Publikationen, die einen größeren Einfluß auf das ätherische Öl durch Faktoren der allgemeinen Variabilität beobachtet haben, stellten dies bei undefiniertem Pflanzenmaterial (Mischpopulationen) fest, wobei die genetische und sonstige Varianz untereinander vermischt wurden.

Nach den Untersuchungen von Vrany [242] und der Arbeitsgemeinschaft für Arzneipflanzenanbau [243] sowie nach den Ausführungen von Vömel [244] hat die Bodenqualität auf die Zusammensetzung des ätherischen Öles keinen di-

Tab. 4.16: Chemischer Typ B: Bisabololoxid B > Bisabololoxid A und (−)-α-Bisabolol

Ursprungsland bzw. Zuchttyp	Gehalt an äther. Öl n. DAB 7 BRD	Peak 9*	Gaschromatographische Bestimmung (−)-α-Bisabolol | Peak 12* | Spiroether %-Anteil im äther. Öl bzw. mg in 100 g Droge			Chamazulen	Spektralphotometrische Bestimmung Chamazulen
Argentinien	0,80 %	34,31 % 274,48 mg	8,81 % 70,48 mg	5,27 % 42,16 mg	4,76 % 38,08 mg	6,45 % 51,60 mg	8,06 % 64,48 mg
Argentinien	0,70 %	52,25 % 365,75 mg	12,92 % 90,44 mg	8,79 % 61,53 mg	4,08 % 28,56 mg	5,40 % 37,80 mg	7,71 % 53,97 mg
Argentinien	0,45 %	31,07 % 139,81 mg	9,77 % 43,96 mg	6,63 % 29,83 mg	9,90 % 44,55 mg	7,95 % 35,77 mg	4,14 % 18,63 mg
Buenos Aires	0,38 %	39,14 % 148,73 mg	11,36 % 43,16 mg	7,22 % 27,43 mg	9,81 % 37,27 mg	6,66 % 25,30 mg	−

− = nicht nachweisbar, * Peak 12 = Bisabololoxid A, Peak 9 = Bisabololoxid B

Tab. 4.17: Chemischer Typ D: Bisabololoxid A ≈ Bisabololoxid B ≈ (−)-α-Bisabolol

Ursprungsland bzw. Zuchttyp	Gehalt an äther. Öl n. DAB 7 BRD	Peak 9*	Gaschromatographische Bestimmung (−)-α-Bisabolol | Peak 12* | Spiroether %-Anteil im äther. Öl bzw. mg in 100 g Droge			Chamazulen	Spektralphotometrische Bestimmung Chamazulen
Jugoslawien A	0,35 %	18,05 % 63,17 mg	13,97 % 48,89 mg	24,20 % 84,70 mg	10,68 % 37,38 mg	3,65 % 12,77 mg	2,10 % 7,35 mg
Brasilien	0,60 %	25,83 % 129,15 mg	16,20 % 81,00 mg	16,05 % 80,25 mg	9,20 % 46,00 mg	1,91 % 9,55 mg	2,30 % 11,50 mg
Jugoslawien B	0,32 %	9,62 % 30,78 mg	8,49 % 27,16 mg	10,43 % 33,37 mg	10,34 % 33,08 mg	2,96 % 9,47 mg	3,17 % 10,14 mg
Jugoslawien E	0,23 %	10,01 % 23,02 mg	19,58 % 45,03 mg	23,06 % 53,03 mg	5,51 % 12,67 mg	7,10 % 16,33 mg	2,91 % 6,69 mg
Polen	0,60 %	17,95 % 161,58 mg	14,98 % 134,82 mg	23,36 % 210,24 mg	9,51 % 85,62 mg	7,89 % 71,04 mg	6,77 % 40,62 mg

− = nicht nachweisbar, * Peak 12 = Bisabololoxid A, Peak 9 = Bisabololoxid B

Tab. 4.18: Ölgehalt und Zusammensetzung des ätherischen Öles von Kamillen verschiedener Herkünfte und Zuchtsorten [239]

	Äther. Öl % i. d. Droge	Cham-azulen	Bisa-bolol	Bisabololoxid A	B	Bisabolon-oxid (A)
				(in % der Terpenfraktion)		
Handelskamillen-Provenienzen						
Ägypten	0,85	5,0	4,0	67,5	7,5	6,5
Argentinien	0,75	5,0	3,5	66,0(?)	10,0	5,0
Bulgarien	0,60	(Sp.)	(Sp.)	13,5	1,5	70,0
Deutschland	0,80	16,5	10,0	54,0	15,0	2,5
Jugoslawien	0,90	19,0	12,0	25,8	31,5	7,5
Mexiko	0,95	(Sp.)	(Sp.)	75,0	6,0	5,0
Spanien	1,0	30,0	60,0	2,5	2,5	n. n.
Tschechoslowakei	0,80	12,5	3,0	65,0	7,0	7,5
Türkei	0,75	n. n.	n. n.	23,5	3,5	65,0
Ungarn	0,85	10,0	7,5	63,5	8,0	5,5
Tetraploide Sorten						
Pohorelicky (CSSR)	1,0	25,0	1,0	56,0	10,5	3,5
Bodegold (DDR)	0,9	16,5	1,0	35,5	40,0	3,0
Zloty Lan (Polen)	1,1	25,0	1,0	40,0	20,0	7,5
BK-2 (Ungarn)	1,0	27,5	2,5	52,0	8,0	5,0

(Sp.) = Spuren, n. n. = nicht nachweisbar

rekten Einfluß. Der Gehalt an Stickstoff, Kalium und Phosphat, insbesondere die Verhältnisse N : K und N : P besitzen natürlich auf die Pflanzenentwicklung, den Blütenertrag sowie auf den Blühtermin einen Einfluß. Mit steigender N-Düngung tritt eine Verzögerung der Blütenreife auf und damit ergibt sich auch ein indirekter Einfluß auf das ätherische Öl, was aber den ontogenetischen Faktoren zugerechnet werden muß. Weitere Einzelheiten darüber werden im Abschnitt „Anbau" besprochen.

Die Zusammensetzung des ätherischen Öles dagegen änderte sich quantitativ und/oder qualitativ durch *Temperatur* und *Lichteinflüsse* [5, 98, 243, 245, 246]. So konnten beispielsweise M. von Schantz und Mitarb. [98] beobachten, daß bei wildwachsenden finnischen Ka-

millen gegenüber mitteleuropäischen Standorten ein deutlicher Unterschied in der Chamazulenkurve bestand und zwar sowohl im endgültigen Gesamtgehalt als auch in der Bildung während der Blütenentwicklung. Sie führen dies auf die niedrigeren durchschnittlichen Tagestemperaturen und die längere Tagesdauer zurück. Wir konnten in Phytotron-Versuchen feststellen [5], daß es bei hohen Tagestemperaturen (14 Stunden Tag bei 35 °C) nicht nur zu einem rascheren Blühverlauf im Vergleich zur Freilandkontrolle kam, sondern daß auch die Zusammensetzung des ätherischen Öles quantitative Unterschiede gegenüber den Vergleichskontrollen aufwies. Insbesondere produzierten die Phytotronpflanzen höhere Mengen an En-In-Dicycloethern und an Bisabololoxid A bzw. Bisalololoxid B. Beispielsweise betrug der Bisalololoxid-B-Gehalt einer sog. „chemischen B-Type" im ätherischen Öl der Phytotronpflanzen rund 65 % gegenüber etwa 40 % bei den Freilandexemplaren. Eine totale Veränderung des „chemischen Typs" trat jedoch bei keiner der vier untersuchten Provenienzen auf.

Zusätzlich konnten die klimatischen Einflüsse an zahlreichen mehrjährigen Freilandversuchen [5, 243, 245] an verschiedenen Standorten bestätigt werden. Aus den Untersuchungsergebnissen der verschiedenen Arbeitskreise ist deutlich eine Korrelation zwischen der Temperatur und der Biosynthese (Produktion) des ätherischen Öles zu erkennen. In erster Linie wird der Bisaboloid-

anteil im ätherischen Öl von klimatischen Faktoren beeinflußt.

Saleh [247] und später Franz, Fritz und Schröder [102] untersuchten auch den Einfluß des *Lichtes* auf die Bildung des ätherischen Kamillenöles. Nach Saleh, dessen Untersuchungen die Kamille als Langtagspflanze ausweisen, bewirkte zusätzliches Rotlicht gegenüber Behandlungen mit andersfarbigem Licht nicht nur eine Zunahme der Blütenköpfchen, sondern auch einen Anstieg des Gesamtölgehaltes sowie des Chamazulengehaltes pro Pflanze. Grünlicht verminderte die Köpfchenzahl, der prozentuale Gehalt an ätherischem Öl und an Chamazulen nahm aber auch in diesem Falle zu. Weißes Licht zeigte aber gegenüber farbigem

Tab. 4.19: Gehalt und Zusammensetzung des ätherischen Öles von Wildstandorten und von Handelsdrogen [5]

		Gehalt in Vol. %		Far-nesen	Azu-len	Bisa-bolol	Bisa-bolon	Bisabolol-oxide		En-In-Dicyclo-ether		Ernte
								A	B	cis	trans	
			$\bar{x}$			%-Anteil im äth. Öl						
Wildstandorte												
Marburg	n = 5	0,7–1,0	0,8	14,1	16,6	1,8	6,2	33,5	13,4	9,4	1,6	1974 + 1975
Rauischholzhausen	n = 3	0,7–1,1	0,8	11,5	8,1	0,8	6,9	59,8	3,1	8,1	−	1975
Krefeld-Niederrhein		0,9	0,9	6,5	4,3	8,2	7,0	54,3	4,6	12,2	1,8	1975
Oldenburg	n = 2	0,7–0,8	0,75	12,2	2,9	2,5	1,6	49,2	9,3	18,3	2,4	1975
Berlin	n = 3	0,7–1,2	0,9	7,7	1,8	3,4	0,9	65,4	4,9	13,7	1,5	1974 + 1975
Modena	n = 4	0,9–1,2	1,0	8,3	6,1	1,9	0,8	20,3	44,7	11,4	4,8	1974 + 1975
Argentinien	n = 4	0,6–1,1	0,9	14,1	9,4	9,7	0,4	3,3	53,2	5,8	1,4	1975 + 1976
Argentinien	n = 3	0,8–1,0	0,9	7,1	12,5	34,4	0,39	3,4	20,6	17	−	1980
Herrenberg	n = 5	0,9–1,3	1,1	6,7	5,9	3,1	2,4	48,6	6,2	22,3	3,5	1979 + 1980
Handelsprovenienzen												
Chile		0,6	0,6	2,1	7,3	2,4	4,9	5,3	12,4	16,2	28,9!	1974
Bohemica (CSSR)		0,7	0,7	6,5	9,5	2,3	5,7	48,4	9,7	15,2	2,3	1975
Türkei		0,9	0,9	5,9	−	−	54,3	23,2	3,8	12	−	1975
Ungarn		1,2	1,2	16,4	10,4	8,7	2,4	39,3	11,4	10,4	0,6	1975
Bulgarien	n = 3	0,9–1,2	1,0	46	2,9	16,1	1,8	9,2	5,6	9,4	−	1974
Argentinien		1,1	1,1	9,9	6,3	8,6	1,2	7,7	53,5	6,3	1,1	1974
Argentinien		0,8	0,8	14,1	6,5	8,2	1,1	6,7	45,8	10,1	1,4	1975
Argentinien	n = 4	0,7–0,9	0,8	10,5	7,0	8,6	1,3	5,6	47,7	3,7	3,3	1979
Züchtung (Bodegold)		1,0	1,0	4,2	11,3	1,3	4,8	32,2	34,6	11,3	−	1975

Licht in jeder Hinsicht die besten Ergebnisse [247].

Die Arbeitsgruppe an der Technischen Universität München-Weihenstephan [102] beobachtete, daß bei einer Tageslänge von 8 Stunden die Kamillenpflanzen vegetativ blieben mit nur sehr geringer Blütenbildung. Bei dem Einsatz von 4 verschiedenen Lichtquellen zeigten sich signifikante Unterschiede in der Ölmenge und in der quantitativen Verteilung der einzelnen Hauptkomponenten des ätherischen Öles. Am meisten beeinflußt wurden die Bisaboloide. Die grundsätzliche Zusammensetzung wurde jedoch in keinem Falle verändert.

Die *morphogenetische Variabilität* wurde gleichfalls von mehreren Arbeitskreisen untersucht [5, 46, 248]. Dabei wurde festgestellt, daß in den Röhrenblüten nicht nur die typische qualitative Zusammensetzung der jeweiligen Provenienz bzw. der „chemischen Type" vorliegt, sondern daß sie auch den höchsten Gehalt an ätherischem Öl aufweisen. Der Blütenboden dagegen ist ärmer an ätherischem Öl. Ferner überwiegen hier nicht die Bisaboloide, sondern eher En-In-Dicylether sowie Farnesen und Spathulenol. Auch in den Zungenblüten, die insbesondere flavoniodreich sind, liegt gegenüber den Röhrenblüten ein geringerer Ölgehalt vor.

Gut untersucht sind die Verhältnisse der *ontogenetischen Variabilität* [5, 12, 103, 251, 252]. Es konnte beobachtet werden, daß sich während der Entwicklung der Blüten sowohl die quantitativen als auch die qualitativen Verhältnisse fortlaufend ändern. Beispielsweise erreichte der Chamazulengehalt sein Maximum bei vollständiger Öffnung eines Drittels der Scheibenblüten [250]. Der höchste relative Farnesengehalt wurde am Anfang der Blütenentwicklung, d. h.

in den Knospen, festgestellt, während er in verwelkten Blüten am niedrigsten war. Was den Gesamtgehalt an ätherischem Öl betraf, so fand man die höchsten Werte, wenn ein Teil der Röhrenblüten voll geöffnet war (= ca. eine Woche nach Blühbeginn).

Sterba [253] stellte fest, daß während der Vegetationszeit zwei Maxima im Gehalt an ätherischem Öl in den Blüten existieren. Das erste ist beim Beginn der Knospenbildung und das zweite 5–7 Tage nach dem „Aufblühen", wie er es bezeichnet.

Auf der Basis vieler Einzeluntersuchungen schlugen Franz, Hölzl und Vömel [12, 243] 1978 für den optimalen Erntezeitpunkt folgende Formel vor, wobei sie darauf hinwiesen, daß dieser „Blüh-Index" ein Kompromiß zwischen steigendem Blütenertrag, sinkendem Gehalt an ätherischem Öl und Veränderung in der Zusammensetzung ist.

$$\text{Zeitpunkt der Blütenernte} = \frac{\text{Zahl der verblühenden Blüten} - \text{Blütenknospen}}{\text{Blütenknospen} + \text{erntereife Blüten} + \text{verblühende Blüten}}$$

1985 schlägt Franz [249] folgende „Blüten-Index-Formel" vor:

$$I_K = \frac{IV - I}{I + II + III + IV} = -1 < I_K < +1$$

$I_K = \text{Index}_{Kamille}$

$I \quad = \text{Knospen}$

$II \quad = \text{erntereife Blüten, bei denen } 50\% \text{ der Röhrenblüten offen sind}$

$III = \text{erntereife Blüten, mit mehr als } 50\% \text{ offenen Röhrenblüten}$

$IV = \text{verblühte, zerfallene Blütenköpfchen}$

In mehrjährigen Wiederholungsversuchen an selbstgezogenen Pflanzen aus Saatgut von 14 verschiedenen Kamillenherkünften konnte gezeigt werden, daß die vier Blütenernten, die während einer Wachstumsperiode möglich sind, nur im „Grundmuster" miteinander identisch sind, während die prozentualen Anteile der Bisaboloide, des Matricins, des Farnesens, des Spathulenols und der En-In-Dicycloether deutliche Unterschiede aufweisen können [5]. Zu gleichen Ergebnissen kam Vömel [267] in Gefäßversuchen. Sie stellte u. a. fest, daß von Ernte zu Ernte der Gehalt an ätherischem Öl abnahm. In der ersten Pflücke betrug z. B. der Gehalt 0,9 % und in der 3. Pflücke nur mehr 0,73 %.

Schwankungen im Gehalt und in der Zusammensetzung des ätherischen Öles, bedingt durch die *diurnale Variabilität,* wie sie bei Ätherischölpflanzen allgemein bekannt ist, konnten von Sterba [253] auch bei der Kamillenpflanze beobachtet werden. Seine Untersuchungen zeigten, daß der Gehalt an Matricin bzw. an Chamazulen an sonnigen Tagen in den Mittagsstunden und um 1.00 Uhr nachts am höchsten war.

4.3.4 Beeinflussung der Zusammensetzung des ätherischen Öles durch die genetische Variabilität

Die Untersuchungen verschiedener Arbeitskreise [5, 6, 12, 102, 106, 240, 241, 254] zeigen eindeutig, daß die Grundzusammensetzung des ätherischen Öles genetisch fixiert ist. Bereits 1960 schloß Tétényi [6] aus langjährigen Beobachtungen, daß das Vorkommen bzw. das Fehlen von Chamazulen sowie sein mengenmäßiger Anteil genetisch bedingt sein müssen. Daten zur Vererbung des Chamazulengehaltes in Kamillenblüten lieferten Sváb und Sárkány [255] durch Kreuzung in gemischten Populationen und durch reihenweise wechselnde Nachbarsaat von Kamille mit hohem und niederem Gehalt an Chama-

zulen. In der Nachkommenschaft der Hybridpflanzen kam die F_2-Generation ins Gleichgewicht, das sich in der F_3-Generation schon stabilisierte. Durch Einschaltung von 1 bis 2 Isolierreihen wurde eine Kreuzung der beiden chemischen Typen weitgehend ausgeschlossen. Felklová und Mitarb. [11] sowie unabhängig davon Schilcher [5] beobachteten später die Zusammensetzung des ätherischen Öles verschiedener Kamillenherkünfte über einen Zeitraum von 3 bis 5 Jahren an jeweils „fremden" Standorten. So kultiverte die tschechische Arbeitsgruppe [11] ägyptische, bulgarische, spanische und ungarische Kamillenherkünfte in Prag und Brünn, während Schilcher [5] argentinische, italienische, skandinavische und spanische Kamillenherkünfte an drei verschiedenen Standorten in der Bundesrepublik Deutschland anbaute und das ätherische Öl dieser ausländischen Kamillen analysierte. In beiden Untersuchungen behielten sämtliche Kamillenherkünfte selbst bei gegenüber dem Heimatstandort extrem unterschiedlichen Klimabedingungen [5] ihr typisches „Grundmuster" bei. Wenn Veränderungen auftreten, dann ist dies auf Einkreuzungen mit den jeweiligen einheimischen Kamillentypen zurückzuführen [5, 179, 79]. Im Prinzip zu gleichen Ergebnissen kam auch die Arbeitsgemeinschaft Franz, Hölzl und Vömel [12], die in Feldversuchen an zwei auseinanderliegenden Orten 14 Kamillen-Varietäten auf ihre morphologischen und chemischen Eigenschaften prüfte. Das Spektrum reichte dabei von Wildpopulationen mit kleinen Blütenköpfchen bis hin zu neuen tetraploiden Kulturvarietäten mit großen Blütenköpfen und besonders hohem Ölgehalt. Den geringsten Gehalt wies eine Wildpopu-

lation aus der Türkei auf. Chromoso-
menzählungen ergaben 2 n = 18 für diploide und 2 n = 36 für tetraploide Pflanzen. Hinsichtlich des Wirkstoffspek-
trums zeigte sich eine größere Variabilität nur bei den Bisaboloiden: als Hauptkomponente war in den meisten Varie-
täten Bisabololoxid A enthalten, während nennenswerte Mengen an Bisabololoxid B nur bei sehr wenigen Typen zu
verzeichnen war. Größere Anteile an
(−)-α- Bisabolol besaßen nur drei Varie-
täten (darunter der Typ E 29). Alle Populationen, außer der E 29, enthielten Bisbolonoxid. In der türkischen Wildkamille trat diese Substanz sogar als
Hauptkomponente auf, während Chamazulen überhaupt nicht vorhanden
war. Dementsprechend lieferte diese
Kamille bei der Destillation ein gelbgrü-
nes Öl. In den anderen Fällen betrug der
Anteil an Chamazulen mehr als 20 %,
wobei die höchsten Werte von den tetraploiden Typen sowie den Typen E 29
und CH 29 erreicht wurden. Ein Zusam-
menhang zwischen Morphologie und
Zusammensetzung des ätherischen
Öles konnte, ebenso wie bei Tétényi [6],
nicht hergestellt werden. Die genetische
Fixierung der Zusammensetzung des
ätherischen Öles wurde, nachdem sie
experimentell vielfach beobachtet worden war, später auch mit genetisch ein-
heitlichem Material und über Klone
durch Schröder [241] bestätigt.

Durch die mit dieser Fragestellung
befaßten Arbeitsgruppen wurde aber
auch das Vorkommen von *Ökotypen*
(Ökodemen) beobachtet, die offensichtlich auf die unterschiedlichen Klimaver-
hältnisse [5, 256] in gewissen Grenzen
reagierten. Desgleichen konnte auch die
im Kapitel 4.3.3 beschriebene allgemeine Variabilität erneut bestätigt werden.

In einer Übersichtsarbeit faßt Máthé

[257] in ungarischer Sprache die bis dahin erfolgte Kamillenforschung zusammen und verweist dabei sowohl auf die
genetische als auch auf die allgemeine
Variabilität, welche die Inhaltsstoffe der
Kamillenblüten qualitativ und quantitativ beeinflussen können. Als Konse-
quenz fordert er die Kultivierung adap-
tierter Zuchtsorten.

4.3.5 Kamillenzüchtung

Im Gegensatz zur Züchtung von Nahrungspflanzen beginnt die Kamillenzüchtung in ersten Anfängen erst etwa
Mitte des 20. Jahrhunderts [240], und
auch heute noch besteht der größte Teil
der Handelsdrogen aus einem heteroge-
nen Konglomerat von Einzelpflanzen.
In den Erzeugerländern, z. B. in Ägypten und Argentinien, gewinnt man das
Saatgut nach wie vor aus dem Absieb
spätgeernteter, zerfallender Blüten. Es
erfolgt dabei keinerlei Selektion − weder nach morphologischen noch nach
chemischem Merkmalen.

Die ersten züchterischen Bemühungen orientierten sich nur am Ertrag sowie an erntetechnischen Gesichtspunk-
ten, beispielsweise der Großblütigkeit
und Anordnung der Blüten in einer
Ebene [258, 259]. Das pharmazeutisch
und medizinisch interessante Züchtungsziel − die Selektion von Exempla-
ren mit hohem Wirkstoffgehalt und optimaler Wirkstoffkombination anhand
chemischer Untersuchung zahlreicher
Einzelindividuen − wurde erst relativ
spät aufgegriffen. Als erstes Kriterium
fand dabei der Gesamtgehalt an ätherischem Öl sowie der Gehalt an Chamazulen (Blauöl) Berücksichtigung. Mit
Hilfe der Colchicinbehandlung konnten
tetraploide Sorten wie „Bodegold"
(DDR), „Zloty Lan" (Polen) und „BK 2"

(Ungarn) erzeugt werden. Diese tetraploiden Kamillen weisen einen hohen Gehalt an ätherischem Öl und Chamazulen auf, jedoch neigt die Droge durch den relativ lockeren Aufbau des Blütenkörbchens leicht zum Zerfallen und zur Bildung von „Kamillengrus" [260].

1977 wurde anhand der gaschromatographischen Analyse von 1 000 Einzelpflanzen der Kulturvarietät „Bohemia" durch Motl und Mitarb. [179] die quantitative Verteilung von Farnesen, $(-)$-α-Bisabolol, Bisabololoxid A und B, Bisabolonoxid, Chamazulen sowie der cis-Spiroether verfolgt und dabei eine große Variabilität innerhalb dieser relativ „einheitlichen" Anbausorte festgestellt. Durch Polyploidisierung und Selektion wurde daraus anschließend eine Population mit großen Blüten und konstantem Inhaltsstoffspektrum gewonnen und die Sorte als „Kosice I" bezeichnet. Die gleichen Autoren erhielten durch Polyploidisierung und Selektion einer spanischen Herkunft die tetraploide Kulturvarietät „Kosice II" mit hohem Gehalt an $(-)$-α-Bisabolol und Chamazulen sowie niedrigen Bisabololoxid A- und B-Mengen. Einzelpflanzen-Untersuchungen dieser Kulturvarietät ergaben bei hohem Gehalt an $(-)$-α-Bisabolol stets niedrige Anteile an den Oxiden A und B und umgekehrt bei niedrigem $(-)$-α-Bisabololgehalt stets hohe Anteile an Bisbololoxid A. Kreuzungsversuche mit diesen Chemotypen erfolgten in Isolatoren mit Bienen als Pollenüberträger. Ein Problem ergab sich aus der Tatsache, daß die durch Selbstbefruchtung hervorgegangenen Nachkommen der „$(-)$-α-Bisabololtype" in gewissem Maße von unerwünschten Oxidtypen durchsetzt waren. Dies konnte als erster Hinweis gewertet werden, daß eine Saatgutvermehrung von genau definier-

ten Chemokultivars nur dort möglich ist, wo keine Einkreuzungsgefahr durch Wildkamillen besteht. Auf die daraus für die Saatgutbeschaffung resultierenden Konsequenzen weisen an anderer Stelle ausdrücklich auch Franz [240] und Schilcher [5] hin. Nicht nur zur wissenschaftlichen Absicherung der Erkenntnisse bezüglich der genetischen Variabilität, sondern auch aus züchterischen Überlegungen heraus hat der Arbeitskreis um Franz [12, 102–106, 240, 241] umfangreiche Kreuzungsversuche durchgeführt. Dabei zeigte sich, daß $(-)$-α-Bisabolol rezessiv vererbt wird.

Die Bildung der $(-)$-α-Bisabololoxide A und B ist über Bisabolol dominant, während sich $(-)$-α-Bisabolonoxid A sowohl über Bisabolol als auch über die Bisabololoxide A und B dominant verhält [105, 106]. Auf der Grundlage dieser Erkenntnisse erfolgte nun die Züchtung einer qualitativ besonders wertvollen neuen Kamillensorte, die sich in erster Linie durch einen hohen Gehalt an Chamazulen bzw. Matricin und $(-)$-α-Bisabolol auszeichnet. Diese als „Manzana" bezeichnete neue Kamillensorte ist tetraploid und weist gegenüber der sortenrechtlich geschützten diploiden „Degumille®" mehrere Vorteile auf, die in Tabelle 4.20 einander gegenübergestellt sind. Als Ausgangsmaterial für die „Manzana" verwendet man die diploide „Degumille®", welche in Spanien endemisch vorkommt. Die Tetraploidierung wurde mittels 0,05%iger Colchicinlösung an fünf bis sieben Tage alten, gut entwickelten Kamillenkeimlingen vorgenommen. Da die ersten tetraploiden Bestände sowohl morphologisch als auch bezüglich ihrer Inhaltsstoffe noch sehr heterogen waren und keinesfalls den im folgenden aufgezählten Zuchtzielen entsprachen [240], mußte in der

Tab. 4.20: Merkmale und Eigenschaften der neuen tetraploiden Kamillensorten Manzana im Vergleich zum diploiden Ausgangsmaterial Degumille® (nach Franz et al [240])

	Dgumille diploid	nach Tetra- ploidisierung	Manzana tetraploid
Wuchs	aufrecht, verzweigt	aufrecht, verzweigt	aufrecht, weniger verzweigt
Krautentwicklung	mittel	stark	mittel
Wuchshöhe zur Blüte	50–60 cm	55–80 cm	70 ± 5 cm
Blühbeginn (Herbstsaat, Mitteleuropa)	Ende Mai	Juni	Mitte Juni
Blühzone	20 cm	30 cm	$\geqq 10$ cm
Blütenkörbchen innerer Durchmesser Trockenmasse Eintrocknungsverhältnis	ca. 10 mm ca. 30 mg 4,4	9–17 mm 25–45 mg 5,5	ca. 15 mm ca. 40 mg 5,2
Blütendrogen-Ertrag	ca. 500 kg/ha	ca. 500 kg/ha	ca. 800 kg/ha
Kraut: Blüten-Verhältnis	5,4	5,7	≈ 4
Äther. Öl in Droge	1 %	1 %	1 %
Chamazulen in Droge mindestens	150 mg %	ca. 150 mg %	150–240 mg %
Bisabolol in Droge mindestens	200 mg %	ca. 300 mg %	300–500 mg %

Folge über mehrere Generationen und aus vielen tausend Einzelpflanzen mit zunehmender Schärfe selektiert werden. Nach rund fünfjähriger Züchtungsarbeit ist es unter kombiniertem Einsatz von Klimakammern, Gewächshaus und Freilandflächen (an zwei Standorten) gelungen, eine „Kamillensorte" zu züchten (Anmerkung: bei Arzneipflanzen gibt es in der Bundesrepublik Deutschland leider immer noch nicht die Möglichkeit des Sortenschutzes wie er für Nutzpflanzen wie Getreide, Gemüse, Obst etc. besteht. Eine Ausnahme existiert lediglich für Linum usitatissimum und Cucurbita pepo Kultivars, da beide gleichzeitig Nutzpflanzen sind), die folgende Zuchtziele weitgehend erfüllt:
● hohe Keimfähigkeit der Samen

● gleichmäßiger Wuchs mit grundständiger Verzweigung und vielen Blüten (günstiges Kraut-Blüten-Verhältnis)
● Krankheitsresistenz
● einheitlicher Blühtermin
● große Blütenköpfchen in einer Ebene
● geringe Grusbildung (Anm.: bei den bisherigen tetraploiden Züchtungen kam es zu erheblicher Grusbildung [260])
● Gehalt an ätherischem Öl um 1 % (Anm.: das DAB 9 fordert 0,4 %)
● hoher relativer Gehalt an Matricin bzw. Chamazulen, (−)-α-Bisabolol und Spiroethern
● geringer relativer Gehalt an Bisabololoxiden A und B sowie an Bisabolonoxid A

Mit dem Chemokultivar „Manzana" ist ein wesentlicher Schritt zur Qualitätssicherung von Kamillen-Arzneimitteln gemacht worden.

4.3.6 Anbau, Ernte, Aufbereitung, Lagerung

4.3.6.1 Anbau

Unter dem Titel „Verstehen Sie Kamille anzubauen?" beschreibt 1968 Vrany ausführlich die bis dahin erworbenen Erkenntnisse über den Kamillenanbau [242]. Vorher hatten sich bereits Heeger [262] und Schröder [263] mit dem Anbau von Matricaria chamomilla intensiv beschäftigt. Vor dem Hintergrund langjähriger eigener Erfahrung mit dem Anbau von Kamille beschreibt schließlich 1982 Ebert [264] in seinem Buch „Arznei- und Gewürzpflanzen – ein Leitfaden für Anbau und Sammlung" in zwar kurzer aber übersichtlicher und ausreichender Form die wichtigsten Details. Konkrete Einzelergebnisse wurden schließlich noch von der Arbeitsgemeinschaft für Arzneipflanzenbau (angesiedelt beim Bayerischen Bauernverband und am Lehrstuhl für Gemüsebau der TU München-Freising) in ihren Jahresberichten [243] in Zusammenarbeit mit der Bayerischen Landesanstalt für Bodenkultur und Pflanzenbau veröffentlicht. Demnach stellt die Kamille kaum klimatische Ansprüche, sie wächst in feuchten und trockenen Klimaten und ist dementsprechend auch über ganz Europa bis zum 63° nördlicher Breite sowie in Westasien, Nordafrika, Süd- und Nordamerika wildwachsend verbreitet. Bei geringen Tageslängen (Kurztag) ist allerdings kaum ein Blütenansatz festzustellen [79]. Hinsichtlich des Bodens gedeiht sie fast auf allen Böden, nur auf sehr sauren und nassen Böden läßt sich die Kamille nicht kultivieren [262, 265].

Von der Bodenqualität sind allerdings die Erträge und die Qualität der Droge abhängig. So steigen die Erträge auf Schwarzerde- und Aueböden und sinken auf Braunerde- und Sandböden ohne Humus. Gute Erträge erzielt man auch auf sandigen Lehmböden [263] mit mittelfeuchtem Klima.

Zu widersprüchlichen Ergebnissen führten Untersuchungen zur Ermittlung des optimalen Boden-pH-Wertes. Während Heeger [262] einen pH-Wert von 7,3 bis 8,1 als optimal angibt, fand man in jüngeren Untersuchungen [266], daß sowohl der Blütenertrag als auch der Gehalt an ätherischem Öl bei einem Boden-pH zwischen 5 und 6 am höchsten war.

Ebert [264] empfiehlt als *Grunddüngung* – 10–25 kg/ha Stickstoff als Kalkammonsalpeter, 30–50 kg/ha Superphosphat, 100–150 kg/ha Kali und 200–300 dt/ha Kompost. Die Arbeitsgemeinschaft für Arzneipflanzenbau [243] ermittelte pro Hektar einen Nährstoffentzug von etwa 60 kg Stickstoff, 22–33 kg P_2O_5, 120–150 kg K_2O, 40 kg Calcium und je 5 kg Magnesium und Natrium bei Erträgen von rund 10 dt/ha Blüten und 30 dt/ha Kraut. Vömel [244] weist darauf hin, daß bei der Verwendung mineralischer Dünger vorsichtig dosiert und in einem, dem Bedarf der jeweiligen Pflanzenart angepaßten Nährstoffverhältnis gedüngt werden muß. In Gefäßversuchen stellte Vömel [243, 267] eine mit steigender Stickstoffdüngung verzögerte Blütenreife fest, während zunehmende Kaliumversorgung den Blühtermin vorverlegte. Die Blütenerträge an Frisch- und Trockenmasse wurden durch Kalium-Düngung stärker beeinflußt als durch Stickstoffdüngung, indem höhere Kaliumgaben sowohl eine Zunahme der Blütenbildung als auch

ein Ansteigen des Einzelblütengewich-
tes zur Folge hatte, woraus dann ein
deutlicher Anstieg des Drogenertrages
resultierte. Möllenhoff [269] gibt in seiner Diplomarbeit 1983 eine Übersicht
der Düngungsempfehlungen von sechs
verschiedenen Bearbeitern, die zum
Teil recht unterschiedlich sind (Tab.
4.21).

Für den Kamillenanbau gilt nach wie
vor die Grundempfehlung von Vrany
[242], die Stickstoffzufuhr niedrig zu
halten, damit ein unerwünschtes Kraut-
wachstum und damit verbunden ein
nachfolgendes Niederliegen der Pflanze
verhindert wird. Dagegen verleihen aus-
reichende Kalium- und Phosphatgaben
dem Stengel so viel Festigkeit, daß sich
die Blüten vor allem auch mit kurzem
Stiel pflücken lassen. Da Kalium aber
auch noch einen Einfluß auf die Blüten-
zahl, das Einzelblütengewicht und den
Blühtermin besitzt, schlagen Franz und
Kirsch [254] ein Nährstoffverhältnis von
Stickstoff: Kalium wie 1 : 2 vor.

Hölzl [274] konnte schließlich bei Ein-
bauversuchen mit ^{14}C-Natriumacetat
feststellen, daß die Inkorporationsrate
dieser Substanz in das ätherische Öl der

Kamillenbüten bei Stickstoffmangelpflanzen 5–10 Mal höher ist als bei Stick-
stoffüberschußpflanzen. Bei letzteren
wurde neben der geringeren Gesamt-
einbaurate auch ein niedrigerer Bisa-
bololoxidgehalt festgestellt.

Die wohl größte Bedeutung beim Kamillenanbau muß der sorgfältigen Vorbereitung der zum Anbau vorgesehenen
Fläche beigemessen werden [242, 243,
255, 262, 264, 269]. Als Vorfrucht eignen
sich nach Ebert [264] Kartoffeln, Futter-
und Zuckerrüben, Mais und Winterge-
treide, dagegen nicht Grünfutter. Ebenso ist ein Weideumbruch ungeeignet.
Als Lichtkeimer müssen die Kamillensamen auf einen genügend befestigten
Boden, möglichst bei Windstille, ausge-
sät werden. Die oberste Bodenschicht
sollte eine feine, lockere Krümelstruk-
tur aufweisen. Damit die Samen an der
Bodenoberfläche verbleiben, erfolgt vor
und nach der Aussaat eine Bearbeitung
mit der Glattwalze. Eine Verschläm-
mung durch nachfolgenden Regen muß
unbedingt vermieden werden. Sollte
dies dennoch eintreten, muß mit Hilfe
einer Cambridge-Walze oder eines
Striegels die Verkrustung gelockert wer-

Tab. 4.21: Düngungsempfehlungen im Kamillenanbau in kg/ha [269]

		N	P_2O_5	K_2O	[Lit.]
1. Becker-Dilling	1943	N + K betont			[270]
2. Ebert, K.	1949	52–104	15–30	160–240	[271]
3. Freudenberg	1954	26	18	240	[272]
4. Heeger, E. F.	1956	30–40	40–60	120–140	[262]
5. Schröder, H.	1964	40–80	36–45	80–120	[263]
6. Schröder, H.	1965	40–80	36–45	80–120	[268]
7. Fink. A.	1978	60–80	20–30	70–100	[273]
8. Ebert, K.	1982	20–50	30–50	100–150	[264]
		+ 200–300 dt/ha Kompost			

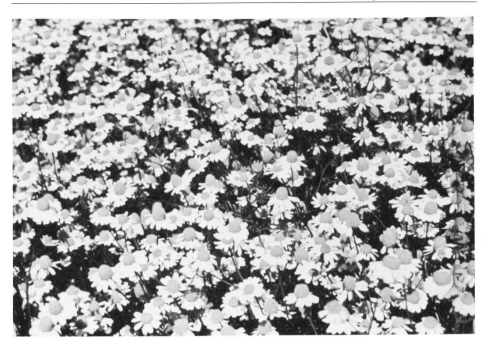

Abb. 4.31: Mit Linuron behandeltes Kamillenfeld

den. Die Aussaat erfolgt meist mit Sand als Aufmischgut mit Hilfe einer Drillmaschine mit hochgestellten Drillscharen. Damit eine gute spätere Bearbeitung des Feldes (z. B. Unkrautentfernung, Lockerung des Bodens etc.) gewährleistet ist, empfiehlt sich ein Reihenabstand von 50 cm. Die Aussaatmenge richtet sich nach der Saatgutbeschaffenheit (Reinheit und Keimfähigkeit) und liegt zwischen 2 und 3 kg/ha [262, 264] bzw. 6 und 8 kg/ha [243] bei Saatgut mit schlechter Keimfähigkeit. Da die Kamille winter- und sommerannuell ist, kann die Aussaat sowohl im Herbst als auch im Frühjahr erfolgen. Als Frostkeimer ergibt der Kamillensame in der Regel jedoch bei einer Herbstaussaat ertragreichere Bestände [243]. Die Keimfähigkeit wird in der Regel allerdings bei Zimmertemperatur geprüft.

Die Reinheitsanforderungen der Arzneibücher, die Qualitätserwartungen der Verbraucher und die Anwendung rationeller Erntemethoden machen nicht nur einen unkrautfreien Bestand zur unabdingbaren Voraussetzung, sondern sie fordern auch Maßnahmen zur Drogenschädlingsbekämpfung und machen somit den Einsatz von Pestiziden nahezu unumgänglich [275]. Der *Herbizideinsatz* bei Kamillenkulturen ist gut untersucht [242, 243, 275-295] und es fehlt auch nicht an geeigneten Vorschlägen [242, 243, 264, 275, 277, 295]. Von den über 15 chemischen Stoffklassen, die als Herbizide eingesetzt werden, besitzen für den Kamillenanbau nur die *Triazine* (z. B. Atrazin, Desmetryn, Prometon, Prometryn, Propazin, Simazin usw.), die *Harnstoffderivate* (z. B. Afalon, Aresin, Maloran, Velvar etc.), die *Carbaminsäurederivate* (z. B. Chlorbufan, Chlorpropham etc.) und die *Ethofumesate* (z. B. Tramat) eine Bedeutung. Für den Kamillenanbau als besonders geeignet erwiesen sich die Harnstoff-Herbizide, beispielsweise Linuron in einer Menge von 3 kg/ha [275] (siehe Abb. 4.31), oder Maloran 2 kg/ha [295] bzw. Afalon 1,5 kg/ha [264], gefolgt von den Triazinderivaten (z. B. Atrazin in einer Menge von 2 bis 3 kg/ha oder Propazin 1,5–2 kg/ha [277] und Propyzamid (z. B. Kerb 50/W in einer Menge bis zu 3 kg/ha).

Bei der Anwendung der Herbizide ist zu berücksichtigen, daß der unmittelbare Kontakt zwischen keimenden Kamillensamen und Herbizid eine weitgehende Vernichtung der Kamille zur Folge hat. Die Herbizidbehandlung muß also zweckmäßigerweise im Nachlauf durchgeführt werden, etwa 5 Wochen nach dem Auflaufen bei einer Wuchshöhe von 4–5 cm (= Rosettenbildung). Ferner dürfen die Herbizide nicht um die Mittagszeit versprüht werden. Zu Schädigungen der Kulturpflanze kann es ferner kommen, wenn nach der Spritzung eine längere trockene und sehr heiße Periode folgt. Nur bei phytotoxisch wirksamen Herbizidkonzentrationen, also bei unsachgemäßer Anwendung, die aus rein wirtschaftlichen Gründen selten vorkommen dürfte, kann es zu einer chemischen Veränderung des ätherischen Öles kommen [286]. Folgende *Unkräuter* können in Kamillenkulturen bei uns auftreten: Agropyron repens, Agrostemma githago, Alopecurus myosuroides, Anthemis species (!), Aristolochia species, Avena fatua, Cirsium arvense, Convolvulus spec., Dictamnus albus, Festuca spec., Galium spec., Linaria vulgaris, Lolium spec., Plantago spec., Rumex spec., Sonchus spec., Stellaria media, Vicia spec. und Veronica spec.

Nach Mühle [296] und Heeger [262] kann Matricaria chamomilla von verschiedenen *Krankheiten* und *Schaderre-*

gern befallen werden. Als Pflanzenkrankheiten werden der Befall der Blüten, Blätter und Stengel mit Mehltauarten (Peronospora leptosperma DeBy. und Peronospora radii DeBy.) sowie einem Schlauchpilz (Pleospora herbarum Pers.) genannt. Der Einsatz von Fungiziden erfolgt nach unseren Rückstandsuntersuchungen [275, 290] offensichtlich selten bzw. zumindest so, daß keine nachweisbaren Rückstände in den Blüten verbleiben.

Größere Probleme dagegen bereitet der Befall mit *tierischen Drogenschädlingen* während der Wachstumsphase, der Blütenaufbereitung und der Lagerung. Der Hauptschädling, insbesondere in den ägyptischen Anbaugebieten, ist die Bohrfliege (Tryptetidae), welche bereits auf dem Feld in den hohlen Blütenboden ihre Eier ablegt (Abb. 4.32). Bei der Lagerung der Blüten kommt es dann zur Entwicklung der Maden und Larven. In einem solchen Fall muß bereits die Kamillenkultur mit einem Insektizid behandelt werden. Weitere Schädlinge, die bereits während der Wachstumsphase, Ernte und Trocknung auftreten können, sind: Rüsselkäfer (Apion-Arten), Glanzkäfer (Meligethes-Arten), Glattkäfer (Olibrus aenus), verschiedene

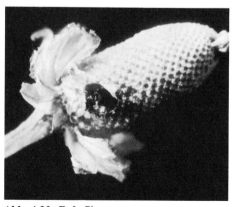

Abb. 4.32: Bohrfliege

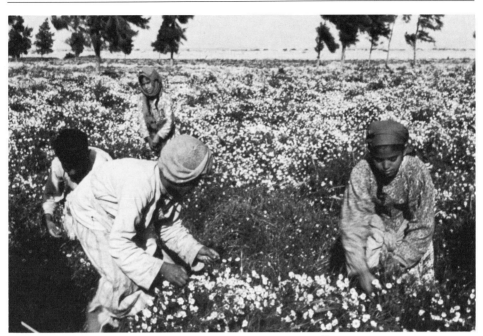

Abb. 4.33: Fingerpflücke der Kamillenblüten durch Kinder in Ägypten

Raupenarten (z. B. Cucullia chamomilla, C. umbratical, C. tanaceti, C. artemisiae), Blattläuse (z. B. Aphis fabae Scop., Aphis evonymi FCB, Brachycaudus chamomillae Koch, Brachycaudus helichrysi Katt.) und Wanzenarten (z. B. Lygus pratensis L., Plagiognathus chrysanthemi Wolff., Calacoris norvegicus Gmel. u. a.). Auf die Lagerschädlinge sowie auf die Pestizidrückstandsbestimmungen wird später eingegangen.

4.3.6.2 Ernte
Der Erntezeitpunkt der Blütenköpfchen ist so zu wählen, daß ein Kompromiß zwischen Blütenertrag, Gesamtgehalt an ätherischem Öl und Zusammensetzung des ätherischen Öles besteht. Nach der von der Arbeitsgemeinschaft Arzneipflanzenbau [243] vorgeschlagenen „Blüh-Index-Formel"

$$\text{Blüh-Index} = \frac{V - Kn}{Kn + eB + V}$$

V = verblühende Blüten (u. a. geeignet zur Samengewinnung

Kn = noch nicht aufgeblühte Blütenknospen

eB = erntereife Blüten (Röhrenblüten + Zungenblüten aufgeblüht)

wäre die erste Blütenpflücke vorzunehmen, wenn der Blüh-Index den Wert von − 0,3 bis − 0,2 erreicht. Da sich je nach Standort, Klimabedingungen und Kultivar die Blüte zwischen mehreren Wochen bis zu drei Monaten erstreckt — Ebert schreibt von 8–10 möglichen Pflückdurchgängen bei einer Fingerpflücke [264] — ist diese Formel ein gutes Hilfsmittel zur Ermittlung des jeweiligen optimalen Erntetermins. In der Praxis wird in der Regel zweimal, seltener dreimal geerntet. Vordringlich ist aber darauf zu achten, daß eine Selbstaussaat durch überblühte Blüten vermieden wird, weil es dadurch zu einer Degenerierung des Bestandes kommen kann. Da die Kamille über Jahre mit sich gut verträglich ist, erfolgt der Kamillenanbau in der Regel jahrelang auf derselben Anbaufläche. Die Ernte der Blütenköpfchen kann verschiedenartig erfolgen, wobei die sauberste aber auch arbeitsintensivste Methode das Pflücken mit den *Fingern* darstellt. Dies wird in der Bundesrepublik Deutschland nur mehr bei Kleinbeständen und auch im Ausland nur mehr vereinzelt z. B. in Ägypten (siehe Abb. 4.33) vorgenommen. Die Pflückleistung an erntefrischen, kurzgestielten Kamillenblüten beträgt bei der Fingerpflücke 3–5 kg pro Stunde. Etwas höhere Pflückerträge erzielt man bereits mit sogenannten *Kamillenpflückkämmen* (10–18 kg/h erntefrische Köpfchen)

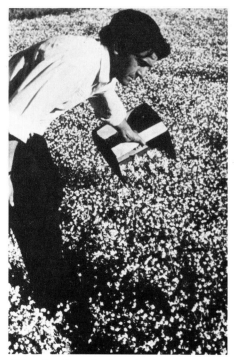

Abb. 4.34: Ernte der Kamillenblüten mit Hilfe eines sogenannten Kamillenpflückkammes

(siehe Abb. 4.34). Der großflächige erwerbsmäßige Kamillenanbau bedient sich heute im In- und Ausland maschineller Ernteverfahren, bei denen die Pflückleistung 200–300 kg/h beträgt. Seit 1962 sind in Deutschland und wenig später auch im Ausland (z. B. in Argentinien und Ungarn) *Kamillenpflückmaschinen* im Einsatz [264], welche die Blütenköpfchen auf dem Feld selbsttätig und vollmechanisch als Selbstfahrer (Type 1 / Type 2), als Frontträgergerät (Type 3) oder als Vollernter (siehe Abb. 4.35) pflücken. Eine maschinelle Ernte ist insbesondere dann erfolgreich durchzuführen, wenn es sich um eine großköpfige Kamillensorte handelt, bei der die Blütenköpfchen nahezu in einer Ebene stehen, wie dies z. B. bei der neuen Zuchtsorte Manzana der Fall ist. Diese maschinelle Blütenernte, aus der der Hauptanteil der Handelsdroge stammt, hat aber auch zur Folge, daß die Arzneibuchbeschreibungen (DAB 7, DAB 8, DAB 9) der Kamillenblüten, die demnach nur „manchmal" 10–20 mm lange Stielreste besitzen, nicht zutreffen [297] bzw. nicht eingehalten werden können (siehe Abb. 4.36 und Abb. 4.37). Die nicht „manchmal", sondern fast immer vorhandenen 20–30 mm langen Stielreste beeinträchtigen keinesfalls den medizinischen Nutzen, sofern das Blütenköpfchen den erforderlichen Gehalt an Inhaltsstoffen besitzt und sollten dementsprechend auch in den Arzneibuchbeschreibungen als Realität erscheinen und erlaubt sein.

Blütenbesetztes Kamillenkraut zur Herstellung von Herba Chamomillae cum floribus, welches für die Produktion von Filterbeuteltee verwendet wird, erntet man mit Hilfe von Kreiselmähern, Mähladern, Gebläsehäckslern oder mit Vollerntemaschinen [264].

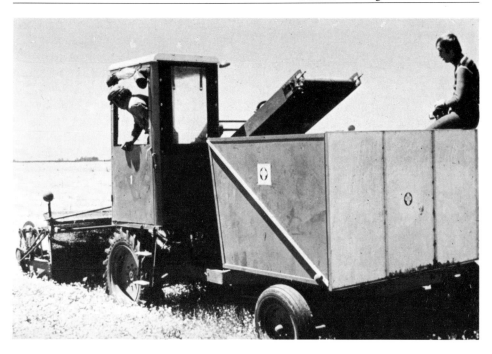

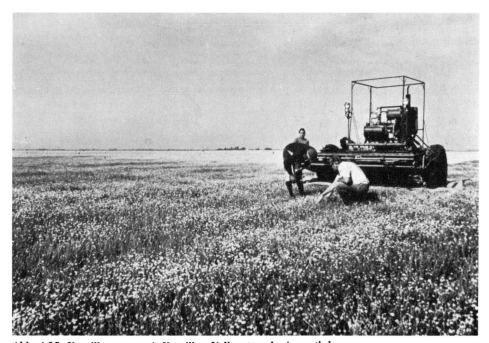

Abb. 4.35: Kamillenernte mit Kamillen-Vollerntern in Argentinien

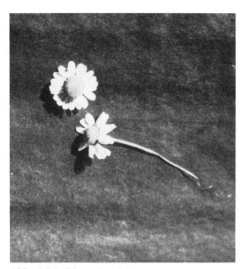

**Abb. 4.36: Blütenköpfchen,
oben: fingergepflückt, ohne Stielreste
unten: maschinengeerntet, kurzstielig**

4.3.6.3 Trocknung

1 Tonne Frischblüten liefert je nach Standort 180–250 kg Droge und 1 Tonne frisches Kamillenkraut 200–250 kg getrocknetes Pflanzenmaterial [264]. Das Trockengut darf maximal eine Restfeuchtigkeit von 10 % aufweisen; sie sollte im Idealfall bei rund 7 % liegen [262, 297]. Die Trocknung der Kamillenblüten erfolgt entweder auf natürliche oder in modernen Erzeugerbetrieben auf künstliche Weise. Die natürliche Trocknung wird auf Horden vorgenommen (Abb. 4.38), wobei darauf zu achten ist, daß die frischen Blüten in lockerer, wenig hoher Schicht (etwa 1 kg Frischgut auf 1 m² Hordenfläche) ausgebreitet werden. Die Trocknung sollte im Schatten, am besten in gut durchlüfteten Drogenschuppen (Abb. 4.39) erfolgen. Direkte Sonnenbestrahlung, insbesondere zusammen mit hoher Luftfeuchtigkeit, kann zu beträchtlichen Verlusten an ätherischem Öl führen (siehe dazu auch

Kapitel 4.1.2). Die natürliche Trocknung dauert in der Regel 5–6 Tage.

Die künstliche Trocknung wird in Flächen-, Band- und Kipphordentrocknern bei einer Temperatur von 35 bis 45 °C vorgenommen und dauert etwa 6 bis 8 Stunden. Hierbei ist lediglich zu beachten, daß die frischen Kamillenblüten ohne Druckanwendung locker und in dünner Schicht auf die Trocknungsbänder aufgebracht werden und eine indirekte Warmluftbeschickung der Anlagen erfolgt. In älteren Anlagen stammte die Warmluft direkt aus der Heizungsquelle.

4.3.6.4 Lagerung und Verpackung

Die Lagerung der Kamillenblüten muß in trockenen und durchlüftbaren Räumen, möglichst unter 25 °C erfolgen. Im Drogenhandel werden Kamillenblüten je nach Verwendungszweck entweder in Kartons bzw. in Kisten aus Spanholzplatten (sogenannte „Apothekerkamille", siehe Abb. 4.40) oder in 70–75 kg schweren Ballen, verpackt in Jutesäcke (sogenannte „Industriekamille", siehe Abb. 4.41) gelagert. Kunststoffverpackungen sind zur Einlagerung nicht geeignet [264].

Bei Verpackungsmaterial, wie es die Monographie für die Standardzulassung vorsieht, nämlich geklebte Blockbodenbeutel bzw. Seitenfaltenbeutel aus einseitig glattem, gebleichtem Natronkraftpapier 50 g/m², gefüttert mit gebleichtem Pergamyn 40 g/m², beträgt die Haltbarkeit als Arzneibuchware maximal zwei Jahre. Daß bei der Lagerung von Ätherischöldrogen das Verpackungsmaterial eine wichtige Rolle spielt, zeigen die in Tab. 4.22 zusammengefaßten Untersuchungsergebnisse von Schilcher [298] mit verschiedenen Verpackungsmaterialien. Hier wird vor

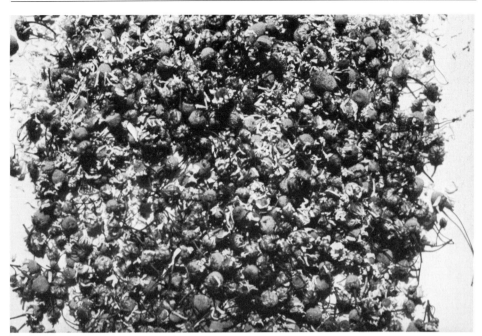

Abb. 4.37: Blütenköpfchen, maschinell geerntet mit 20 bis 30 mm langen Stielresten

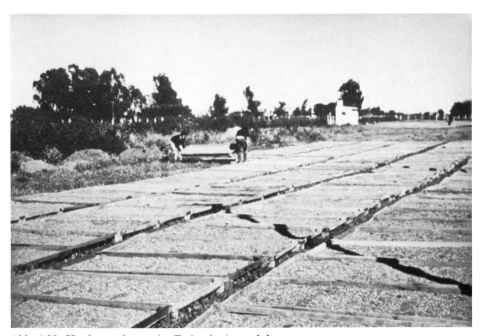

Abb. 4.38: Hordentrocknung im Freien in Argentinien

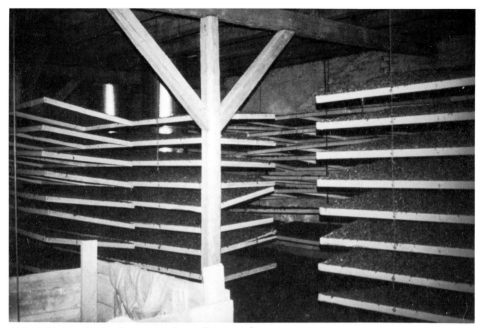

Abb. 4.39: Hordentrocknung in einem Drogenschuppen

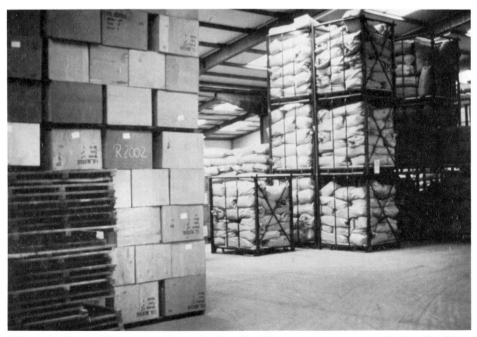

Abb. 4.40: Spanholzkistenverpackung für Kamillenblüten, sogenannte „Apotheker-Kamille"

Tab. 4.22: Eignungsprüfung verschiedener Verpackungsmaterialien zur Lagerung von Ätherischöldrogen nach Schilcher

Flores Chamomilleae mit Ausgangswert von 0,5 Vol. % an äther. Öl			
Verpackungsmaterial	Menge nach 1 Jahr in Vol. %	Verlust (−) gegenüber Blechdose ca. %	Verlust (−) gegenüber Ausgangswert ca. %
(1) **Blechdosen** (Horo-Standdosen), die mit einem Klebestreifen dicht verschlossen waren	0,45	−	− 10
(2) Dickwandige, undurchsichtige **Kunststoff**-Flaschen aus Niederdruck-polyethylen mit einem Schraubverschluß	0,41	− 8,8	− 18
(3) Maschinell verschlossene Teepackungen mit Außenkarton (Faltschachtel) und einer Innentüte aus **fettdichtem und aromafestem, satiniertem Pergamynpapier**	0,41	− 8,8	− 18
(4) **Plastikbeutel** deren Kunststoffnatur unbekannt war (lediglich Polyamid war ausgeschlossen) und die mit einem biegsamen Metallstreifen verschlossen wurden	0,29	− 35,5	− 42
(5) **Plastikbeutel** wie unter (4), aber zusätzlich noch in einem Außenkarton (Faltschachtel) gesteckt	0,31	− 31,1	− 38
(6) **Tüten aus beschichtetem Papier** (mit Diophan beschichtet) und durch Verschweißen verschlossen	0,43	− 4,4	− 14
(7) Lackierte, farbige und bedruckte Tüten aus einem unbeschichteten Spezialpapier (**Natronkraftpapier**) und durch Verschweißen verschlossen	0,37	− 17,7	− 26
(8) **Gewöhnliche weiße Papiertüten**, wie sie zur üblichen Abfüllung (Versuche wurden 1968 durchgeführt!) loser Drogen im Einzelhandel verwendet wurden/werden und nach Umknicken mit einem Tesastreifen verschlossen. Die Tüten stammten aus einer Apotheke	0,29	− 35,5	− 42
(9) **Gewöhnliche weiße Tüten**, wie unter (8), lediglich in diesem Falle in einem Reformhaus besorgt	0,28	− 37,7	− 44
(3) Maschinell verschlossene Teepackungen mit Außenkarton (Faltschachtel) und einer Innentüte aus **fettdichtem und aromafesten, satiniertem Pergamynpapier** (bei niedrigen Temperaturen im Keller)	0,44	− 2,2	− 12

Cortex Aurantii mit Ausgangswert von 5,0 Vol. % an äther. Öl			
Verpackungsmaterial	Menge nach 1 Jahr in Vol. %	Verlust (−) gegenüber Blechdose ca. %	Verlust (−) gegenüber Ausgangswert ca. %
(1) **Blechdosen** (Horo-Standdosen), die mit einem Klebestreifen dicht verschlossen waren	1,45	−	− 71,0
(2) Dickwandige, undurchsichtige **Kunststoff**-Flaschen aus Niederdruck-polyethylen mit einem Schraubverschluß	1,17	− 19,3	− 76,6
(3) Maschinell verschlossene Teepackungen mit Außenkarton (Faltschachtel) und einer Innentüte aus **fettdichtem und aromafestem, satiniertem Pergamynpapier**	1,28	− 11,8	− 74,4
(4) **Plastikbeutel** deren Kunststoffnatur unbekannt war (lediglich Polyamid war ausgeschlossen) und die mit einem biegsamen Metallstreifen verschlossen wurden	1,08	− 25,5	− 78,4
(5) **Plastikbeutel** wie unter (4), aber zusätzlich noch in einem Außenkarton (Faltschachtel) gesteckt	1,09	− 24,9	− 78,2
(6) **Tüten aus beschichtetem Papier** (mit Diophan beschichtet) und durch Verschweißen verschlossen	1,30	− 10,4	− 74,0
(7) Lackierte, farbige und bedruckte Tüten aus einem unbeschichteten Spezialpapier (**Natronkraftpapier**) und durch Verschweißen verschlossen	1,12	− 22,8	− 77,6
(8) **Gewöhnliche weiße Papiertüten**, wie sie zur üblichen Abfüllung (Versuche wurden 1968 durchgeführt!) loser Drogen im Einzelhandel verwendet wurden/werden und nach Umknicken mit einem Tesastreifen verschlossen. Die Tüten stammten aus einer Apotheke	1,00	− 31,0	− 80,0
(9) **Gewöhnliche weiße Tüten**, wie unter (8), lediglich in diesem Falle in einem Reformhaus besorgt	0,80	− 44,9	− 84,0
(3) Maschinell verschlossene Teepackungen mit Außenkarton (Faltschachtel) und einer Innentüte aus **fettdichtem und aromafesten, satiniertem Pergamynpapier** (bei niedrigen Temperaturen im Keller)	3,85	+ 265,5	− 23,0

Die Lagerungsversuche wurden bei üblicher Zimmertemperatur (in den Sommermonaten gelegentlich über 30 °C) in einem trockenen Raum, der in etwa den Vorrats- und Lagerräumen im Einzelhandel (Apotheke, Drogerie, Reformhaus etc.) entspricht, vorgenommen. Mit dem Packungsmaterial (3) wurde eine zusätzliche Kontrolle in einem trockenen Keller bei einer Temperatur zwischen 10 °C und 15 °C durchgeführt.

Tab. 4.22: (Fortsetzung)

Fol. Menth. pip. mit Ausgangswert von **1,1 Vol. %** an äther. Öl

Verpackungsmaterial	Menge nach 1 Jahr in Vol. %	Verlust (−) gegenüber Blechdose ca. %	Verlust (−) gegenüber Ausgangswert ca. %
(1) **Blechdosen** (Horo-Standdosen), die mit einem Klebestreifen dicht verschlossen waren	0,97	–	− 12,0
(2) Dickwandige, undurchsichtige **Kunststoff**-Flaschen aus Niederdruck-polyethylen mit einem Schraubverschluß	0,91	− 6,2	− 17,3
(3) Maschinell verschlossene Teepackungen mit Außenkarton (Faltschachtel) und einer Innentüte aus **fettdichtem und aromafestem, satiniertem Pergamynpapier**	0,83	− 15,0	− 25,0
(4) **Plastikbeutel** deren Kunststoffnatur unbekannt war (lediglich Polyamid war ausgeschlossen) und die mit einem biegsamen Metallstreifen verschlossen wurden	0,53	− 46,0	− 52,0
(5) **Plastikbeutel** wie unter (4), aber zusätzlich noch in einem Außenkarton (Faltschachtel) gesteckt	0,60	− 38,2	− 45,5
(6) **Tüten aus beschichtetem Papier** (mit Diophan beschichtet) und durch Verschweißen verschlossen	0,87	− 10,3	− 21,0
(7) Lackierte, farbige und bedruckte Tüten aus einem unbeschichteten Spezialpapier **(Natronkraftpapier)** und durch Verschweißen verschlossen	0,70	− 27,9	− 36,4
(8) **Gewöhnliche weiße Papiertüten**, wie sie zur üblichen Abfüllung (Versuche wurden 1968 durchgeführt!) loser Drogen im Einzelhandel verwendet wurden/werden und nach Umknicken mit einem Tesastreifen verschlossen. Die Tüten stammten aus einer Apotheke	0,60	− 38,2	− 45,5
(9) **Gewöhnliche weiße Tüten**, wie unter (8), lediglich in diesem Falle in einem Reformhaus besorgt	0,60	− 38,2	− 45,5
(3) Maschinell verschlossene Teepackungen mit Außenkarton (Faltschachtel) und einer Innentüte aus **fettdichtem und aromafestem, satiniertem Pergamynpapier** (bei niedrigen Temperaturen im Keller)	0,89	− 8,2	− 19,0

Fructus Foeniculi* mit Ausgangswert von **3,8 Vol. %** an äther. Öl

Verpackungsmaterial	Menge nach 1 Jahr in Vol. %	Verlust (−) gegenüber Blechdose ca. %	Zunahme (+) u. Verlust (−) gegenüber Ausgangswert ca. %
(1) **Blechdosen** (Horo-Standdosen), die mit einem Klebestreifen dicht verschlossen waren	4,07	–	+ 7,0
(2) Dickwandige, undurchsichtige **Kunststoff**-Flaschen aus Niederdruck-polyethylen mit einem Schraubverschluß	3,57	− 12,3	− 6,0
(3) Maschinell verschlossene Teepackungen mit Außenkarton (Faltschachtel) und einer Innentüte aus **fettdichtem und aromafestem, satiniertem Pergamynpapier**	4,03	− 1,0	+ 6,0
(4) **Plastikbeutel** deren Kunststoffnatur unbekannt war (lediglich Polyamid war ausgeschlossen) und die mit einem biegsamen Metallstreifen verschlossen wurden	3,47	− 15,0	− 9,0
(5) **Plastikbeutel** wie unter (4), aber zusätzlich noch in einem Außenkarton (Faltschachtel) gesteckt	3,70	− 9,1	− 0,4
(6) **Tüten aus beschichtetem Papier** (mit Diophan beschichtet) und durch Verschweißen verschlossen	4,04	− 0,9	+ 6,2
(7) Lackierte, farbige und bedruckte Tüten aus einem unbeschichteten Spezialpapier **(Natronkraftpapier)** und durch Verschweißen verschlossen	3,95	− 3,0	+ 4,0
(8) **Gewöhnliche weiße Papiertüten**, wie sie zur üblichen Abfüllung (Versuche wurden 1968 durchgeführt!) loser Drogen im Einzelhandel verwendet wurden/werden und nach Umknicken mit einem Tesastreifen verschlossen. Die Tüten stammten aus einer Apotheke	3,63	− 11,0	− 4,5
(9) **Gewöhnliche weiße Tüten**, wie unter (8), lediglich in diesem Falle in einem Reformhaus besorgt	3,60	− 12,0	− 5,0
(3) Maschinell verschlossene Teepackungen mit Außenkarton (Faltschachtel) und einer Innentüte aus **fettdichtem und aromafestem, satiniertem Pergamynpapier** (bei niedrigen Temperaturen im Keller)	4,04	− 0,9	+ 6,2

* Bei frischen Fenchelfrüchten nimmt der Gehalt in den ersten Monaten der Lagerung noch zu!

Die Lagerungsversuche wurden bei üblicher Zimmertemperatur (in den Sommermonaten gelegentlich über 30 °C) in einem trockenen Raum, der in etwa den Vorrats- und Lagerräumen im Einzelhandel (Apotheke, Drogerie, Reformhaus etc.) entspricht, vorgenommen. Mit dem Packungsmaterial (3) wurde eine zusätzliche Kontrolle in einem trockenen Keller bei einer Temperatur zwischen 10 °C und 15 °C durchgeführt.

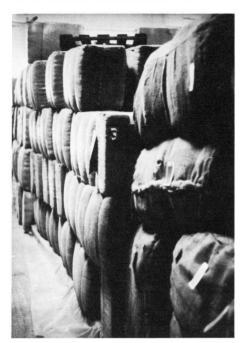

Abb. 4.41: Kamillenballen, verpackt in Jute, sogenannte „Industrie-Kamille"

allem deutlich, daß in gewöhnliche, nicht der Standardzulassungsvorschrift entsprechende Papiertüten, abgefüllte Kamillenblüten zum unmittelbaren Gebrauch bestimmt sein müssen.

4.3.6.5 Drogenschädlinge bei Kamillenblüten

Größte Beachtung ist bei der Lagerung von Kamillenblüten dem nachträglichen Befall mit der kupferroten Dörrobstmotte (Plodia interpunctella Hb.) zu widmen, da ihre Maden (Abb. 4.42) hohe Lagerschäden anrichten können. Weitere Lagerschädlinge sind der dunkelbraune Diebskäfer (Ptinus latro F.), der gelbbraune Diebskäfer (Ptinus testaceus Oliv.) (Abb. 4.43) und der Kugelkäfer (Gibbium psylloides Gzemp.). Nicht selten wird daher zur Bekämpfung dieser Vorratsschädlinge der Einsatz von Pestiziden notwendig. Bei Verwendung eines Phosphorsäureester-Insektizids,

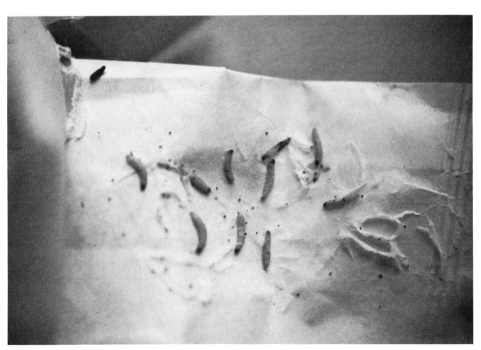

Abb. 4.42: Maden der Dörrobstmotte

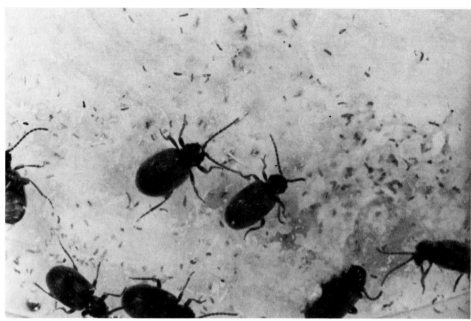

Abb. 4.43: Diebskäfer

beispielsweise Baython®, das sich zur Vorratsschädlingsbekämpfung in leeren Silos, Speichern, Markt- und Lagerhallen bestens bewährt hat, ist – sachgemäße Anwendung vorausgesetzt – kaum mit Rückständen in den Kamillenblüten zu rechnen. Anders verhält es sich dagegen mit den Insektiziden aus der Gruppe der chlorierten Kohlenwasserstoffe (beispielsweise Lindan, Heptachlor, Dieldrin, Endrin, Endosulfan, Hexachlorbenzol u. a.). Die Untersuchungsergebnisse der Rückstandsuntersuchungen von 422 Kamillenmuster des Handels im Zeitraum von 1971–1982 [275] nach dem in Tab. 4.23 aufgezeigten Untersuchungsschema lassen es als sinnvoll erscheinen, Handelskamillen auf Organochlor-Insektizide zu prüfen.

4.3.7 Zellkulturen von Chamomilla recutita (L.) Rauschert

4.3.7.1 Einleitung

Für das Anlegen einer Pflanzenzellkultur können Keimpflanzen, die unter sterilen Bedingungen aus dem Samen angezogen wurden sowie durch Oberflächensterilisation von Mikroorganismen befreite Vegetationsorgane der Pflanze, wie z. B. Wurzeln, Stengel oder Blätter benutzt werden. Kleine Stücke der sterilen Pflanzenteile (Gewebeexplantate) werden dann auf einen mit Agar verfestigten Nährboden ausgelegt, der Mineralsalze, Vitamine, Phytohormone und als Energie- und Kohlenstoffquelle einen Zucker wie Saccharose oder Glucose enthält.

Unter dem Einfluß der Phytohormone bildet sich am Gewebeexplantat ein ungeordnet wachsender Zellhaufen, ein

Tab. 4.23: Analysengang der Rückstandsbestimmung in Kamillenblüten [275, 299]

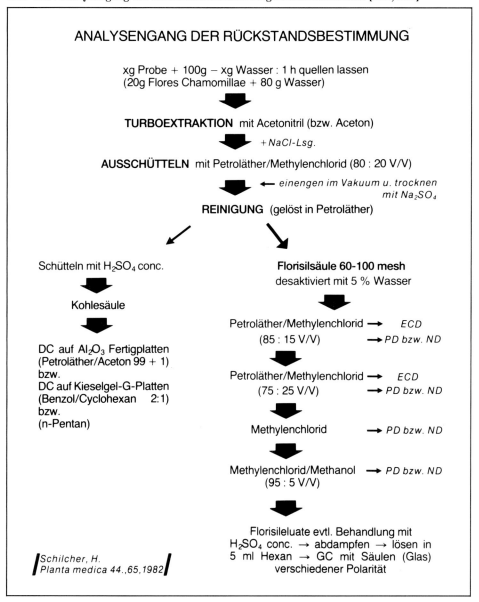

ANALYSENGANG DER RÜCKSTANDSBESTIMMUNG

xg Probe + 100g − xg Wasser : 1 h quellen lassen
(20g Flores Chamomillae + 80 g Wasser)

TURBOEXTRAKTION mit Acetonitril (bzw. Aceton)

+ NaCl-Lsg.

AUSSCHÜTTELN mit Petroläther/Methylenchlorid (80 : 20 V/V)

← einengen im Vakuum u. trocknen mit Na$_2$SO$_4$

REINIGUNG (gelöst in Petroläther)

Schütteln mit H$_2$SO$_4$ conc.

Kohlesäule

DC auf Al$_2$O$_3$ Fertigplatten
(Petroläther/Aceton 99 + 1)
bzw.
DC auf Kieselgel-G-Platten
(Benzol/Cyclohexan   2:1)
bzw.
(n-Pentan)

Florisilsäule 60-100 mesh
desaktiviert mit 5 % Wasser

Petroläther/Methylenchlorid → *ECD*
(85 : 15 V/V)   →*PD bzw. ND*

Petroläther/Methylenchlorid → *ECD*
(75 : 25 V/V)   →*PD bzw. ND*

Methylenchlorid   → *PD bzw. ND*

Methylenchlorid/Methanol   → *PD bzw. ND*
(95 : 5 V/V)

Florisileluate evtl. Behandlung mit
H$_2$SO$_4$ conc. → abdampfen → lösen in
5 ml Hexan → GC mit Säulen (Glas)
verschiedener Polarität

Schilcher, H.
Planta medica 44.,65,1982

sog. Kallus. Diesen Primärcallus kann man vom Explantat abtrennen und auf frischen Nährmedien beliebig lange weiterkultivieren. Durch wiederholte Subkultivierung erhält man so eine dauerhafte Oberflächen- bzw. Kallus-kultur. Bringt man einen Kallus in ein flüssiges Nährmedium und schüttelt diese Kultur, um die Zellen ausreichend mit Sauerstoff zu versorgen, dann spricht man von einer Flüssig- bzw. Suspensionskultur. Durch die optimale

Versorgung im Schüttelkolben wachsen die Suspensionskulturen schneller als die Oberflächenkulturen.

Inzwischen konnte für viele Pflanzenzellkulturen gezeigt werden, daß man aus ihnen wieder ganze Pflanzen regenerieren kann. Dies bedeutet, daß die Zellen der Pflanzenzellkultur totipotent sind, d. h., sie besitzen wie die befruchtete Eizelle noch die vollständige genetische Information. Da die Totipotenz auch die biochemische Information miteinschließt, würde dies im speziellen Fall der Kamille bedeuten, daß die Kamillen-Zellkultur potentiell in der Lage sein müßte, die charakteristischen Sekundärstoffe der ganzen Pflanze wie z. B. Matrizin, $(-)$-α-Bisabolol, $(-)$-α-Bisabololoxide, Polyine oder Flavonoide zu bilden. Bei genügend hoher Sekundärstoffproduktion wäre eine biotechnologische Nutzung der Kamillen-Zellkultur möglich.

4.3.7.2 Oberflächenkulturen

Aus kleinen oberflächensterilisierten Stengelstückchen des Kamillentyps BK2 erhielten Reichling und Mitarb. [305, 306, 308, 315] eine Kalluskultur (BK2/p), die aus relativ festen, halbkugelförmigen Kalli besteht. Die Kultur hat eine lange Passagedauer von ca. 90 Tagen, mit einer Generationszeit von 8 Tagen während der mittleren Wachstumsphase. Sie benötigt für ihr Wachstum die Phytohormone NES und Kinetin (2 : 1). Das meiste ätherische Öl, bezogen auf den Zellzuwachs, wird in den ersten 5 Tagen einer Passage akkumuliert, zu einem Zeitpunkt, da sich die Zellmasse nur geringfügig vermehrt hat. Im Durchschnitt enthält die Zellkultur 0,2 % ätherisches Öl bezogen auf die Trockenmasse, was ungewöhnlich viel für eine In-vitro-Kultur ist.

Durch GC-MS-Vergleich mit authentischen Substanzen konnte die Arbeitsgruppe um Reichling im ätherischen Öl der Kalluskultur folgende Substanzen identifizieren, die zusammen 73 % des Gesamtöls ausmachten: trans-ß-Farnesen (5 %), trans-α-Farnesen (1 %), Chamomillol (9 %), Caryophyllenepoxid (1 %), Spathulenol (3 %), cis-EN-IN-Dicycloether (19 %) und die beiden isomeren Chamomillaester (35 %). Vergleicht man die wasserdampfflüchtigen Substanzen der Blütenköpfchen und der Wurzel der Kamille mit denen der Kalluskultur (vgl. Tab. 4.24), so fällt auf, daß das ätherische Öl der Kalluskultur weitgehend mit dem ätherischen Öl der Wurzel übereinstimmt (vergleiche Abb. 4.11 und 4.44).

Die für das „Wurzelöl" typischen Substanzen wie Caryophyllenepoxid, Chamomillol und die isomeren Chamomillaester kommen auch im ätherischen Öl der Kalluskultur vor. Typische Substanzen des Blütenöls, wie z. B. das Matrizin und die Bisaboloide, fehlen dagegen [305]. Flavonoide konnten in der Kalluskultur ebenfalls nicht nachgewiesen werden.

Der hohe Gehalt an ätherischem Öl in der Kalluskultur dürfte hauptsächlich darauf zurückzuführen sein, daß im Kallus Ölidioblasten gebildet werden, die das gesamte ätherische Öl der Zellkultur akkumulieren. Ölidioblasten wie im Kallus findet man bei den ganzen Pflanzen nur noch im Bast der Wurzel [305, 308].

Die Ausbildung von Ölidioblasten und die Bildung von wurzeltypischen Substanzen belegen jedoch nicht hinreichend die Annahme, daß mit einer bestimmten morphologischen Differenzierung auch immer eine bestimmte und konstante biochemische Leistung

Tab. 4.24: Vergleich einer Kalluskultur mit der Kamillenpflanze

Peak GC	Substanz	% im äther. Öl	10	20	30	40	50	60	70	80	90	Nachweismethode	Blüte	Wurzel
						Tage							Vorkommen im äther. Öl von	
1	trans-β-Farnesen	5,0										GC, DC, MS-Vergl. isol. Farnesen; Blütenöl	+	+
2	α-Farnesen	1,0										GC und MS-Vergl. isol. α-Farnesen; Wurzelöl	+	+
3	Caryophyllen-epoxid	1,0										GC, DC, MS-Vergl. isol. Caryophyll-epoxid; Wurzel	–	+
4	Chamomillol	8,7										GC, DC, MS-Vergl. isol. Chamomillol; Wurzel; [33; 34]	–	+
5	Spathulenol	3,2										GC und MS-Vergl. Blütenöl; [42]	+	–
	Cis-EN-IN-Di cycloether	19,2										GC, DC, MS-Vergl. isol. Spiroether; Blütenöl	+	+
7,8	Chamomillaester isomere Verb.	35,0										bisher nur GC-Vergl. mit Wurzelöl	–	+

Kalluskultur BK2/p — Vergleich: Kamillenpflanze — Vorkommen der Substanzen während einer Passagendauer*

* Die schraffierten Felder geben das Vorkommen wieder.

verbunden sein muß; zu unterschiedlich ist die Zusammensetzung des ätherischen Öls der Kalluskultur von Passage zu Passage (vgl. Tab. 4.24). So konnten einzelne Substanzen für die Dauer einer, weniger oder aber auch vieler Passagen im ätherischen Öl nicht mehr nachgewiesen werden, obwohl die Kultivierungsbedingungen offensichtlich nicht verändert wurden. Ähnliche Phänomene beobachtete man auch bei anderen Zellkulturen mit anderen Substanzklassen; eine befriedigende Erklärung kann hierfür noch nicht gegeben werden [306, 307].

4.3.7.3 Suspensionskulturen

Ausgehend von der Oberflächenkultur BK2/p etablierte der Arbeitskreis Reichling eine Suspensionskultur (BK2/sub.). Letztere (vgl. Abb. 4.45) wächst ohne Phytohormone (habituierte Zellkultur), zeigt eine Kulturdauer von 25 Tagen und eine Generationszeit von drei Tagen während der mittleren Wachstumsphase. Die Suspensionskultur produzierte von Anfang an wesentlich weniger ätherisches Öl als die Oberflächenkultur; eine drei Jahre alte Kultur akkumulierte lediglich noch 0,014 % bezogen auf das Trockengewicht. Von den für die Oberflächenkultur beschriebenen Bestandteilen des ätherischen Öls konnten in der Suspensionskultur neben Kohlenwasserstoffen und Fettsäuren nur noch die cis/trans-EN-IN-Dicycloether regelmäßig nachgewiesen werden [309]. Flavonoide waren auch in dieser Zellkultur nicht vorhanden.

Eine histochemische Untersuchung erbrachte keinen Hinweis darauf, daß in

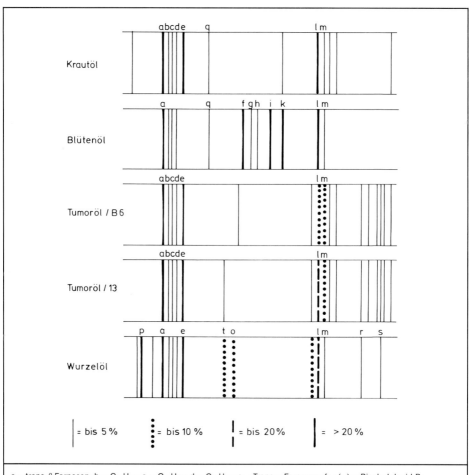

Abb. 4.44: Die Abbildung zeigt die Substanzmuster der verschiedenen durch Wasserdampf-destillation gewonnenen ätherischen Öle von Kraut, Blüten, Tumoren und Wurzeln entsprechend ihrer Retentionszeit im Gaschromatogramm (GC-Säule: OV-101).

der Suspensionskultur Öldioblasten oder andere Exkreträume vorlagen. Bei Variation der Lichtqualität und Licht-intensität konnten keine Änderungen im Substanzspektrum beobachtet werden. Der Zusatz von Kokosnußmilch zum Kulturmedium führte ebenfalls zu keiner Veränderung im Susbstanzspektrum; im Gegensatz dazu stehen Ergeb-

nisse von Szöke et. al. [310, 311], die nach Kokosnußmilchzusatz in der Kamillen-Zellkultur (–)-α-Bisabolol und die (–)-α-Bisabololoxide nachweisen konnten.

Bei der Analyse der Bildungskapazität von flüchtigen Sekundärstoffen in Zell-kulturen muß berücksichtigt werden, daß für die Zellen einer Zellkultur prin-zipiell nur wenige Wege existieren, um

lipophile Stoffwechselprodukte aus dem Zytoplasma zu entfernen:
1. Durch Bildung wasserlöslicher Derivate wie z. B. von Glykosiden und Akkumulation solcher Substanzen in der Vakuole [312].
2. Durch Exkretion der lipophilen Substanzen in das umgebende, wäßrige Nährmedium.

Die erste Hypothese überprüfte die Heidelberger Arbeitsgruppe, indem sie einen Extrakt der Suspensionskultur mit einer β-Glucosidase behandelten bzw. einer sauren Hydrolyse unterzogen. In keinem Fall ergaben sich Hinweise darauf, daß lipophile Substanzen etwa in Form ihrer wasserlöslichen Glykoside in der Vakuole akkumuliert sein könnten.

In der zweiten Hypothese gingen sie davon aus, daß die Fähigkeit zur Synthese von flüchtigen Sekundärstoffen in der Suspensionskultur erhalten geblieben ist, die gebildeten Stoffe aber ins wäßrige Nährmedium exkretiert wurden; dort könnten sie sich dann durch oxidative Abbauvorgänge oder durch Verflüchtigung über den Gasraum einem Nachweis entziehen.

Trifft diese Hypothese zu, dann sollte es möglich sein, nach Schaffung von künstlichen bzw. systemfremden Akkumulationsorten in der Suspensionskultur dort wasserdampfflüchtige Sekundärstoffe nachzuweisen. Reichling und Mitarb. haben daraufhin ein „Zweiphasensystem" zur Akkumulation lipophiler Substanzen aus dem Nährmedium undifferenzierter Suspensionskulturen entwickelt [309, 313]. Die eine Phase besteht aus einer wasserunlöslichen, flüssigen oder festen Matrix, die andere setzt sich aus den Zellen bzw. Zellaggregaten und dem wäßrigen Nährmedium zusammen. Die lipophile zweite Phase

muß dabei folgende Bedingungen erfüllen:
a) Sie darf für die Zellen nicht toxisch sein,
b) sie muß im Nährmedium gut verteilbar sein,
c) das Phasenmaterial sollte unter den Bedingungen der Hitzesterilisation stabil sein,
d) die in das Nährmedium exkretierten Substanzen müssen in dieser Phase gut löslich sein,
e) die Wiedergewinnung der darin gelösten Substanzen muß aus der Phase leicht möglich sein.

Unter den genannten Rahmenbedingungen erwiesen sich als flüssige Phase Miglyol 812 (Dynamit Nobel), ein Triglyceridgemisch mit Fettsäuren der Ket-

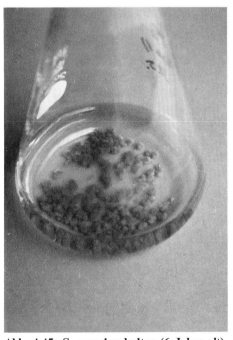

Abb. 4.45: Suspensionskultur (6 Jahre alt), die aus Sproßteilen der Kamille angelegt wurde. Suspensionskulturen sind die Voraussetzung für eine biotechnologische Nutzung pflanzlicher Zellkulturen.

tenlänge C-8 und C-10 und als feste Phase RP-8 (Lichropep, Merck), ein modifiziertes Kieselgel mit lipophilen C-8 Seitenketten, als besonders geeignet. Beide lipophile Phasen waren im Autoklaven ohne Artefaktbildung sterilisierbar; sie verteilten sich außerdem optimal im wäßrigen Nährmedium, ohne dabei das Wachstum der Suspensionskultur zu beeinträchtigen.

Um die Akkumulations- und Konservierungseigenschaften beider Phasen zu prüfen, wurden Gemischen aus 50 ml Nährmedium und 2,5 ml Miglyol bzw. 0,5 mg RP-8 Sorptionsmaterial entweder 1 mg Chamazulen, 2 mg trans-β-Farnesen oder 5 mg α-Bisabolol unter aseptischen Bedingungen zugesetzt und 25 Tage lang ohne Zusatz von Zellen unter Kulturbedingungen geschüttelt. Anschließend wurde der Gehalt der verschiedenen Substanzen in der lipophilen und in der wäßrigen Phase bestimmt (vgl. Tab. 4.25). Beide zweiten Phasen akkumulierten die lipophilen Substanzen und konservierten den größten Teil davon über die gesamte Kulturdauer. Während Miglyol am Ende der Versuchszeit wesentlich mehr lipophile Substanzen enthielt als RP-8, ließen sich dafür aus letzterem die Substanzen we-

sentlich leichter zurückgewinnen. Die guten Konservierungseigenschaften beider Phasen traten deutlich hervor, als α-Bisabolol dem wäßrigen Nährmedium alleine zugesetzt wurde. Nach 25 Tagen konnten in diesem lediglich noch 10 % unverändertes α-Bisabolol nachgewiesen werden.

Mit Hilfe des oben beschriebenen „Zweiphasensystems" konnte in der lipophilen Phase der Kamillensuspensionskultur erstmals α-Bisabolol, ein charakteristischer und wertgebender Bestandteil des ätherischen Öls der Kamillenblüten, durch GC-MS Analyse in Spuren identifiziert werden; bis zu diesem Zeitpunkt war uns der Nachweis dieser wichtigen Substanz weder in der Kallus- noch in der Suspensionskultur gelungen.

4.3.7.4 Crown-gall-Tumoren und Tumorzellkulturen
Die lipophile zweite Phase hat zwar akkumulierende und konservierende Eigenschaften, aber sie hat keinen Einfluß auf die Synthesefähigkeit der Zellkultur.

Will man aber Pflanzenzellkulturen für stoffwechselphysiologische oder gar für biotechnologische Zwecke nutzen,

Tab. 4.25: Akkumulationsfähigkeit (Lösungsmitteleigenschaft) von Miglyol® und RP-Sorptionsmaterial für isolierte Bestandteile aus dem ätherischen Öl der Kamilleninfloreszenz

Substanz	Zugabe (mg)	aus den zweiten Phasen wiedergewonnen (mg)		aus der Nährlösung wiedergewonnen (mg)	
		Miglyol	RP-8	System Miglyol	System RP-8
Chamazulen	1,0	0,6	0,34	0,1	0
Farnesen	2,0	1,72	1,4	0,18	0
α-Bisabolol	5,0	3,9	3,1	0,34	0
Die in der Tabelle angegebenen Meßwerte stellen Mittelwerte von je 4 Versuchsansätzen dar.					

muß man zukünftig in der Lage sein, deren Regulations-, Kontroll- und Steuermechanismen so zu beeinflussen, daß bestimmte physiologische Leistungen der Zellen wie z. B. die Bildung und Akkumulation bestimmter Sekundärstoffe nach Belieben abgerufen werden können.

Eine Möglichkeit besteht darin, z. B. durch genetische Manipulationen Regulationsmutanten zu erzeugen, die dann den gewünschten Sekundärstoff produzieren. Hierfür geeignet scheinen Bakterien der Gruppe Agrobakterium tumefaciens. Durch Infektion verwundeter Pflanzengewebe mit diesem Bakterium kommt es durch Gentransfer zu einer dauernden Umstimmung des Stoffwechsels einiger Pflanzenzellen; dies äußert sich in der Bildung von crown-gall-Tumoren [314]. Eine solche Zelltransformation ist in der Regel endgültig. Unter anderem erwerben diese Tumore auch die Fähigkeit zur Synthese von Phytohormonen. Die Phytohormonautotrophie behalten die Tumorzellen auch dann bei, wenn man sie in vitro kultiviert. Tumoren und davon abgeleitete Tumorzellkulturen stellen somit Regulationsmutanten dar. Es kann daher nicht ausgeschlossen werden, daß durch die Umstimmung des Stoffwechsels im Tumorgewebe zusätzlich bestimmte Gene angeschaltet werden können, die die Produktion der gewünschten Sekundärstoffe ermöglichen. Daher wurden 8 Wochen alte Kamillenpflanzen mit Suspensionen von Agrobakterium tumefaciens (Stämme B6 und 13) mit Hilfe einer Injektionsspritze in die Achse der Rosette oder in die Sproßbasis infiziert. An den Infektionsstellen wuchsen crown-gall-Tumoren (vgl. Abb. 4.46). Die Tumoren zeigten äußerlich keinerlei Differenzierun-

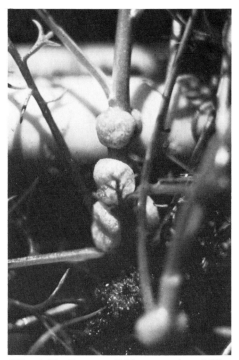

Abb. 4.46: Crown-gall-Tumoren (ca. 4 Wochen alt) am Sproß der Kamille nach Infektion mit Agrobakterium tumefaciens

gen. Im mikroskopischen Bild waren im Parenchym tracheidale Strukturen, jedoch keine weitergehenden Differenzierungen zu erkennen.

Von 4 Wochen alten Tumoren wurde das ätherische Öl im Vergleich zu den ätherischen Ölen von Blüte und Kraut und Wurzel untersucht. Hierbei glich das ätherische Öl der Tumoren weitgehend dem des Krautes (vgl. Abb. 4.44). Die biochemische Leistung der Kamilleninfloreszenz wurde in keinem Falle erreicht. Matricin und die Bisaboloide wurden ebensowenig gebildet wie Flavonoide [315].

Aus den crown-gall-Tumoren legte der Heidelberger Arbeitskreis anschließend gut wachsende Tumor-Suspensionskulturen an, die ohne Phytohormone wuchsen. Sie glichen in ihrem

Wachstumsverhalten und in ihrer Fähigkeit, ätherisches Öl zu produzieren, den schon beschriebenen habituierten Suspensionskulturen der Kamille. Nach Zusatz von Miglyol zur Tumor-Suspensionskultur gelang auch hier der Nachweis von geringen Mengen α-Bisabolol. Flavonoide waren keine nachweisbar [313].

4.3.7.5 Schlußbetrachtung

Die Analyse der Sekundärstoffe in den crown-gall-Tumoren und Tumorzellkulturen hat gezeigt, daß der Übergang von normalem Gewebe zu Tumorgewebe im Falle der Kamille keine gravierenden Veränderungen im Sekundärstoffwechsel auslöste. Daher kommen weder Tumor-Suspensionskulturen noch andere Zellkulturen der Kamille derzeit für eine biotechnologische Nutzung in Frage. Der konventionelle, feldmäßige Anbau der Kamille wird auch in Zukunft unersetzlich bleiben. Kamillenzellkulturen könnten dagegen in der Pflanzenzüchtung und Pflanzenvermehrung eine Rolle spiele, wenn es gelingt, aus ihnen ganze Pflanzen zu regenerieren.

4.4 Kamillenhandelsformen und pharmazeutische Beurteilung von Kamillenzubereitungen und Kamillenfertigarzneimitteln

4.4.1 Droge

Neben den in den verschiedenen Arzneibüchern mit einer ganz bestimmten Mindestqualität festgelegten Kamillen-

blüten (z. B. im DAB 9 als Matricariae flos mit mindestens 0,4 % blauem, ätherischem Öl) gibt es im Drogenhandel und bei der verarbeitenden Industrie noch folgende Handelsformen:

● Kamillenblüten-Feinschnitt zur Herstellung von Filterbeuteln als Arzneimittel

● Kamillenkraut mit Blüten (Herba Chamomillae cum floribus) als Feinschnitt zur Herstellung von Filterbeuteln als Lebensmittel

● Badekamille (Flores Chamomillae vulgaris pro balneo) ist keine Arzneibuchdroge und entspricht in der Regel weder im Aussehen, noch im Gehalt an ätherischem Öl den Arzneibuchanforderungen. Sie muß daher als „Badekamille" eindeutig deklariert werden.

● Kamillen-Grus besteht in der Hauptsache aus Röhrenblüten und wird für Extraktionszwecke verwendet.

● Extraktions- bzw. Industriekamille zur Herstellung von Tinkturen und Extrakten; hierbei handelt es sich um Kamillenblüten, die lediglich im Aussehen nicht der Arzneibuchkamille entsprechen.

● Kamillen-Spreu ist fein- oder grobgehäckseltes Kamillenkraut (Stramentum Chamomillae conc. gross. nach Ebert), welches als Futtermittel Verwendung findet.

4.4.2 Wäßrige Zubereitungen aus Kamillenblüten

Die gebräuchlichste Zubereitung ist der *Kamillen-Tee,* ein Infus, bei dem man 1–2 Teelöffel Kamillenblüten mit $^1/_4$ l kochendem Wasser übergießt und in einem bedeckten Gefäß 10 Min. ziehen läßt. Je nach verwendeter Kamillenprovenienz (siehe dazu Tab. 4.26) sowie je

Tab. 4.26: Gehalt an Apigenin und Apigeninglykosiden in verschiedenen Kamillen-Provenienzen [233]

Muster	Apigenin-7-glucosid mg/100 g	Apigenin-7-acetylglucosid mg/100 g	Apigenin mg/100 g
Ägypten	456	71	14
Ägypten	303	41	10
Ägypten	339	49	12
Argentinien	496	73	31
Bulgarien	559	67	45
ČSSR	708	130	41
DDR	630	82	10
Indien	300	20	40
Mexiko	318	25	12
Spanien	415	34	40
Spanien	620	180	40
Ungarn	402	50	14
Ungarn	660	160	20
Ungarn	510	110	10
Ungarn	338	8	8
Mittelwert	470,3	73,4	23,1
Relative Standardabweichung in %	29,7	69,9	62,0

nach Anteil an Zungenblüten und Zerkleinerungsgrad (Ganzdroge oder Feinschnitt) enthält dieser wäßrige Auszug mehr oder weniger Flavonoide, darunter Apigenin, dessen Glykoside sowie Schleim und wenig ätherisches Öl. Von den Komponenten des ätherischen Öles ist lediglich die Vorstufe des Chamazulens, das Matricin, in arzneilich relevanten Mengen vorhanden. Die Wirksamkeit eines Kamillentees basiert in der Hauptsache auf der spasmolytischen Wirkung der vorhandenen Flavonoide. Ohne den Nutzen des Kamillentees als altbewährtes Hausmittel abwerten zu wollen, kann dennoch festgehalten werden, daß diese durch verschiedene Faktoren beeinflußbare Arzneiform nicht mit einem modernen, standardisierten Kamillenfertigarzneimittel gleichzusetzen ist.

Der Kamillen-*Frischpflanzenpreßsaft,* hergestellt aus blühendem Kamillenkraut, enthält neben den oben genannten wasserlöslichen Inhaltsstoffen etwas mehr ätherisches Öl als der Teeaufguß.

Wäßrige *Trockenextrakte* enthalten im wesentlichen nur die Flavonoide als pharmakologisch interessante Inhaltsstoffe. Bei den tassenfertigen Kamillentees (Instanttees) existieren beträchtliche Unterschiede im Verhältnis von Drogenextraktanteil zum Anteil an Träger- bzw. Füllstoffen sowie in den zugesetzten Mengen an mikroverkapseltem ätherischem Öl.

4.4.3 Alkoholische bzw. alkoholisch-wäßrige Kamillenzubereitungen

Alkoholische Auszüge aus Kamillenblüten erfüllen am ehesten die Anforderungen, die an ein modernes Phytopharmakon zu stellen sind [300]. Voraussetzungen dazu sind allerdings:

● die Verwendung einer hochwertigen Ausgangsdroge (hochwertig, was den Gehalt an ätherischem Öl, Matricin, (–)-α-Bisabolol und Flavonoiden, insbesondere an Apigeninderivaten betrifft)

● der Einsatz eines geeigneten Extraktionsmittels (geeignetes Alkohol-Wasser-Verhältnis)

● die Anwendung einer geeigneten Extraktionsmethode (z. B. Gegenstromextraktion)

● die Bemühungen um eine konstante pharmazeutische Qualität.

Im Informationsdienst Heft 3 der APV wurden im Jahre 1968 von Isaac [316] die pharmazeutisch-technologischen Probleme der Kamillenextraktion und deren Geschichte ausführlich dargestellt. Demnach erhielt die Firma Chemiewerke Homburg (jetzt zugehörig zur Degussa Pharma-Gruppe) bereits im Jahre 1921 das erste Kamillenextrakt-Patent [317] erteilt, das in mehrfacher Hinsicht als bahnbrechend bezeichnet werden kann. Dieser ersten Patentschrift folgten bis 1972 weitere vier Kamillenextraktionspatente [318] der gleichen Firma. In dem 1959 angemeldeten Patent werden die Kamillenblüten entweder mit 40%igem Ethanol oder mit 40%igem Isopropanol mittels „bewegter Mazeration" in einem Gegenstrommischer 4 Stunden lang bei einer relativ langsamen Umdrehungsgeschwindigkeit von 20 bzw. 30 U/min. extrahiert. Tabelle 4.27 zeigt die Unterschiede zwischen einfacher und bewegter Mazeration an 3 Qualitätsmerkmalen.

Wie die Ergebnisse zeigen, ergibt die vierstündige Extraktion nach dem Gegenstromprinzip 42 % mehr an Matricin (berechnet als Chamazulen), 36 % mehr ätherisches Öl und 13 % mehr Feststoffe im Vergleich zu einer fünftägigen konventionellen Mazeration.

In dem 1972 angemeldeten Patentverfahren erfolgt die Extraktion mit 33%igem Propanol oder 40%igem Ethanol in mulden- oder zylinderförmigen Mischern mit feststehendem oder beweglichem Mischwerk (Pflugscharmischer, Doppelschneckengegenstrommischer, Muldenmischer, Zylindermischer, Knetmischer). Bei diesem letzten erfindungsgemäßen Verfahren wird bei höherer Umdrehungsgeschwindigkeit (66 bzw. 120 U/min.) die Extraktionsdauer der Drehzahl des jeweiligen Mischers angepaßt. Je höher die Drehzahl des Mischers, d. h. je stärker die Bewegung und Durchmischung der Kamillenblüten in dem Mischer ist, desto kürzer muß die Extraktionsdauer sein und darf höchstens 3 Stunden betragen. Das Verfahren weist gegenüber dem Patent aus dem Jahre 1959 höhere Ausbeuten an Extraktivstoffen bei kürzerer Extraktionszeit auf und darüberhinaus werden unerwünschte Ausscheidungen und Nachtrübungen durch Schleimstoffe erheblich vermindert.

Unabhängig von diesen Patentschriften hat voher Huber [319] in einer Dissertation aus dem Jahre 1954 verschiedene herkömmliche Extraktionsverfahren miteinander verglichen und dabei festgestellt, daß die Perkolation den übrigen Methoden eindeutig überlegen war, obwohl durch das Eindampfen der Nachläufe im Vakuum etwa die Hälfte des ätherischen Öles verlorengeht (Tab. 4.28).

Von Bedeutung sind schließlich noch die Untersuchungen von Spengler und Weisflog [320], Münzel und Huber [321], Bogs und Meinhard [322], Gstirner und

Tab. 4.27: Ausnutzung der Droge bei der Herstellung von Kamillenfluidextrakt in % (Wirkstoffgehalt der Droge = 100)

| | Einfache Mazeration | | | Verfahren gemäß DBP 1093951 | | | | |
| | 3 | 5 | 10 | 1 | 2 | 3 | 4 | 5 |
	Tage			Stunden				
Azulen	60	57	42	71	82	86	81	74
Äther. Öl	45	52	60	53	57	60	70	75
Rückstand	73	75	80	70	78	83	85	88

Tab. 4.28: Ausbeute an ätherischem Öl und Extraktionsstoffen   (nach Huber) [319]

Extraktionsverfahren	Ätherische Ölausbeute in % bezogen auf die gesamte Ölmenge der Ausgangsdroge (= 100 %)	Trockenrückstand der Fluidextrakte in %
Perkolation nach Pharm. Helv. V.	46,7	17,70
Reperkolation nach USP XIV	31,3	10,66
Kettenperkolation	34,3	9,05
Evakolation mit Vakuum	29,6	7,51
Evakolation ohne Vakuum	29,6	7,78

Berniker [323] sowie El-Shibini [324] über die Eignung verschiedener Extraktionsmittel und den Einfluß des pH-Wertes. Die verschiedenen Arbeitskreise kamen zu unterschiedlichen Schlußfolgerungen. Tab. 4.29 zeigt den Einfluß der Alkoholkonzentration auf die Eigenschaften eines Kamillenfluidextrakes.

4.4.4 Kamillen-Fertigarzneimittel

Bei den zahlreichen Kamillen-Fertigarzneimitteln des Marktes (die pharmazeutische Stoffliste weist 292 kamillenhaltige Arzneimittel, darunter auch mehrere Monopräparate, aus) werden

die im Kapitel 4.4.3 genannten Voraussetzungen wie z. B. hochwertige Ausgangsdroge, geeignetes Extraktionsmittel und -verfahren sowie konstante pharmazeutische Qualität häufig nicht berücksichtigt. Dies zeigen die vergleichenden Untersuchungen von Messerschmidt [302–304], Dölle u. Mitarb. [233] sowie eigene Untersuchungsergebnisse [218].

Nicht selten wird zum Zwecke einer Standardisierung und zum Ausgleich fehlender Mengen an Chamazulen und (−)-α-Bisabolol synthetisches Guajazulen und/oder racemisches bzw. rechtsdrehendes Bisabolol zugesetzt. Beide sind kamillenfremde Verbindungen [218].

Tab. 4.29: Einfluß der Alkoholkonzentration auf die Eigenschaften eines Kamillenfluid-extraktes   **(nach Münzel und Huber [321])**

Alkoholkonzentration in Vol.-%	Trockenrückstand in %	Gehalt an äther. Öl in %	Azulen-Gehalt in mg %
70	5,52	0,25	8,0
60	6,58	0,24	7,9
55	6,77	0,23	8,0
50	7,03	0,21	7,2
45	6,85	0,15	4,9
40	6,45	0,10	3,3

Tab. 4.30: Untersuchungsergebnisse von 6 Kamillenpräparaten [302] zur inneren Anwendung — Mittelwerte mit Standardabweichungen, bestimmt in 100 g Kamillenpräparat

Präparat	Ätherisches Öl (mg)	$(-)$-α-Bisabolol (mg)	Chamazulen (mg)	Bisabolol-oxid A (mg)	Bisabolol-oxid B (mg)
1	$204,7 \pm 12,0$	$63,7 \pm 2,5$	$6,4 \pm 0,3$	$7,7 \pm 0,1$	$18,6 \pm 0,1$
1	$183,4 \pm\ \ 1,2$	$95,9 \pm 8,1$	$4,4 \pm 0,3$	$12,8 \pm 0,6$	$21,1 \pm 1,1$
1	$173,5 \pm\ \ 2,1$	$66,3 \pm 0,6$	$5,7 \pm 0,0$	$7,1 \pm 0,1$	$17,1 \pm 0,1$
2	$149,8 \pm\ \ 2,0$	$41,3 \pm 4,2$	$1,7 \pm 0,1$	$15,2 \pm 1,1$	$11,1 \pm 1,1$
2	$136,0 \pm\ \ 8,2$	$48,9 \pm 1,8$	$1,7 \pm 0,0$	$12,8 \pm 0,3$	$11,4 \pm 0,1$
3	$182,3 \pm\ \ 2,1$	$63,6 \pm 1,1$	$6,9 \pm 0,1$	$50,4 \pm 6,6$	$12,6 \pm 0,1$
3	$210,9 \pm\ \ 8,6$	$63,1 \pm 0,7$	$5,1 \pm 0,3$	$35,1 \pm 0,4$	$8,5 \pm 0,5$
3	$248,1 \pm 13,7$	$58,0 \pm 0,6$	$1,6 \pm 0,0$	$46,2 \pm 0,2$	$10,6 \pm 0,6$
4	?	$58,3 \pm 0,9$	—	$6,6 \pm 0,2$	—
5	$156,3 \pm\ \ 2,1$	$2,5 \pm 0,1$	$0,9 \pm 0,1$	—	—
6	$151,1 \pm\ \ 7,2$	$47,3 \pm 1,1$	$3,4 \pm 0,1$	$29,1 \pm 1,2$	$6,1 \pm 0,2$

Bei Kosmetika konnten wir in einigen Fällen anstelle von Chamazulen ausschließlich Guajazulen analysieren. Tabelle 4.30 zeigt die vergleichenden Meßergebnisse von Messerschmidt [302] von sechs Kamillenhandelspräparaten für die innere Anwendung. Von den Präparaten 1–3 wurden zusätzlich zwei bis drei verschiedene Herstellungschargen untersucht. Die großen Qualitätsunterschiede sind nicht zu übersehen.

Tabelle 4.31 faßt die Untersuchungs-ergebnisse von 4 Handelspräparaten zur äußeren Anwendung zusammen und auch in diesem Fall zeigen sich sehr deutliche Qualitätsunterschiede.

Die Untersuchungen von Messerschmidt [302, 303] und Dölle et. al [233] stellten aber auch große Unterschiede im Flavonoidgehalt bzw. im mengenmäßigen Verhältnis von Apigenin zu Apigenin-7-glucosid und Apigenin-7-acetylglucosid in den verschiedenen Kamillenpräparaten fest. Die Ergebnisse von Dölle [233] sind in Tabelle 4.32 zusammengefaßt. Messerschmidt kam bei seinen Flavonoiduntersuchungen zu ähnlichen Ergebnissen.

Insgesamt zeigen die vergleichenden Analysenergebnisse, daß auf der einen Seite große qualitative Unterschiede bei den einzelnen Handelspräparaten bestehen, daß es auf der anderen Seite aber machbar ist, Kamillenpräparate zu produzieren, die den Anforderungen an ein modernes Phytopharmakon sowohl hinsichtlich der pharmakologisch relevanten *polaren* Inhaltsstoffe (Flavonoide) als auch der *apolaren* Wirkstoffe (ätherisches Öl) gerecht werden.

Tab. 4.31: Untersuchungsergebnisse von 4 Kamillenpräparaten [303] zur äußeren Anwendung − Mittelwerte mit Standardabweichungen, bestimmt in 100 g Kamillenpräparat

Präparat	Ätherisches Öl (mg)	(−)-α-Bisabolol (mg)	Chamazulen (mg)	Bisabololoxid A (mg)	Bisabololoxid B (mg)
1	176,5 ± 17,1	67,2 ± 1,6	2,0 ± 0,1	3,2 ± 0,0	5,3 ± 0,1
1	174,8 ± 14,4	58,5 ± 1,1	3,9 ± 0,1	4,1 ± 0,3	11,8 ± 0,1
1	182,3 ± 6,0	65,0 ± 0,0	3,6 ± 0,3	4,6 ± 0,0	11,6 ± 0,1
2	187,8 ± 6,8	46,2 ± 1,4	1,4 ± 0,1	18,8 ± 0,4	20,1 ± 0,2
2	187,4 ± 6,4	52,0 ± 0,6	1,0 ± 0,0	8,5 ± 0,4	17,2 ± 0,1
2	199,4 ± 9,0	60,1 ± 0,4	2,1 ± 0,2	22,0 ± 0,3	15,9 ± 0,4
3	?	5,1 ± 0,4	−	−	−
4	?	79,3 ± 6,9	−	1,5 ± 0,1	11,8 ± 0,1

Tab. 4.32: Gehalte an Apigenin, Apigenin-7-glucosid und Apigeninacetylglucosid in 10 verschiedenen Kamillenhandelspräparaten

Präparat	n	Apigenin-7-glucosid $\tilde{x}$ mg/100 g	$s_{rel.}$ %	Apigenin-7-acetylglucosid $\tilde{x}$ mg/100 g	$s_{rel.}$ %	Apigenin $\tilde{x}$ mg/100 g	$s_{rel.}$ %
A*	15	153,8	3,7	9,1	38,8	6,6	8,8
B	5	108,1	26,6	11,2	85,2	30,3 (!)	54,9
C	4	96,1	12,0	5,0	40,5	22,9 (!)	47,3
D	4	31,2	54,8	8,2	58,5	3,1	76,0
E	4	115,2	38,8	15,6	67,8	21,1 (!)	28,1
F	2	31,2	−	9,8	−	4,9	−
G	1	0,0	−	0,0	−	0,0	−
H	1	116,2	−	0,0	−	7,9	−
I	1	3,9	−	0,0	−	0,0	−
J	1	10,5	−	1,0	−	22,0 (!)	−

* Kamillosan®
n = Anzahl der untersuchten Chargen
$\tilde{x}$ = Mittelwert
$s_{rel.}$ = Relative Standardabweichung

4.5 Literatur zu Kapitel 4

[1]   Rauschert, S.: Fol. Geobot. Phytotax. (Praha) **9**, 249–260 (1974).

[2]   Hegnauer, R.: Planta med. **28**, 230 (1975).

[3]   Hegnauer, R.: Dragoco report **24**, Heft 10, 203 (1978).

[4]   „Degumille®", eine Kamillen-Kultursorte der Firma Chemiewerk Homburg, Frankfurt am Main, sortenrechtlich geschützt; ref. in Franz, Chl., Kirsch, C. und Isaac, O.: Dtsch. Apoth. Ztg. **125**, Nr. 43 / Supplement I, 20 (1985).

[5]   Schilcher, H.: Forschungsbericht 1986–1981 „Zur Biologie von Matricaria chamomilla L., syn. Chamomilla recutita (L.) Rauschert", Institut für Pharmakognosie und Phytochemie der FU Berlin (1985).

[6]   Tétényi, P.: Acta Pharm Hung. **48**, 215 (1960) und Pharmazie **16**, 273 (1961).

[7]   Arbeitsgemeinschaft Arzneipflanzen: Jahresbericht 1974.

[8]   Hölzl, J.: Kolloquium für Arzneipflanzenanbau, Rauischholzhausen (1970).

[9]   Verzár-Petri, G., Marczal, G. und Lembercovics, E. L.: Dtsch. Apoth. Ztg. **115**, 816 (1975).

[10] Hončariv, R. und Repčák, M.: Herba Polon. **XXV**, 261 (1979).

[11] Felklová, M., Motl, O., Jasičova, M. und Lukeš, V.: Ceskoslov. farm. **26**, 446 (1977).

[12] Franz, Chl., Hölzl, J. und Vömel, A.: Acta Horticult. **73**, 109 (1978).

[13] Schilcher, H.: Planta med. **23**, 132 (1973).

[14] Flaskamp, E., Zimmermann, G., Nonnenmacher, G. und Isaac, O.: Z. Naturforsch. **37 b**, 508 (1982).

[15] Šorm, F., Novak, J. und Herout, V.: Chem. Listy **47**, 1097 (1953).

[16] Meisels, A. und Weizmann, A.: J. Am. Chem. Soc. **75**, 3865 (1953).

[17] Stahl, E.: Naturwiss. **41**, 257 (1954).

[18] Čekan, Z., Herout, V. und Šorm, F.: Collect Czechoslov. Chem. Commun. **19**, 798 (1954).

[19] Čekan, Z., Herout, V. und Šorm, F.: Chem. Listy **48**, 1071 (1954).

[20] Čekan, Z., Herout, V. und Šorm, F.: Collect Czechoslov. Chem. Commun. **22**, 1921 (1957).

[21] Stahl, E.: Chem. Ber. **87**, 202, 505, 1626 (1954).

[22] Šorm, F., Zaoral, M. und Herout, V.: Collect Czechoslov. Chem. Commun. **16**, 626 (1951).

[23] Ruzicka, L. und Capato, E.: Helv. Chimica Acta **8**, 259 (1925).

[24] Ruzicka, L. und Liguori, M.: Helv. Chimica Acta **15**, 3 (1932).

[25] Herout, V., Zaoral, M. und Šorm, F.: Collect Czechoslov. Chem. Commun. **18**, 122 (1953).

[26] Holub, M., Herout, V. und Šorm, F.: Ceskoslov. farm **3**, 129 (1955).

[27] Isaac, O., Schneider, H. und Eggenschwiller, H.: Dtsch. Apoth. Ztg. **108**, 293 (1968).

[28] Naves, Y. R.: Perfum, Record **37**, 120 (1946) und **40**, 72 (1949) zit. nach 13.

[29] Flaskamp, E., Nonnenmacher, G. und Isaac, O.: Z. Naturforsch. **36 b**, 114 (1981), Berichtigung **36 b**, 526 (1981).

[30] Isaac, O.: Planta med. **35**, 118 (1979).

[31] O'Brien, K. G., Penfold, A. R. und Werner, R. L.: Australian J. Chem. **6**, 166 (1953).

[32] Šorm, F., Vrany, M. und Herout, V.: Chem. Listy **46**, 364 (1952),

[33] Kergomard, A. und Verschambre, H.: Tetrahedron **33**, 2215 (1977).

[34] Minyard, J. P., Thompson, A. C. und Hedin, P. A.: J. Org. Chem. **33**, 909 (1968).

[35] Knöll, W. und Tamm, Ch.: Helv. Chim. Acta **58**, 1162 (1975).

[36] Dull, G. G., Fairley, J. L., Gottshall, R. Y. und Lucas, E. H.: Antibiot. Ann. 1956–1957, 682.

[37] Engelmann, E. und Rauer, E.: Naturwiss. **40**, 363 (1953).

[38] Glichitch, L. S. und Naves, Y. R.: Parfums de France **10**, 7 (1932), ref. in 13.

[39] Naves, Y. R.: Parfums de France **12**, 61 (1934), ref. in 27.

[40] Naves, Y. R.: Helv. Chim. Acta **30**, 278 (1947), ref. in 27.

[41] Seidel, C. F., Müller, P. H. und Schinz, H.: Helv. Chim. Acta **27**, 738 (1944).

[42] Sampath, V., Trivedi, G. K., Paknikar, S. K. und Bhattacharyya, S. C.: Indian J. Chem. **7**, 100 (1969).

[43] Sampath, V., Thakar, M. R., Paknikar, S. K., Sabata, B. K. und Bhattacharyya, S. C.: Indian J. Chem. **7**, 1060 (1969).

[44] Schilcher, H., Novotny, L., Ubik, K., Motl, O. und Herout, V.: Arch. Pharm. **309**, 189 (1976).

[45] Hölzl, J. und Demuth, G.: Dtsch. Apoth. Ztg. **113**, 671 (1973).

[46] Hölzl, J. und Demuth, G.: Planta med. **27**, 37 (1975).

[47] Motl, O., Felklová, M., Lukes, V. und Jasikova, M.: Arch. Pharm. **310**, 210 (1977).

[48] Juell, S. M.-K., Hansen, R. und Jork, H.: Arch. Pharm. **309**, 458 (1976).

[49] Lembercovics, E.: Sci. Pharm. **47**, 330 (1979).

[50] Motl, O. und Repčák, M.: Planta med. **36**, 272 (1979).

[51] Bohlmann, F., Herbst, P., Arndt, Ch., Schönowski, U. und Gleinig, H.: Chem. Ber. **94**, 3193 (1961).

[52] Breinlich, J.: Dtsch. Apoth. Ztg. **106**, 698 (1966).

[53] Power, F. und Browning, H. jun.: J. Chem. Soc. Ldn. **105**, 2280 (1914), zit. nach 68.

[54] Šorm, P., Čekan, Z., Herout, V. und Raskova, H.: Chem. Listy **46**, 308 (1952).

[55] Lang, W. und Schwandt, K.: Dtsch. Apoth. Ztg. **97**, 149 (1957).

[56] Wagner, H. und Kirmayer, W.: Nautrwissenschaften **44**, 307 (1957).

[57] Tyihak, E., Sarkany-Kiss, J. und Verzar-Petri, G.: Pharmazie **17**, 301 (1962).

[58] Hörhammer, L., Wagner, H. und Salfner, B.: Arzneim. Forsch. **13**, 33 (1963).

[59] Elkiey, M. A., Darwish, M. und Moustafa, M. A., Fac. Pharm. Cairo Univ. **2**, 107 (1963), ref. in 68.

[60] Schäfer, J.: Wiss. Z. Karl Marx Univ. Leipzig **14**, 435 (1965), ref. in 54.

[61] Hänsel, R.,Rimpler, H. und Walther, K.: Naturwissenschaften **53**, 19 (1966).

[62] Walther, K.: Diss. Fak. f. Pharmazie, Freie Univ. Berlin (1968).

[63] Poethke, W. und Bulin, P.: Pharm. Zentralh. **108**, 733 (1969).

[64] Ferri, S. und Capresi, P.: Atti Soc. Toscana Sci. Nat. Pisa Mem. Ser. **B 86**, 53 (1979), ref. in 68.

[65] Reichling, J., Becker, H., Exner, J. und Dräger, P. D.: Pharmaz. Ztg. **124**, 1998 (1979).

[66] Kunde, R. und Isaac, O.: Planta med. **37**, 124 (1979).

[67] Exner, J., Reichling, J., Cole, T. H. und Becker, H.: Planta med. **41**, 198 (1981).

[68] Becker, H. und Reichling, J.: Dtsch. Apoth. Ztg. **121**, 1285 (1981).

[69] Greger, H.: Plant Syst. Evol. **124**, 35 (1975).

[70] Janecke, H. und Weisser, W.: Planta med. **12**, 528 (1964).

[71] Janecke, H. und Weisser, W.: Pharmazie **20**, 580 (1965).

[72] Bayer, J., Katona, K. und Tardos, L.: Naturwiss. **45**, 629 (1958).

[73] Bayer, J., Katona, K. und Tardos, L.: Acta pharm. hungarica **28**, 164 (1958).

[74] Graner, G.: Präparative **1**, 115 (1965).

[75] Redaelli, C., Formentini, L. und Santaniello, E.: Poster Budapest 1979, Intern. Meeting on Medicinal Plant Research.

[76] Redaelli, C., Formentini, L. und Santaniello, E.: Herba Hungarica **18**, 323 (1979).

[77] Glasl, H.: Pharm. Ind. **34**, 122 (1972).

[78] Streibel, M.: Vortrag auf der DFG-Tagung 1980 in Kiel, ref. in Seifen, Öle, Wachse **106**, 503 (1980).

[79] Carle, R. und Isaac, O.: Dtsch. Apoth. Ztg. **125**, Nr. 43/Suppl. I,2 (1985).

[80] Luppold, E.: Pharmazie in unserer Zeit **13**, 65 (1984).

[81] Christ, B. und Müller, K. H.: Arch. Pharm. Ber. Dtsch. Ges. **293/65**, 1033 (1960).

[82] Reichling, J., Beiderbeck, R. und Becker, H.: Planta med. **36**, 322 (1979).

[83] Motl, O., Repcak, M. und Sedmera, P.: Arch. Pharm. (Weinheim) **311**, 75 (1978).

[84] Stransky, K., Streibel, M., Ubik, K., Kohoutova, J. und Novotny, L.: Fette — Seifen — Anstrichmittel **83**, 347 (1981).

[85] Reichling, J., Bisson, W., Becker, H. und Schilling, G.: Z. Naturforsch. **38 c**, 159 (1983).

[86] Bohlmann, F., Zdero, C. und Grenz, M.: Tetrahedron Letters **28**, 2417 (1969).

[87] Yamazaki, H., Miyakado, T. und Mabry, T. J.: Lloydia **45 (4)**, 508 (1982).

[88] Wagner, H., Proksch, A., Riess-Maurer, I., Vollmar, A., Odenthal, S., Stuppner, H., Jurcic, K., Turdu, M. und Heur, Y. H.: Arzneim.-Forsch./ Drug. Res. **34 (1)**, 659 (1984).

[89] Wagner, H., Proksch, A., Vollmar, A., Kreutzkamp, B. und Bauer, J.: Planta med. 50 Nr. 2, 139 (1985).

[90] Brandt, L.: Scand. J. Haematol., Suppl. 2 (1967).

[91] Janecke, H. und Kehr, W.: Planta med. **10**, 60 (1962) und Pharmaz. Ztg. **107**, 432 (1962).

[92] Schilcher, H.: Planta med. **31**, 315 (1977).

[93] Sampath, V., Trivedi, G. K., Paknikar, S. K. und Bhattacharyya, S. C.: Indian J. Chem. **7**, 100 (1969).

[94] Sampath, V., Thakar, M. R., Paknikar, S. K., Sabata, B. K. und Bhattacharyya, S. C.: Indian J. Chem. **7**, 1060 (1969).

[95] Schilcher, H., Novotny, L., Ubik, K., Motl, O. und Herout, V.: Arch. Pharm. **309**, 189 (1975).

[96] Hölzl, J. und Demuth, G.: Planta med. **27**, 37 (1975).

[97] Hölzl, J., Franz, Ch., Fritz, C. und Vömel, A.: Z. Naturforsch. **30 c**, 853 (1975).

[98] Schantz, M. von und Salonen, R.: Sci Pharm. **34**, 177 (1966).

[99] Verzár-Petri, G. und Shalaby El-Sayed, A.: **mkl XXXIV**, 71 (1978).

[100] Hölzl, J.: Planta med. **36**, 226 (1979).

[101] Saleh, M.: Meded. Landbouwhogeschool Wageningen **68** (1968) und **70** (1970); Planta med. **24**, 337 (1973).

[102] Franz, Ch., Fritz, D. und Schröder, F.-J.: Planta med. **27**, 46 (1975)

[103] Franz, Ch.: Planta med. **36**, 282 (1979).

[104] Franz, Ch.: Herba Hung. **18**, 317 (1979).

[105] Franz, Ch. und Wickel, I.: Planta med. **36**, 281 (1979).

[106] Franz, Ch. und Wickel, I.: Planta med. **39**, 287 (1980).

[107] Hölzl, J. und Hahn, B.: Dtsch. Apoth. Ztg. **125**, Suppl. I/43, 32 (1985).

[108] Motl, O., Felklová, M., Lukes, V. und Jasicova: Arch. Pharm. **310**, 210 (1977).

[109] Cortnume, J., Franz, Ch., Fritz, D. und Wickel, I.: IV. Arzneipflanzencolloquium Rauischholzhausen, Februar 1981.

[110] Tétényi, P.: Planta med. **28**, 244 (1975).

[111] Rustaiyan, A., Dabiri, M., Gupta, K. und Bohlmann, E.: Phytochemistry **20**, 1429 (1981).

[112] San Feliciano, A., Barrero, A. F., Miguel del Corral, J. M., Gacimartin, V. und Medarde, M.: Phytochemistry **21**, 2115 (1982).

[113] Schilcher, H.: Planta med. **18**, 101–113 (1970).

[114] Kaiser, H. und Frey, H.: Dtsch. Apoth. Ztg. **53**, 1385 (1938).

[115] Kaiser, H. und Frey, H.: Dtsch. Apoth. Ztg. **53**, 1402 (1938).

[116] Kaiser, H. und Frey, H.: Dtsch. Apoth. Ztg. **54**, 882 (1939).

[117] Kaiser, H. und Frey, H.: Dtsch. Apoth. Ztg. **57**, 155 (1942).

[118] Kaiser, H.: Pharm. Ztg. **86**, 125 (1950).

[119] Kaiser, H. und Lang, W.: Dtsch. Apoth. Ztg. **91**, 163 (1951).

[120] Kaiser, H. und Hasenmaier, G.: Arch. Pharm. **289**, 681 (1956).

[121] Kaiser, H. und Hasenmaier, G.: Sci. Pharm. **24**, 155 (1956).

[122] Hagenström, U. und Schmersahl, K.-J.: Planta med. **2**, 51 (1954).

[123] Bournot, K.: Pharmazie **8**, 174 (1953).

[124] Wichtl, M.: Sci. Pharm. **22**, (1954).

[125] Stahl, E.: Chem. Ber. **87**, 505, 1626 (1954) und Arzneimittelforsch. **19**, 1892 (1969).

[126] Grahle, A. und Höltzel, Chr.: Dtsch. Apoth. Ztg. **103**, 1401 (1963).

[127] Schwerdtfeger, G.: Dtsch. Apoth. Ztg. **103**, 874 (1963).

[128] Schilcher, H.: Dtsch. Apoth. Ztg. **104**, 1019 (1964).

[129] Schäfer, J.: Wiss. Zeitschr. Karl Marx Univ. Leipzig **14**, 435 (1965).

[130] Schilcher, H.: Präp. Pharmazie **3**, 1 (1966).

[131] Spegg, H.: Dtsch. Apoth. Ztg. **106**, 959 (1966).

[132] Luckner, M.: Prüfung von Drogen, VEB Gustav Fischer Verlag Jena (1966).

[133] Stahl, E.: Arzneim. Forsch. (Drug Res.) **19**, 1892 (1969).

[134] Schmidt, F.: Dtsch. Apoth. Ztg. **109**, 137 (1969).

[135] Wichtl, M.: Die pharmakognostisch-chemische Analyse Akadem. Verlagsgesellschaft Frankfurt a. M. (1971).

[136] Schilcher, H.: Dtsch. Apoth. Ztg. **112**, 1497 (1972).

[137] Hölzl, J. und Demuth, G.: Planta med. **27**, 37 (1975).

[138] Glasl, H. und Wagner, H.: Dtsch. Apoth. Ztg. **116**, 45 (1976).

[139] Schilcher, H.: Dtsch. Apoth. Ztg. **117**, 89 (1977).

[140] Mechler, E. und Kovar, K.-A.: Dtsch. Apoth. Ztg. **117**, 1097 (1977).

[141] Reichling, J., Becker, H. und Vömel, A.: Planta med. **32**, 235 (1977).

[142] Moritz, O.: Arch. Pharm. **276**, 3760 (1938).

[143] Padula, L. Z., Rondina, R. V. D. und Coussio, J. D.: Planta med. **30**, 274 (1976).

[144] Koedam, A, Scheffer, J. J. C. und Baerheim Svendsen, A.: Chem. Mikrobiol. Technol. Lebensm. **6**, 1 (1979).

[145] Stahl, E.: Dtsch. Apoth. Ztg. **93**, 197 (1953).

[146] Stahl, E.: Pharmazie **11**, 633 (1956).

[147] Stahl. E.: Pharm. Ztg. **102**, 287 (1957).

[148] Ritschel, W. A.: Sci. Pharm. **28**, 280 (1960).

[149] Brieskorn, C. H.: Arch. Pharm. **287**, 503 (1954).

[150] Schmitz, R.: Mitt. Dtsch. Pharm. Ges. **28**, 105 (1959).

[151] Brieskorn, C. H.: Arch. Pharm. **298**, 505 (1965).

[152] Luckner, M.: Pharmazie **21**, 620 (1966).

[153] Schilcher, H.: Planta med. **34**, 29–30 (1977), Heft 32 a.

[154] Salfner, B.: Diss. München 1963.

[155] Müller, K. H. und Honerlagen, H.: Dtsch. Apoth. Ztg. **100**, 309 (1960).

[156] Lewe, W. A.: Pharm. Ztg. **109**, 256 (1964).

[157] Schilcher, H.: Arbeitsmappe zur Arbeitstagung „Ätherische Öle" in Groningen vom 27. bis 30. Mai 1980.

[158] Isaac, O. und Schimpke, H.: Arch. Pharm. Mitt. dtsch. pharm. Ges. **35**, 133, 157 (1965) (Übersicht).

[159] Breinlich, J.: Dtsch. Apoth. Ztg. **107**, 1795 (1967).

[160] Oelschläger, H., Volke, J. und Lim, G. T.: Arch. Pharm. **298**, 213 (1965).

[161] Evdokomoff, V., Tucci Bucci, B. und Cavazutti, G.: Il Farmaco **27**, 163 (1971).

[162] Verzár-Petri, G. und Bhan N. Cuong: Sci Pharm. **45**, 25 (1976).

[163] Verzár-Petri, G. und Marczal, G.: Acta Pharm. Hung. **46**, 282 (1976).

[164] Verzár-Petri, G., Marczal, G. und Lembercovics, E.: Pharmazie **31**, 256 (1976) und Herba Hung. **15**, 69 (1976).

[165] Stahl, E. und Schütz, E.: Arch. Pharm. **311**, 992 (1978).,

[166] Ph. Eur. III, S. 269–271 (1978).

[167] Luckner, M., Bessler, O. und Luckner, R.: Pharmazie **21**, 620 (1966).

[168] Isaac, O.: Präparative Pharmaz. **5**, 189 (1969).

[169] Linde, H. und Cramer, G.: Arzneim. Forsch. **22**, 583 (1972).

[170] Isaac, O., Schneider, H. und Eggenschwiller, H.: Dtsch. Apoth. Ztg. **108**, 293 (1968).

[171] Glasl, H.: Pharm. Ind. **34**, 122 (1972).

[172] Hölzl, J. und Demuth, G.: Dtsch. Apoth. Ztg. **113**, 671 (1973).

[173] Tyihak, J., Sarkany-Kiss, J. und Mathe, J.: Pharmaz. Zentralh. **102**, 128 (1963).

[174] Pharmacopoea Helv. Edit. VI (1971).

[175] Bohlmann, F., Herbst, Ch., Arndt, H., Schönowski, H. und Gleinig, H.: Chem. Ber. **94**, 3193 (1969).

[176] Schilcher, H.: Dtsch. Apoth. Ztg. **114**, 181 (1974).

[177] Hölzl, J., Franz, Ch., Fritz, D. und Vömel, A.: Z. Naturforsch. **30 c**, 853 (1975).

[178] Verzar-Petri, G. und Lembercovicz, E.: Acta Pharm. Hung. **46**, 129 (1976).

[179] Motl, O., Felklova, M. Lukes, V. und Jasicova, M.: Arch. Pharm. (Weinheim) **310**, 210 (1977).

[180] Reichling, J. und Becker, H.: Dtsch. Apoth. Ztg. **117**, 275 (1977).

[181] Mincso, E., Tyihak, E., Nagy, J. und Kalasz, H.: Planta med. **36**, 296 (1979) Abstr. Budapest.

[182] Kunde, R. und Isaac, O.: Planta med. **35**, 71 (1979).

[183] Stahl, E.: Dünnschichtchromatographie, II. Aufl., S. 50, 208, 224, 245, 321, 581, Springer Verlag Berlin, 1967.

[184] Vollmann, H.: Dissertation Univ. des Saarlandes, 1967, S. 8.

[185] Stahl, E.: Chromatographische und mikroskopische Analyse von Drogen, S. 180, G. Fischer Verlag Stuttgart, 1970.

[186] Lembercovics, E.: Sci Pharm. **47**, 330 (1979).

[187] Reichling, J., Becker, H., Exner, J. und Dräger, P.-D.: Pharm. Ztg. **124**, 1998 (1979).

[188] Glasl, H.: J. Chromatogr. **114**, 215 (1975).

[189] Redaelli, C., Formentini, L. und Santaniello, E.: J. Chromatogr. **209**, 110 (1981).

[190] Schilcher, H.: Planta med. **23**, 132 (1973).

[191] Reichling, J. und Becker, H.: Dtsch. Apoth. Ztg. **117**, 275 (1977).

[192] Redaelli, C., Formentini, L. und Santaniello, E.: Poster Intern. Kongreß für Heilpflanzenforsch., Straßburg, 1980.

[193] Redaelli, C., Formentini, L. und Santaniello, E.: Planta med. **42**, 288 (1981).

[194] Redaelli, C., Formentini, L. und Santaniello, E.: Planta med. **43**, 412 (1981).

[195] Hörhammer, L.: XXI. Int. Kongreß der Pharm. Wissenschaften, 4.–8. Sept. 1961, Pisa.

[196] Tyihak, J., Sarkany-Kiss, J. und Verzar-Petri, G.: Pharmazie **17**, 301 (1962).

[197] Christ, B. und Müller, K. H.: Arch. Pharm., Ber. Dtsch. Pharmaz. Ges. **293/65**, 1033 (1960).

[198] Egger, K.: Planta med. **12**, 265 (1964).

[199] Poethke, W. und Bulin, P.: Pharm. Zentralh. **108**, 733 (1969).

[200] Kunde, R. und Isaac, O.: Planta med. **37**, 124 (1979).

[201] Verzar-Petri, G. und Bakos, G.: mérés es Automatika **XXVII**, 104 (1979).

[202] Willuhn, G. und Röttger, P.-M.: Dtsch. Apoth. Ztg. **120**, 1039 (1980).

[203] Exner, J., Reichling, J., Cole, T. H. C. und Becker, H.: Planta med. **41**, 198 (1981).

[204] Janecke, H., Kehr, W. und Weisser, W.: Dtsch. Apoth. Ztg. **102**, 398 (1962).

[205] Janecke, H. und Kehr, W.: Pharm. Ztg. **107**, 640 (1962).

[206] Janecke, H. und Kehr, W.: Arch. Pharm. **295**, 182 (1962).

[207] Jones, J. K. N und Pridham, J. B.: Nature **172**, 161 (1953).

[208] Janecke, H. und Weisser, W.: Planta med. **12**, 528 (1964).

[209] Janecke, H. und Kehr, W.: Planta med. **10**, 60 (1962).

[210] Motl, O., Repčák, M. und Sedmera, P.: Arch. Pharm. **311**, 75 (1978).

[211] Kubeczca, K.-H.: Chromatographia **6**, 106 (1973).

[212] Kubeczca, K.-H.: Planta med. **35**, 291 (1979) (Plenarvortrag Zürich 1977).

[213] Liptak, J., Verzar-Petri, G. und Boldvai, J.: Pharmazie **35**, 545 (1980).

[214] Frühwirth, H. und Krempler, F.: Ernährung/Nutrition **3**, Nr. 1, 26 (1979).

[215] Motl, O. und Repčák, M.: Planta med. **36**, 272 (1979), Abstracts Budapest.

[216] Schilcher, H. in: Vorkommen und Analytik ätherischer Öle, Ergebnisse der internationalen Arbeitsgruppe Ätherische Öle, Georg Thieme Verlag Stuttgart, 1982, S. 104–115.

[217] Meyer, F.: Z. Naturforsch. **7 b**, 61 (1952).

[218] Schilcher, H.: Dtsch. Apoth. Ztg. **124**, 1433 (1984).

[219] Roemisch, H.: Pharmazie **15**, 33 (1960).

[220] Hörhammer, L., Wagner, H. und Salfner, B.: Arzneim.-Forsch. **13**, 33 (1963).

[221] Schilcher, H.: Dtsch. Apoth. Ztg. **105**, 1069 (1965).

[222] Adachi, S.: J. Chromatog. **17**, 295 (1965).

[223] Pifferi, P. G.: Anal. Chem. **37**, 925 (1965).

[224] Stahl, E. und Kaltenbach, U.: J. Chromatog. **5**, 351 (1961).

[225] Gauch, R., Leuenberger, U. und Baumgartner, E.: J. Chromatog. **174**, 195 (1979).

[226] Baltes, W., Liesk, J. und Domesle, A.: Chem. Mikrobiol. Technol. Lebensm. **2**, 92 (1973).

[227] Ghebregzabher, M., Rufini, S., Monaldi, B. und Lato. M.: J. Chromatog. **127**, 133 (1976).

[228] Wolfrom, M. L., Platin, D. L. und De Lederkremer, R. M.: J. Chromatog. **17**, 488 (1965).

[229] Papin, J. P. und Udiman, M.: J. Chromatog. **170**, 490 (1979).

[230] Verzar-Petri, G. und Cuong, B. N.: Sci, Pharm. **45**, 220 (1973).

[231] Stahl, E.: Dtsch. Apoth. Ztg. **117**, 1612 (1977).

[232] Stahl, E.: J. Chromatogr. **37**, 99 (1968).

[233] Dölle, B., Carle, R. und Müller, W.: Dtsch. Apoth. Ztg. **125**, Nr. 43/Supplement I, 14 (1985).

[234] Hiltunen, R., Vuorela, H. und Laakso, I.: In Baerheim-Svendsen und Scheffer, J. J. C. „Essential oils and aromatic plants", ISBN 90-247-3195 X, 1985, Martinus Nijhoff/Dr. W. Junk Publishers, Dordrecht, The Netherlands, S. 23–41.

[235] Hiltunen, R., Vuorela, H., Laakso, I. und von Schantz, M.: Farm. Tijdschr. Belg. **61** (3), 354 (1984).

[236] Hiltunen, R., Vuorela, H., Laakso, J. und von Schantz, M.: 32. Vortragstagung der Gesellschaft für Arzneipflanzenf., Antwerpen (1984), Abstracts P 52.

[237] Becker, H., Reichling, J. und Wei-Chung Hsieh: J. Chromatogr. **237**, 307 (1982).

[238] Mothes, K. und Schütte, H. R.: „Biologie der Alkaloide", VEB Deutscher Verlag der Wissenschaften, Berlin 1969 und Luckner, M.: „Der Sekundärstoffwechsel in Pflanze und Tier", Gustav Fischer Verlag Stuttgart 1969.

[239] Franz, Ch.: Dtsch. Apoth. Ztg. **122**, 1413 (1982).

[240] Franz, Ch., Kirsch, C. und Isaac, O.: Dtsch. Apoth. Ztg. **125**, 43/Supplement I, 20 (1985).

[241] Schröder, F. J.: Acta Horticult. **73**, 73 (1978).

[242] Vrany, J.: Naše liečive rastliny, **5**, 170 (1968), referiert in HgK-Mitt. **12**, 79 (1969).

[243] Arbeitsgemeinschaft für Arzneipflanzenbau, Jahresberichte 1971, 1972, 1973, 1977, 1979 − Hrsg. Lehrstuhl f. Gemüsebau d. TU München-Freising.

[244] Vömel, A. in „Moderne Aspekte der Phytotherapie", herausgegeben von Menßen, H. G., pharm and medical informations Verlag, Frankfurt (1983) ISBN 3-921 721-34-2.

[245] Sváb, J., El-Din-Awaad, O. und Fahny T.: Herb. Hung. **9**, 177 (1967).

[246] Sváb, J., Marczal, G., Verzar-Petri, G. und Rajki, E.: Planta med. **36**, 246 (1979) und Acta Horticult. **96**, I, 235 (1980).

[247] Saleh, M.: Meded. Landb. Hogeschool (Wageningen), 68, 1 (1968) ref. in Pharmazie **27**, 608 (1972).

[248] Isaac, O.: Dtsch. Apoth. Ztg. **114**, 255 (1974).

[249] Franz, Ch.: Symposium „Chamomile in industrial and pharmaceutical use" 27.–29. Juni 1985 in Triest/Italien, veranstaltet vom Institut für Pharmakologie und Pharmakognosie der Universität Triest.

[250] Repčák, M. und Houčariv, R.: Proceedings of the Meeting of Plant Physiologists, Bratislava (1977).

[251] Marczal, G. und Verzar-Petri, G.: Planta med. **36**, 283 (1979).

[252] Ruminska, A.: Wiss. Z. Karl-Marx-Univ. Leipzig, Math.-Nat. R. **14**, 429 (1965).

[253] Sterba H. in Heeger, E. F.: „Handbuch des Arznei- und Gewürzpflanzenbaues, Drogengewinnung", Deutscher Bauernverlag, Leipzig (1956) ref. in Pharmaz. Zentralh. **89**, 200 (1950).

[254] Franz, Ch. und Kirsch, C.: Gartenbauwiss. **39**, 9 (1974).

[255] Sváb, J. und Sárkány, J.: Acta Bot. Acad. Sci. Hung. **21**, 137 (1975).

[256] Máthé, J.: Botanikai Közlemények XLIX. Kötet, **280** (1962).

[257] Máthé, J.: „A Kamilla", Kulturflora **45**, 18/5–18/79, Akadémiai Nymoda, Budapest (1979), ISBN 963 05 1690 X.

[258] Chládek, M., Stompfová, H. und Büblova, J.: Pharmazie **14**, 476 (1959).

[259] Ruminska, A.: Rosliny Lecznice. P.W.Nauk. Warszawa 1973.

[260] Poethke, W. und Bulin, P.: Pharm. Zentralhalle **108**, 813 (1969).

[261] Hončariv, R. und Repčák, M.: Herba Polon **XXV.**, 261 (1979).

[262] Heeger, E. F.: „Handbuch des Arznei- und Gewürzpflanzenbaues, Drogengewinnung", Deutscher Bauernverlag, Leipzig (1956).

[263] Schröder, H.: „Arznei- und Gewürzpflanzen", Springer-Verlag, Berlin (1964).

[264] Ebert, K.: „Arznei- und Gewürzpflanzen − Ein Leitfaden für Anbau und Sammlung", Wissenschaftliche Verlagsgesellschaft mbH Stuttgart (1982).

[265] Dermanis, P.: Heil- und Gewürzpflanzen, **18**, 7 (1938).

[266] Karawya, M. S., El-Din el Badry, D. und Awaad, K.: Mitteilungen aus dem Inst. f. Pharmakognosie d. Univ. Kairo (1971).

[267] Vömel, A.: Hgk-Mitteilungen **26**, 67 (1983).

[268] Schröder, H.: „Die Düngung von Arznei- und Gewürzpflanzen" im Handbuch „Pflanzenernährung und Düngung", Bd. III/2, Springer-Verlag, Wien (1965).

[269] Möllenhoff, W.: „Anbau und Verwertung von Arznei-, Heil- und Gewürzpflanzen", Diplomarbeit an der Fachhochschule Osnabrück, Fachbereich Landbau (1983).

[270] Becker-Dilling, J.: „Die Ernährung der gärtnerischen Kulturpflanzen", 3. neu bearbeitete Aufl., Berlin (1943).

[271] Ebert, K.: „Der feldmäßige Anbau einheimischer Arznei- und Gewürzpflanzen", Hamburg (1949).

[272] Freudenberg, G. und Caesar, R.: „Arzneipflanzen, Anbau und Verwertung", Hamburg (1954).

[273] Fink, A.: „Dünger und Düngung", Weinheim (1978).

[274] Hölzl, J.: Referat bei der 10. Internationalen Arbeitstagung des Workshops „Vorkommen und Analytik ätherischer Öle" in Würzburg (1979).

[275] Schilcher, H.: Dtsch. Apoth. Ztg. **125**, Suppl. I/43, 26 (1985).

[276] Franz, Chl.: Pharm. in unserer Zeit **13**, 161 (1984).

[277] Horn, R.: Pharmazie **24**, 170 (1969) und Dtsch. Apoth. Ztg. **112**, 1466 (1972).

[278] Stary, F., Neubauer, S.: Bericht beim Symposium „Fortschritte auf dem Gebiet pflanzlicher Arzneimittel", Posen 21. bis 25. April 1970; Neubauer, S.: Dtsch. Apoth. Ztg. **112**, 1466 (1972).

[279] Maas, G.: Bericht beim II. Arzneipflanzen-Kolloquium 4. bis 5. Februar 1972 in Rauschholzhausen.

[280] Vömel, A., Reichling, J., Becker, H., Dräger, P. D.: Planta med. **31**, 378 (1977).

[281] Reichling, J., Becker, H., Vömel, A.: Planta med. **32**, 235 (1977).

[282] Reichling, J. Becker, H., Dräger, P. D.: Herba Hung. **18**, 63 (1979).

[283] Reichling, J.: Planta med. **36**, 250 (1979) Abstr. Budapest.

[284] Reichling, J., Becker, H., Dräger, P. D.: Acta Horticult. **73**, 331 (1978).

[285] Reichling, J.: Acta Horticult. **96**, I, 227 (1980).

[286] Schilcher, H.: Biochem. Physiol. Pflanzen **171**, 385 (1977).

[287] Schilcher, H.: Acta Horticult. **73**, 339 (1978).

[288] Vömel, A., Hölzl, J., Franz, Chl.: Jahresbericht der AG Arzneipflanzenanbau, 30 (1972).

[289] Reifenstein, H., Plank, F.: Pharmazie **30**, 391 (1975).

[290] Schilcher, H.: Planta med. **44**, 65 (1982).

[291] Gysin, H.: Chem. Ind. 1393 (1962).

[292] Montgomery, M., Freed, V. M.: J. Agric. Food. Chem. **12**, 11 (1964).

[293] Schilcher, H.: Dtsch. Apoth. Ztg. **125**, 47 (1985).

[294] Pank, F. und Marlow: „Chemische Unkrautbekämpfung in Arznei- und Gewürzpflanzen", Nachrichtenblatt für den Pflanzenschutz in der DDR, **22**, 36 (1980).

[295] Wekschin, B. S., Bukina, N. W. und Puschkina, G. P.: Agrochemie Nr. 3, 2 (1976).

[296] Mühle, E.: „Die Krankheiten und Schädlinge der Arznei-, Gewürz- und Duftpflanzen", Berlin 1956.

[297] Schilcher, H.: Pharm. Ztg. **126**, 2119 (1981).

[298] Schilcher, H.: „Lagerung von Kräutertees und Einzeldrogen" — Neuform-Echo, Heft 6, 18 (1968).

[299] Schilcher, H., Peters, H. und Wank, H.: Pharm. Ind. **49**, 203 (1987).

[300] Schilcher, H.: Ztschr. f. Phytotherapie **5**, 861 (1984).

[301] Messerschmidt, W.: Dtsch. Apoth. Ztg. **113**, 745 (1973).

[302] Messerschmidt, W.: Krankenhauspharmazie **6**, 405 (1985).

[303] Messerschmidt, W.: Krankenhauspharmazie **6**, 449 (1985).

[304] Motl, O., Repčák, Buděšínský und Ubik, K. Arch. Pharm. **316**, 908 (1983).

[305] Reichling, J., Bisson, W. und Becker H.: Planta med. **4**, 334 (1984).

[306] Reichling, J., Becker, H., Martin, R. und Burkhardt, G.: Z. Naturforsch. **40 c**, 465 (1985).

[307] Deus-Neumann, B. und Zenk, M. H.: Planta med. **50**, 427 (1984).

[308] Reichling, J.: Habilitationsschrift, Ruprecht-Karls-Universität, Heidelberg, 1982.

[309] Bisson, W.: Dissertation, Ruprecht-Karls-Universität, Heidelberg, 1983.

[310] Szöke, E., Savarda, A. L., Verzá-Petri, G. und Kuzovkina, J. N.: Herba Hung. **18**, 7 (1979).

[311] Szöke, E., Kuzovkina, J. N., Verzár-Petri, G. und Savarda A. L.: Proc. 18 th. Hung. Ann. Meeeting, Biochem., Salgotarjan, 189 (1978).

[312] Hörster, H.: in: Vorkommen und Analytik ätherischer Öle (Hrsg. K. H. Kubeczka), Georg Thieme Verlag, Stuttgart (1979).

[313] Bisson, W., Beiderbeck, R. und Reichling, J.: Planta med. **47**, 164 (1983).

[314] Beiderbeck, R.: Pflanzentumoren. Ulmer Verlag, Stuttgart 1977.

[315] Reichling, J., Beiderbeck, R. und Becker, H.: Planta med. **36**, 322 (1979).

[316] Isaac, O.: Informationsdienst A. P. V., 14, Heft 3, 2–12 (1968).

[317] DRP 384134 vom 7. 4. 1921.

[318] DRP 577653 vom 23. 2. 1930, DRP 647381 vom 30. 12. 1934, DBP 1093951 vom 12. 2. 1959 und DBP 2227292 vom 5. 6. 1972 (Bekanntmachungstag 24. 4. 1980).

[319] Huber, K.: Dissertation, ETH-Zürich, 1954.

[320] Spengler, H. und Weisflog, G.: Pharmaceutica acta Helv., **22**, 190 (1947).

[321] Münzel, K. und Huber, K.: Pharmaceutica acta Helv., **36**, 194 (1958).

[322] Bogs, U. und Meinhard, J.: Pharmazie, **10**, 653 (1955).

[323] Gstirner, F. und Berniker, B.: Pharm. Ztg. **103**, 481 (1958).

[324] Eel-Shibini, H. A. M.: Dissertation, Braunschweig, 1961.

Autorenverzeichnis

A

Achterrath-Tuckermann 54
Adachi 137
Aggag 55
Appelt 55
Arkadjewna 55
Arndt 134, 137
Awaad 138

B

Baerheim Svendsen 136
Baker 55
Bakos 137
Baltes 137
Barrero 136
Barton 54
Bartunková 54
Batula-Bernardo 55
Bauer 135
Baufi 55
Baumann 55
Baumgartner 137
Bayer 54, 135
Becker 55, 135, 136, 137, 138, 139
Becker-Dilling 138
Beetz 55
Beiderbeck 135, 139
Bender 30
Benner 55
Berniker 139
Bessler 136
Bhan 136
Bhattacharyya 134, 135
Bienenstock 55
Bisson 135, 139
Blum 55
Blumenberg 30
Bogs 139
Bohlmann 55, 134, 135, 136, 137
Boldvai 137
Borkowski 54
Born 29
Bournot 136
Brandt 135
Breinlich 29, 54, 135, 136
Brieskorn 136
Brock 54
Broi, da 30
Browning 55, 135

Brugger 29
Brühl 30
Büblova 138
Büchi 54
Buděšínský 139
Bukina 139
Bulin 135, 137, 138
Burkhardt 139
Busker 55
Busse 55

C

Capato 134
Capresi 135
Carle 30, 55, 135, 138
Cauwenberge 29
Cavazutti 136
Cekan 134, 135
Chládek 138
Christ 135, 137
Cinco 55
Coffey 55
Cole 135, 137
Contzen 29
Cortnume 136
Coussio 136
Craemer 54
Cramer 55, 137
Cuong 136, 138

D

Dabiri 136
Darwish 135
Daunderer 55
De Lederkremer 138
Dean Befus 55
Degreef 29
Degumille 134
Deininger 54
Del Negro 55
Della Loggia 30, 55
Demling 29, 54
Demuth 134, 135, 136, 137
Dermanis 138
Deus-Neumann 139
Dewulf 29
Docekal 54
Dölle 55, 138
Domesle 137
Dräger 135, 137, 139

Dri 55
Drzewiecki 55
Dull 55, 134

E

Eberhard 30
Ebert 138
Eck 29
Eel-Shibini 139
Eggenschwiller 54, 134, 137
Egger 137
El-Din el Badry 138
El-Din-Awaad 138
Elkiey 135
Emmerich 54
Engelmann 134
Evdokomoff 136
Exner 135, 137
Eykenboom 29

F

Fahny 138
Fairley 55, 134
Felklová 103, 134, 136, 137
Ferri 135
Fewtrell 55
Fiedler-Nagy 55
Fink 139
Flaskamp 54, 134
Florián 55
Forbes 55
Formentini 135, 137
Fortes 55
Frank 29
Franz 20, 134, 135, 136, 137, 138, 139
Freudenberg 138
Frey 136
Friederich 29
Fritz 135, 136, 137
Frühwirth 137

G

Gacimartin 136
Gašić 20
Gauch 137
Gazzinelli 55

Geres 55
Ghebregzabher 137
Giertz 54
Gilbert 55
Glasl 135, 136, 137
Gleinig 134, 137
Glichitch 134
Gomperts 55
Gottshall 55, 134
Gözsy 54
Grabe 53
Grahle 136
Graner 135
Greger 135
Grenz 55, 135
Grochulski 54
Gstirner 139
Gupta 136
Gysin 139

H

Habersang 55
Hagenström 136
Hahn 54, 135
Hammacher 30
Hammerl 29, 30
Hänsel 135
Hansen 134
Hasenmaier 136
Hauchar 54
Hausen 55
Hava 54
Hedin 134
Heeger 138
Hegnauer 134
Hellriegel 30
Henk 29, 30
Hensel 30
Herbst 134, 137
Herout 55, 134, 135
Heubner 53
Heur 135
Hiltunen 138
Hoefer-Janker 30
Holle 29
Höltzel 136
Holub 55, 134
Hölzl 134, 135, 136, 137, 139
Hončariv 134, 138
Honerlagen 136
Hope 55
Horákova 54
Hörhammer 54, 55, 135, 137
Horn 139
Hörster 139
Huber 139

I

Iljina 55
Irino 54
Isaac 20, 29, 53, 54, 55, 134,
    135, 136, 137, 138, 139

J

Jakovlev 54
Janecke 54, 135, 137
Janku 54
Jann 30
Jasičova 134, 136, 137
Jinzenji 54
Jones 137
Jork 134
Juell 134
Junkmann 54
Jurcic 135

K

Kaiser 136
Kalasz 137
Kaltenbach 30, 137
Karawya 138
Kato 54
Katona 54, 135
Kehr 135, 137
Kepp 30
Kergomard 134
Kesper 29
Kienholz 55
Kiessling 54
Kirmayer 54, 135
Kirsch 138
Kligmann 55
Kneipp 20
Knöll 134
Koch 54
Koedam 136
Kohlstaedt 29
Kohoutova 135
Kondo 54
Kopp 55
Kormann 55
Kosak 54
Kottmeier 54
Kovar 136
Kraul 54
Krempler 137
Kreutzkamp 135
Kristen 29, 53, 54
Krüger-Nilsen 54
Kubecza 137
Kuehl 54

Kunde 54, 55, 135, 137
Kuzovkina 139

L

Laakso 138
Lancaster 54
Landolfi 55
Lang 54, 135, 136
Lange 30
Langerfeldt 20
Lee 55
Lehmann 54
Lembercovics 134, 136, 137
Lengfelder 55
Leuenberger 137
Leuschner 55
Lewe 136
Liesk 137
Liguori 134
Lim 136
Linde 137
Liptak 137
Lopes 55
Lorenz 54
Lucas 55, 134
Luckner 136
Lukes 134, 136, 137
Luppold 135

M

Maas 139
Mabry 135
Madaus 20
Marczal 54, 134, 136, 138
Marlow 139
Martin 139
Máthé 137, 138
Matteliano 55
Matzker 29, 30
Mauro 30
Mechler 136
Medarde 136
Mehlhorn 55
Meinhard 139
Meisel 134
Messerschmidt 139
Meyer 55, 137
Middleton 55
Miguel del Corral 136
Millin 54
Mincso 137
Mindt 30
Minyard 134
Miyakado 135
Möllenhoff 138
Monaldi 137
Montgomery 139

Moreno 55
Moritz 136
Mothes 138
Motl 105, 134, 135, 136, 137, 139
Moustafa 135
Mower 55
Mühle 139
Müller 55, 134, 135, 136, 137, 138
Münzel 29, 139

N

Nagy 137
Nasemann 29
Naves 134
Neubauer 139
Nezamis 54
Nöcker 54
Nonnenmacher 134
Novak 134
Novotny 134, 135

O

O'Brien 134
Odenthal 135
Oelschläger 136
Oettel 54
Onho 54

P

Padula 136
Paknikar 134, 135
Pank 139
Papin 138
Patzelt-Wenczler 30
Pearce 55
Pellegrino 55
Penfold 134
Peters 139
Pichler 29, 30
Pifferi 137
Plank 139
Platin 138
Poethke 135, 137, 138
Pommer 54
Power 55, 135
Pridham 137
Proksch 135
Puschkina 139

R

Rajki 138
Raskova 135
Rauer 134
Rauschert 134
Redaelli 55, 135, 137
Reichling 55, 135, 136, 137, 138, 139
Reifenstein 139
Repčák 134, 135, 137, 138, 139
Richter 30
Riess-Maurer 135
Rimpler 135
Ritschel 136
Robert 54
Roeckerath 54
Roemisch 137
Rondina 136
Roth 55
Röttger 137
Rufini 137
Ruminska 138
Rustaiyan 136
Ruzicka 134

S

Sabata 134, 135
Saito 54
Saleh 135, 138
Salfner 55, 135, 136, 137
Salonen 135
Sampath 134, 135
San Feliciano 136
Santaniello 135, 137
Sárkány 103, 138
Sarkany-Kiss 135, 137
Savarda 139
Scarcia 55
Schade 54
Schäfer 135, 136
Schantz, von 135, 138
Scharnagel 54
Scheffer 136
Schilcher 55, 134, 135, 136, 137, 139
Schiling 135
Schimpke 20, 29, 136
Schinz 134
Schleusing 54
Schlichtegroll 54
Schmersahl 136
Schmid 29, 30
Schmidt 30, 54, 136
Schneider 54, 134, 137
Schönowski 134, 137
Schröder 135, 138
Schütte 138
Schütz 136

Schwandt 54, 135
Schwerdtfeger 136
Sedmera 135, 137
Seidel 134
Shalaby El-Sayed 135
Siewert 55
Sorkin 30
Šorm 55, 134, 135
Spegg 136
Spengler 139
Staab 29
Stadler 54
Stahl 134, 136, 137, 138
Stary 139
Stechele 30
Steiner 55
Sterba 138
Stern 54
Stiegelmeier 30
Stompfová 138
Stransky 135
Streibel 135
Stüppner 135
Sváb 138
Szabo-Szalontai 55
Szalontai 55
Szegi 54
Szelenyi 54
Szöke 139

T

Tamm 134
Tardos 54, 135
Tétényi 134, 136
Thakar 134, 135
Thibault de Boesinghe, de 29
Thiemer 54, 55
Thompson 134
Tomassini 55
Traversa 55
Trivedi 134, 135
Tubaro 55
Tucci Bucci 136
Turdu 135
Tyihak 135, 137

U

Ubik 134, 135, 139
Uchida 54
Uda 54
Udiman 138
Urbach 55

V

Veigel 54
Verschambre 134
Verzár-Petri 54, 55, 134, 135,
    136, 137, 138, 139
Vichnewski 55
Volke 136
Vollmann 137
Vollmar 135
Vömel 134, 135, 136, 137, 138,
    139
Vrany 134, 138
Vuorela 138

W

Wagner 54, 55, 135, 136, 137
Walther 135
Wank 139
Wei-Chung Hsieh 138
Weisflog 139
Weiss 20, 54, 55
Weiß 30
Weisser 54, 135, 137
Weitgasser 29
Weizmann 134
Wekschin 139
Welton 55
Wendler 54
Werner 134
Wichtl 136
Wickel 135, 136
Wiechowski 54
Wilhelm-Kollmannsperger 54
Willuhn 137
Wolfrom 138
Wolters 55
Wurm 55

Y

Yamamoto 54
Yamasaki 54, 135
Yousef 55

Z

Zajz 55
Zaoral 134
Zdero 55, 135
Zenk 139
Zetzschwitz 30
Zierz 54
Zilli 55
Zimmermann 134
Zita 54

Sachverzeichnis

A

Absieb 104
Abwehrapparat, leukozytärer 37
Acetylsalicylsäure 39
ACTH-Produktion 32
Adjuvans-Arthritis 33
Afalon 109
Agrobakterium tumefaciens 127
Akkumulationseigenschaften 126
Akkumulationsfähigkeit 126
Akkumulationsorte 60
– künstliche, systemfremde 125
Aktivität
– antibakterielle 48, 50
– entzündungshemmende 39
Alanin 78
Alkane 68
Alkohol 35
Alkoholkonzentration
– Einfluß 132
Altertum 11
Aminosäuren 20, 78
Analbereich 24
Analytik
– ätherisches Öl 79
– der Cumarine 91
– des Kamillenschleimes 91
– Flavonoide 88
– flüchtiger Naturstoffe 89
– Schlußfolgerung 93
Anaphylaktischer Schock 52
Anatomie 59
Anbau 100, 107, 128
Angriffspunkte der Flavone 41
Anissäure 78
Ano-Genitalbereich 27
Antazida 28
Anthecotulid 53, 68, 69
Anthemis
– cotula 69
– tinctoria L. 59
– Arten 69
Antigen-Antikörper-Reaktion 32
Antiinflammatorischer Effekt 31
Antiphlogistika 34
Antiserotoineffekt 32
Anwendung 21
– Art der 18
– Dermatologie 22
– Gastroenterologie 28
– Gynäkologie 28
– Pädiatrie 27
– Pulmologie 26
– Stomatologie 24
– Strahlentherapie 26
Anwendungsgebiete 16, 17
Aphthen 24
Apigenin 38, 40, 41, 42, 43, 70, 71, 72, 73, 74, 75, 89, 129, 132, 133
Apigeninderivate 130
Apigenin-(6″-O-apiosyl)-glucosid 73
Apigenin-7-acetylglucosid 132, 133
Apigenin-7-β-D(6″-O-acetyl)-glucosid 72
Apigenin-7-β-glucosid 22, 38, 42, 43, 70, 71, 72, 73, 90, 132, 133
Apigenin-7-O-glucosid 72
Apigenin-7-O-neohesperidosid 72
Apigenin-7-rutinosid 73
Apigenin-7-(6″-O-acetyl) glucosid 43, 71, 73
Apigetrin 72
Apiin 43, 70
Apothekerkamille 114, 116
Appetitlosigkeit 28
Arabinose 77, 92, 94
Arachidonsäurestoffwechsel 38
Aresin 109
Arzneibücher 12, 13, 128
Arzneibücher, Prüfvorschriften 79, 80
Arzneibuch-Konventionsmethode 17
Asclepios 11
Ätherisches Öl 44, 81, 129, 130, 131, 132, 133
– Analytik 79, 81, 93
– Ausbeute 131
– mikroverkapseltes 129
Atmungskette 50
Atrazin 109, 110
Aueboden 107
Aufguß 22, 38
Auflaufen 110
Aufstoßen 28
Aussaat 108, 109
Aussaatmenge 109
Auszüge
– alkoholische 129
– wässrige 128
Autoxidation 67
Axillarin 73, 74, 75
Azulen 50, 61, 87, 101, 131
Azulen SN 50
Azulon®-Salbe Homburg 26

B

Bacillus megatherium 46
Bacillus mesentericus 46
Bacillus subtilis 46
Bad 23, 27, 38
Badekamille 128
Bakterien
– gram-positiv 46
– gram-negativ 46
Ballaststoffe 20
Balneotherapie 22
Balsampappel 34, 63
Bariumchloridspasmus 42
Bartholinitiden 28
Bayerische Landesanstalt für Bodenkultur und Pflanzenbau 107
Baython® 120
Behältnisse 16
Benzodiazepine 51
Bernsteinsäuredehydraseaktivität 50
Beschreibung der Droge 14
Bestimmung, quantitative des ätherischen Öles 81
Bestrahlung 25
Bilanzversuche 95
Bildungskapazität 124
Biogenetische Bildung von Bisabololoxid 96
Biologie 96
Biomembranbarrieren 95
Biosabolol-Typ 97
Biosynthese 79, 97
Biosynthese der Sesquiterpene 79, 95, 97
Biosyntheseweg 95
Biotechnologische Nutzung 125, 128
Bisabolidanteil 101
Bisaboloide 63, 70, 102, 103, 104, 127

Bisaboloidmuster, Differenzen 96
Bisabolol 22, 32, 33, 34, 35, 36, 44, 46, 48, 49, 50, 51, 52, 62, 65, 66, 67, 70, 79 82, 84, 85, 86, 95, 96, 98, 99, 101, 104, 105, 106, 122, 126, 128, 130, 131, 132, 133
– Oxidationsprodukte 64
– Stereoisomere 63, 64
Bisabololglykosid 96
Bisabololmonoxid 33
Bisabololoxide 22, 33, 63, 95, 122
Bisabololoxid A 35, 44, 64, 66, 67, 79, 82, 85, 86, 96, 98, 99, 100, 101, 104, 105, 132, 133
Bisabololoxid B 44, 53, 63, 64, 66, 67, 69, 79, 82, 85, 86, 96, 98, 99, 101, 104, 105, 132, 133
Bisabololoxid C 63, 65, 66, 85, 86
Bisabolon 84, 101
Bisabolonoxid A 63, 65, 66, 79, 82, 86, 96, 105, 106
BK 2 104
Blattlaus 111
Blauöl 104
Blechdosen 117
Blockbodenbeutel 114
Blühbeginn 106
Blühendes Kamillenkraut 129
Blüh-Index 102
Blüh-Index-Formel 102, 111
Blühtermin 106, 107
Blühverlauf 100
Blühzone 106
Blütenboden 14, 102
Blütendrogen-Ertrag 106, 107
Blütenerträge 107
Blütenknospen 111
Blütenköpfchen 60, 103, 106, 114, 115
Blütenkörbchen 106
Blütenöle 68
Blütenreife 107
Bodegold 104
Bodenqualität 107
Bohemia, Kulturvarietät 105
Bohrfliege 110
Botanik 57
Braunerdeboden 107
Brechreiz 28
Brevifolin 69
British Pharmacacopocia 1968 81
Bronchitis 26
Brunschwig 11

C

Cabreuva 63
Cacterium phlei-Rassen 46
Cadinen 68
Calamemen 68
Calluskultur 123
Cambridge-Walze 108
Cananga odorata 63
Candida albicans 46, 48, 50
Carbaminsäurederivate 109
Caren 68
Carotinoide 79, 88
Caryophyllen 69
Caryophyllenepoxid 69, 122, 123
Cucullia chamomilla 111
Ceitrus bigaradia 63
Chamaemelum nobile 59
chamai 12
chamaimelon 12
Chamaviolin 68
Chamazulen 22, 31, 32, 33, 48, 49, 50, 61, 62, 67, 79, 82, 85, 96, 98, 99, 101, 102, 103 104, 105, 106, 126, 131, 132, 133
Chamazulencarbonsäure 62, 85
Chamazulen-Vorstufe 61
Chamomilla 12, 57
Chamomilla recutita 57
Chamomilla recutita *(L.)* Rauschert 12, 57
Chamomillaester 122
Chamomillaester isomere Verb. 123
Chamomillol 122, 123
Chemiewerke Homburg 130
Chemische Rassen 58
Chemische Typen 96, 97, 102
Chemischer Typ A 97, 98
Chemischer Typ B 97, 99
Chemischer Typ C 97
Chemischer Typ D 97, 99
Chemocultivars 58, 105
Chemodem 58
Chloramphenicol 49, 50
Chlorbufan 109
Chlorpropham 109
Cholin 37, 78
Chromatographie 15
Chromosomenzählung 104
Chrysoeriol 71, 74
Chrysoeriol-7-glucosid 73
Chrysoeriol-7-rhamnoglucosid 73
Chrysosplenetin 71, 74, 75
Chrysosplenol 73, 74, 75
Cimetidin 28
Cis-EN-IN-Dicycloether 69, 123

Colchicinbehandlung 104
Colchicinlösung 105
Colitis 28
Compositendrüsenhaare 14
Corticosteroide 24
Cosmetin 72
Cotton-pellet-Granulom 33
Crotonöl-Modell 38
Crown-gall-Tumor 126, 127
Cubeben 68
Cucurbita pepo 58
Cumarinbestimmung 95
Cumarine 22, 69, 78
– Analytik der 91
– Herniarin 40
Cycloheximid 49, 50

D

DAB 9 12, 14, 80, 81
Dampfbad 17, 24
Dampfinhalation 27
Darmreinigung 24
Darmspasmen 42, 44, 45
DCCC-Verfahren 88
DC-Direktmessung 85, 93
Degumille 22, 58, 97, 105
Dem 58
Densitometrie 69, 83, 85, 89
Dermabrasion 23
Dermashaving 23
Dermatitis 27
Dermatitis ammoniacalis 27
Dermatitis statica 23
Dermatologie 31, 37
Dermatophyten 49
Dermatose 23, 24
Dermowas® 49
Desmetryn 109
Detektion 83
Deutsches Arzneibuch
– Deutsche Demokratische 81
Dextran-Ödem 37
Dichlormethanauszüge 83, 91
Dichlormethanextrakt 91
Diebskäfer 119, 120
Dieldrin 120
Dimethoxykämpferol 90
Dioden-Array-Technik 91
Dioskurides 11, 12
Diurnale Variabilität 103
DL_{50} 51, 52
Doppelschneckengegenstrommischer 88
Dörrobstmotte 119
Dosierung 18
Dragosantol 34, 35
Drillmaschine 109
Droge 128
Droge, Kamillenblüten 128

Drogenschädlinge 119
– tierische 110
– Bekämpfung 109
Drogenschuppen 114, 116
Droplet counter-current 88
Druckgeschwür 24
Drüsenhaare 60
Drüsenschuppen 60, 61, 95
Dünger 107
Düngung 100
Düngungsempfehlung 108
Dünnschichtchromatographie 82
– der Flavonoide 88, 90
– Trennverfahren 93
Duodenum 28
Dyspapsie 28

E

Echte Kamille 59
Effekt, hypnotischer 50
Effekte, phototoxische 52
Eichsubstanzen 86
Einführung 11
Einkreuzung 103
Einkreuzungsgefahr 105
Einlauf 24, 26
Ekzem 23, 24, 27
Enddarm 26
Endosulfan 120
Endrin 120
En-In-Dicycloether 15, 44, 45, 46, 69, 82, 85, 100, 101, 102, 103, 122, 123
En-In-Ether 44
Enteritis 21, 28
Enterobacter species 50
Entzündung 27
Entzündungsbeseitigung 37
Entzündungshemmer 38
Entzündungshemmung 37
Epimere Bisabololoxide B, ^{13}C-NRM-Signale 65
Episiotomien 28
Epithelisierung 33
Epoxid 95
Erbrechen 28, 51
Ernte 111
Ernteverfahren, maschinell 112
Erythem 33
Erythembildung 26
Escherichia coli 46, 47, 48
Etagenhaare 60
Ethanol-Ulkusmodell 35
Eupaletin 73, 74, 75
Eupatoletin 73, 74, 75
Europäisches Arzneibuch Band III 1975 81

Evakolation
– ohne Vakuum 131
– mit Vakuum 131
Exanthem 23
Exportzahlen 18
Extrakt 22
Extraktionskamille 128
Extraktionsmethoden 79
Extraktionsmittel 130
Extraktionspatente 130

F

Farbreaktionen von Galakturonsäure 94
Farbreaktionen von Zucker 94
Farnesen 33, 60, 68, 82, 85, 95, 101, 102, 103, 105, 122, 123, 126
Farnesol 35, 95
Farnesylpyrophosphat 95
FCA-Methode 53
Feinschnitt 128, 129
Feldversuch 103
Fermentation 67
Fertigarzneimittel 18, 128, 129, 131
Fettsäure 70, 79
Filterbeutel 128
Filterbeuteltee 112
Fingerpflücke 111, 112
Fisteloperation 24
Flavonaglyka 74
– hydroxylierte 71, 72
– lipophile 71
– methoxylierte 70, 72
Flavon-diglykoside 71, 72
Flavon-monoglykoside 71, 72
Flavonoide 21, 37, 40, 70, 122, 129
– Analytik 88
– Bestimmung mittels HPLC 90
– lipophile 88
– qualitative Beurteilung 90
– Gehalt 132
– Gesamtgehalt 77, 88
Flavonoidglykoside 75
Fließmittelsysteme 82
Fließmittelsysteme für die DC von Zucker 94
Flores Chamomillae vulgaris pro balneo 128
Fluidextrakt 131, 132
Fluvographie 29
Frauenleiden 12
Freilandfläche 106
Freilandversuch 101
Frischblüten 114
Frischpflanzenpreßsaft 129
Frostkeimer 109

Fruchtknoten 15
Fukose 77, 92, 94
Fulcin S® 49
Fungizide 110
Futtermittel 128

G

Galaktose 77, 94
Galakturonsäure 77, 92, 93, 94
Galakturonsäure, Farbreaktionen 94
Galen 11
Ganzdroge 129
Gaschromatographie 85, 86, 93
Gastritis 21, 28
Gastroenterologie 31
GC-Analyse 85, 86
GC-Trennung 86
GC-Trennung von Kamillen-Gebläsehäcksler 112
Gefäßversuche 107
Gegenanzeigen 17
Gegenstromextraktion 130
Gegenstrommischer 130
Gegenstromprinzip 130
Gehalt an ätherischem Öl 98, 99, 100, 101, 106
Gehaltsbestimmung nach DAB 9 16
Gen A 96
Gen B 96
Genetische Manipulation 127
Genetische Variabilität 103
Genitalbereich 28
Gentransfer 127
Geraniol 68
Geruchsbelästigung 23
Gesamtflavonoide, Bestimmung 88, 95
Gesamtflavonoidgehalt 76, 129
Gesamtgehaltsbestimmung des ätherischen Öles, volumetrische, gravimetrische 82
Gesamtübersicht der analytischen Möglichkeiten 88, 89
Geschichte 11
Geschmack 14
Gewächshaus 106
Gewebeexplantate 120
Gingivitis 24
Glanzkäfer 110
Glattkäfer 110
Glomerulonephritis 37
Glukose 77, 92, 94
Glukose-6-phosphat 37
Glukuronsäure 77, 94
Glutaminsäure 78
Glykokoll 78

Granulation 23, 33
Granulationsgewebe 50
Granulozyteninfiltration 40
Granulozytentest 77
GRAS-Status 51
Gravimetrische Bestimmungs-
  methode 93
Griseofulvin 49
Großblütigkeit 104
Grunddüngung 107
Grünlicht 101
Grus 128
Guajazulen 15, 31, 32, 33, 50,
  52, 86, 131, 132

H

H. Bock 11
Haller 11
Hals-Nasen-Ohren-Heilkunde
  25, 31
Haltbarkeit 16, 114
Handelsdrogen, ätherisches Öl
  101
Handelsformen 128
Handelskamillen 58
– Böhmische Kamille 58
– Einteilung der Kamillenpro-
  venienzen 97
– Erfurter kleinblütige Ka-
  mille 58
– Fränkische Kamille 58
– Holsteiner Marschkamille
  58
– Niederbayerische Kamille
  58
– Ostfriesische Kamille 58
– Quedlinburger großblütige
  Kamille 58
– -Provenienzen, Ölgehalt, Zu-
  sammensetzung 100
Handelsmuster 77
Handelspräparat 133
Handteilbad 24
Harnstoffderivate 109
Harnstoff-Herbizide 110
Hausmittel 129
Haustee 19
Hautdurchblutung 29
Hautpenetranz 34
Hautreaktionen 52
Hautreizung 52
Hautschutz 26
Hautschutzwirkung 33
Hautverbrennung 33
Head-Space Sampler 87
Headspace-Gaschromatogra-
  phie 86
Hecker 11
Hefefieber 33, 34
Heimatstandort 97, 103

Heißwasserextraktion 88
Heptachlor 120
Herba Chamomillae 112
Herba Chamomillae cum flori-
  bus 128
Herbizideinsatz 109
Herniarin 43, 45, 69, 70, 78,
  82, 90, 91
Hexachlorbenzol 120
Hexadecanol 86
Hexobarbital-Schlafmodell 51
Hippokrates 11
Histamin 32
Histidin 78
Hochdruckflüssigkeitschroma-
  tographie 87
Horden 114
Hordentrocknung 115, 116
HPLC
– Flavonoide 90
– Methode 87
– Trennsysteme 91
– Trennung der isomeren En-
  In-Dicycloether 87
– Trennung von Azulenen 87
HPTLC-Platten 91
Hufeland 11
Hüllkelch 14
Hüllkelchblätter 60, 73
Hundskamille 53
– Acker 59
– Österreichische 59
– stinkende 59
Hybridpflanze 103
Hydrocortison 39
Hydroxyluteolin-7-glucosid 73
Hydroxy-4,6-dimethoxy-aceto-
  phenon 69
H_2-Antagonisten 35

I

Identifizierung, mikroskopi-
  sche 60
Importzahlen 18
Indometacin 35, 38, 39, 52
Indometacin-Ulkusmodell 35
Industriekamille 114, 119, 128
Infloreszenzboden 73
Infus 50, 128
Inhalation 21, 26
Inhaltsstoffe
– hydrophile 61, 78, 133
– lipophile 61
– polare 133
Inhaltsverzeichnis 7
Innere Medizin 31
Insektizide 110, 120
In-situ-Messung 84
Instanttees 129
Intern-Standard-Methode 86

Intertrigo 23
In-Dicycloether 87
Isoflavon 71
Isohamnetin 74
Isolatoren 105
Isopentenylpyrophosphat 95
Isopropenylform 62
Isopropylidenform 62
Isorhamnetin 71, 73, 75, 89
Isorhamnetin-7-glucosid 73

J

Jaceidin 70, 72, 73, 74, 75
Jutesäcke 114

K

Kaffeesäure 78
Kalluskultur 122
Kamille
– duftlose bzw. geruchlose 59
– Färber 59
– römische 59
– strahlenlose 59
– Strand 59
– tetraploide 105
Kamillen-Bad-Robugen 29
Kamillenballen 119
Kamillenblüten
– als Biomasse 20
– als Lebensmittel 19
Kamillendampfbad 21
Kamillendrüsenschuppe 61
Kamillenernte 113
Kamillenextraktion 130
Kamillenflavon, lipophile 71
Kamillenflavone 72
Kamillenforschung 104
Kamillengesamtöl 51
Kamillengrus 105
Kamillenherkünfte 76
Kamillenkeimlinge 105
Kamillenkraut 19, 112, 114
– blühendes 129
Kamillenöl 37, 44, 52, 62, 83,
  88
Kamillenpflückkamm 112
Kamillenpflückmaschinen 112
Kamillensalbe 24, 25
Kamillensorte, Manzana 106
– Kamillensorten 105
Kamillen-Tee 128, 129
Kamillen-Vollernter 113
Kamillenwurzel 19
Kamillenzubereitungen, alko-
  holische, alkoholisch-wäß-
  rige 129

Kamillosan® 22, 28, 36, 42, 45, 133
Kamillosan®-Creme 23
Kamillosan®-Mundspray 25
Kämpferol 42, 73
Kankheitsresistenz 106
Kanzerogenese 50
Kapillaraktivität 32
Kationenaustauscher 92
Keimfähigkeit 106, 109
Kennzeichnung 16
Ketoestern 70
Kettenperkolation 131
Kinderheilkunde 27, 29
Kisten aus Spanholzplatten 114
Klebsiella pneumoniae 46
Klimakammern 95, 106
Klinik 21
Klone 104
Kneipp 12
Knetmischer 130
Knospen 102
Knospenbildung 102
Kompressen 21
Konjunktivitiden 52
Kontaktallergie 53
Kontaktdermatitis 23, 24, 52
Kosice I 105
Kosice II 105
Kosmetika 37, 132
Krampf
– durch Acetylcholin 41
– durch Bariumchlorid 41
Kraut 128
Krautentwicklung 106
Kreatinphosphat 37
Kreiselmäher 112
Kreuzung 103
Kreuzungsversuche 96, 105
Krone 14
Kugelkäfer 119
Kühleffekt 23
Kunstoffverpackung 114
Kurztag 107

L

Lagerschädling 111
Lagerung 16, 60, 114, 119
Langtagspflanze 101
Läppchentest 52
Laubblätter 73
Lavandula spica 63
Lavendel 63
LD$_{50}$ 51
Lebensmittel 19
Lebensmittelgesetz 19
Lehmboden 107
Leptospira icterohaemorrhagia 46

Levomenol 22, 62
Licht, Einfluß 101
Lichteinflüsse 100
Lichtkeimer 108
Lindan 120
Linum usitatissimum 58
Linuron 109, 110
Lipide 20
Lipidische Substanzen 70
L-Leucin 78
Loch-Diffusionstest 48
Luftfeuchtigkeit 60
Luteolin 38, 42, 43, 71, 73, 74, 75, 89
Luteolin-7-glucosid 42, 71, 73
Luteolin-7-rhamnoglucosid 73
Lyell-Syndrom 27
Lysin 78

M

Maden der Dörrobstmotte 119
Magendrücken 28
Magenerosion 28
Magengeschwür 28
Magensäure 35
Mählader 112
MAK-Werte 83
Maloran 109
Mammakarzinom 26
Manzana® 58, 105, 112
Manzanilla 35
Mastitiden 35
Mathiolus 11
Matricaria chamomilla 12, 57, 58, 64
Matricaria flos 12, 14, 57, 128
Matricaria inodora 57
Matricaria maritima 57
Matricaria matricarioides 57
Matricaria perforata 57
Matricaria recutita 57
Matricaria sensu stricto 57
Matricaria suaveolens 57
Matricarin 68
Matricin 15, 22, 31, 32, 33, 53, 61, 62, 70, 79, 82, 83, 95, 96, 103, 106, 127, 129, 130
Matrixeffekte 87
Mazeration
– einfache, bewegte 130
Mehltau 110
Melon 12
Merkmale, mikroskopische 14
Methionin 78
Methoxy-Kämpferol, 6- 73, 74
Methoxypäonal 69
Methoxyquercetins 90
Metiamid 35, 36
MHE-Arbeitsmethode 87

MHK-Test 48, 50
Microsporun canis 48
Mikroverkapseltes ätherisches Öl 129
Mikrowasserdampfdestillation 60
Mineralien 20
Mineralstoffgehalt 77
Mischer 130
Mischpopulationen 97
Monoalkene 68
Monographie der Kommission E 17
Monosaccharide, quantitative spektraldensitometrische Bestimmungsmethode 93
multiple headspace extraction 87
Mundbad 24
Mundgeruch 25
Mundtrockenheit 25
Muscarinkontraktur 44
Muskulatur, glatte 41
Mutterkraut 12
Muttertoxischer Dosenbereich 52
Muurolen 68
Muurol-4-en-7-ol 69
Mycobacterium tuberculosis 46
Myoporum crassifolium 63, 64
Myrcen 68
Myricetin 38
Myrocarpus fastigiatus 63

N

N. frondosus 63
Nachlauf 110
Nährboden 120
Nährmedien 121, 125
Nährstoffentzug 107
Nahrungspflanzen 104
Nasenschleimhaut 25
Nebenhöhlenoperation 25
Nebennierenrinde 32
Nebenwirkung 18, 23, 28, 51
Nekrose 23
Neroli 63
Neurodermitis 24
NMR-Spektren 63, 65
Nutzung, biotechnologische 125

O

Oberflächenkultur 122, 123
Obstipation 28
Ödeme
– Carrageenin 32, 33
– Dextran 32
– Formaldehyd 32
– Histamin 32
– Hyaluronidase 32
– Entwicklung 39
Ökodem 58, 104
Ökotypen 104
Ölidioblasten 122
Ontogenetische Variabilität 102
Optische Isomere des α-Bisabolols 63, 64
Organochlor-Insektizide 120
Ösophagitiden 25
Österreichisches Arzneibuch 81
Otitis externa 26
Oxidationsexperimente 67
Oxide 83
– isomere 64, 65, 66, 96
Oxygenasen 95
Ozonolyse 63

P

Packungsbeilage 16
Pädiatrie 31
Papaverin 42, 43, 44
Papierchromatographie der Flavonoide 88, 89
Papiertüte 117
Parodontose 24
Patent 130
Patentschrift 130
Patuletin 42, 43, 74, 75, 89
Patuletin-7-glukosid 42, 90
Patulitrin 71
Pemphigus vulgaris 23
Penetranz 34
Perkolation 130, 131
Peronospora 110
Pestizide 109, 119
Pfefferminzdrüsenschuppe 61
Pfefferminze 61
Pflanzenzellkultur 120
Pflückleistung 112
Pflugscharmischer 130
Pfotenödem 37
Phagozytose
– Chemolumineszenz-(CL)-Modell 77
– Steigerung 77
Pharmacopoea Europaea 12

Pharmacopoea Helvetica Editio Sexta 1971 81
Pharmakologie 31
Pharmakologische Wirkungen, weitere 50
Pharyngitis sicca 25
Phenacetin 34
Phenylbutazon 38, 39, 52
Phenylcarbonsäure 78, 90
Phosphorsäureester-Insektizid 119
Phosphorylierung, oxidative 37
Photochemische Reaktion 95
Photochemische Versuche 67
Phytohormon 120, 127
Phytosterole 70
Phytotronpflanzen 100
Phytotron-Versuche 100
Pinselung 22, 24
Plasmakinogen 37
Plastikbeutel 117
Plinius d. Ä. 12
Plodia interpunctella 119
Plücke 103
Pollenallergene 27, 53
Pollenallergie 53
Pollenexine 53
Pollenkörner 15
Pollinosis 53
Pollinotiker 53
Polyamid-Platten 90
Polyhydroxyflavon 42
Polyploidisierung 105
Polysaccharid 77
Population 58
Populus balsamifera 34, 63, 64
Populus tacamahaca 46, 63
Precursoren 95
Prednisolon 33, 50
Primärcallus 121
Produktionszahlen 18
Prometon 109
Prometryn 109
Propazin 109
Prostaglandinsynthese 35
Protokeratansulfate 34
Prüfung auf Identität 15
Prüfung auf Reinheit 15
Prüfvorschriften, Arzneibücher 79, 80, 81
Pruritus ani 24
Pseudomonas aeruginosa 46
Pulmologie 31

Q

Qualitätsbeurteilung 60
Quercetin 38, 42, 43, 71, 74, 75, 77, 89, 90
Quercetin-2-rutinosid 71

Quercetin-3-galactosid 71, 90
Quercetin-7-glucosid 71, 73, 90
Quercimeritrin 70, 71

R

Radiotherapie 25
Radiumbestrahlung 26
Ranitidin 28
Rasse 58
Rattenlebermitochondrien 37
Rattenpfotentest 31
Raupen 111
Reaktionschromatographie 85
Referenzlösung 15
Reinheitsanforderungen der Arzneibücher 15, 109
Reizzustände 37
Reperkolation 131
RES 37
Restfeuchtigkeit 114
Retentionszeit 86
Rhamnose 77, 92, 94
Rhinitiden 52
Röhrenblüten 14, 41, 60, 70, 73, 102, 111
Rollkur 28
Röntgendermatitis 26
Rosettenbildung 110
Rotlicht 101
Rückstandsbestimmung, Analysengang 121
Rundfilterchromatographie 89
Rüsselkäfer 110
Rutin 38, 43, 90

S

Saatgut 104
Saatgutvermehrung 105
Saladin von Asculum 11
Salbenauflage 23
Salicylamid 33
Salvia stenophylla 64
Samengewinnung 111
Sandboden 107
Sauerstoffmessung, transkutane 29
Säuglingsbäder 21
Säuglingsekzeme 27
Säulen 86
Säulen, Gaschromatographie 86
Säureblocker 28
Schaderreger 110
Scheibenblüten 102
Schlauchpilz 110
Schleim 22, 35, 37, 95, 129

– Analytik in der Kamille 91, 92
– Hydrolyseuntersuchungen 92
Schleimhautentzündung 27
Schleimhautläsion 23
Schleimhautschwellung 27
Schleimrippen 77
Schleimstoffe 77, 91, 130
Schleimzellen 15
Schock, anaphylaktischer 32
Schutzbarriere, mukosale 35
Schwarzerdeboden 107
Sedativum 51
Sekundäre Pflanzeninhalts-
    stoffe, Zusammensetzung 97
Sekundärstoffe 122
Sekundärstoffwechsel 97
Selbstaussaat 111
Selbstbefruchtung 105
Selektion 104, 105
Senfölchemosis 31
Sensibilisierungsreaktionen 52
Serin 78
Sesquiterpenglykosid 95, 96
Sesselkonfiguration 62
Silanisierte DC-Platte 83
Simazin 109
Sinusitis 25, 27
Sitzbad 22, 26, 28
Sodbrennen 28
Sortenschutz 106
Spathulenol 68, 79, 82, 102,
    103, 122, 123
Spinacetin 73, 74, 75
Spiroether 22, 36, 52, 69, 79,
    88, 95, 105, 106
Spreu 128
Sproßachse 73
Sprühreagenzien 93, 94
Spülung 22, 25, 27, 28
Standardisierung 131
Standardzulassung 16, 80
Staphylococcus aureus 46, 47,
    48
Staphylococcus mutans 46
Staphylokokken 47
Staubfäden 14
Steinzellenkranz 15
Stengel 73
Stickstoffhaltige Komponen-
    ten 78
Stickstoffmangelpflanzen 108
Stomatitiden 23
Stomatitis aphthosa 24
Stomatitis ulcerosa 24
Stomatologie 31
Strahlenblüten 70
Strahlendermatitis 25, 26, 31
Strahlentherapie 31
Strahlungserytheme 26
Stramentum Chamomillae
    conc. gross. 128

Streptococcus
– faecalis 46, 47
– haemolyticus 46
– salivarius 46
Streptokokken 47, 48
Streß-Ulkusmodell 35
Sublimationsverfahren 91

T

Tabakrauchinhalation 27
Tassenfertige Kamillentees 129
TAS-Verfahren 81, 82
Tee 21 (s. Kamillentee)
Teeaufguß 17
Temperatureinflüsse 100
Temperatur-Feucht-Kammer
    60, 67
Terpene, weitere 67
Therapierichtung, anthroposo-
    phische 19
Threonin 78
Tierfutter 20
Tonsillektomie 25
Topodem 58
Totipotenz 122
Toxikologie 31
Toxizität
– akute 52
– subakute 51
Toxizitätsschwelle 51
Tracheobronchialbaum 26
Triazine 109
Trichomonaden 46
Trichomonas vaginalis 46
Trichophyton
– mentagrophytes 46, 48
– quinckeanum 48
– rubrum 46, 48
– tonsurans 48
Triglyceriden 70
Tripleurospermum 57
Triterpenolester 70
TRK-Werte 83
Trockenextrakte 129
Trockner 114
Trocknung 60, 114
Trocknungsversuche 67
Tryptetidae 110
Tumorbestrahlung 26
Tumorzelle 50
Tumorzellkultur 126
Typen, chemische 66

U

Ulcus ventriculi 35
Ulkus-Hemmung 36
Ulkus cruris 23
Ulkusreduzierung 35
Ulzera 24
Ulzerationen 11
Umbelliferon 40, 43, 45, 69,
    70, 78, 82, 90, 91
Umschlag 23
Umweltallergene 52
Umweltmodifikation 97
Uniforme Type 97
Unkrautentfernung 109
Unkräuter 110
Unterschenkelekzem 24
Unverträglichkeit 28
Uronsäure 93
Uronsäurechromatographie 92
Uronsäuren, quantitative
    spektraldensitometrische Be-
    stimmung 93
UV-Erythem 31, 33

V

Vanillinsäure 78
Vanillosmopsis erythropappa
    63, 64
Variabilität
– allgemeine 97, 99, 104
– diurnale 103
– genetische 103
– morphogenetische 102
– ontogenetische 102
Vegetationszeit 102
Velvar 109
Verbreitung, wildwachsend
    107
Verbrennungsfläche 27
Verpackung 114
Verpackungsmaterial 114
– Eignungsprüfung 117, 118
Viskositätsbestimmungen 77,
    91
Viskositätsmessungen 77
Volksmedizin 21
Völlegefühl 28
Vollernte 112
Vorbereitung der Anbaufläche
    108
Vorfrucht 108
Vorwort 5
Vulvitis 28

W

Wachsartige Substanzen 70
Wasserdampfdestillat 81, 83
Wasserdampfdestillationsmethode 79
Wechselwirkungen 18
Weiss, R. F. 12
Weißes Licht 101
Weltproduktion 18
Wildkamille 105
Wildsammlung 53
Wildstandort, ätherisches Öl
101
Windeldermatitis 27
Wirkstoffe, apolare 133
Wirkung 31
– allergene 53
– antibakterielle 45, 47
– antimykotische 45, 48
– antipeptische 35, 50
– antiphlogistische 31, 34, 37,
38
– antipyretische 34
– anxiolytische 51
– fungizide 46
– karminative 44
– muskulotrope 42
– muskulotrop-spasmolytische
42, 45
– neurotrope 41
– spasmolytische 38, 42
– ulkusprotektive, ulkuskura-
tive 35
– von Kamillenflavonen 40
Wuchs 106
Wuchshöhe zur Blüte 106
Wundreinigung 23
Würgreiz 51
Wurzel 73
Wurzelöl 69, 122

X

Xanthoxylin 69
Xylose 92, 94

Y

Ylang-Ylang 63

Z

Zellgewebsregeneration 37
Zellkultur 120, 122, 128
Zelltransformation 127
Zentralnervensystem 50, 51
Zerebralparesen 27
Zloty Lan 104
Zubereitungen 128
Zubereitung, wäßrige 128
Züchterische Bemühungen 104
Zuchtsorte 104
Züchtung 58, 104
Züchtungsziel 104
Zucker, Farbreaktionen 94
Zuckerchromatographie 92
Zulassungsnummer 16
Zungenblüten 14, 41, 60, 73,
102, 111, 129
Zylindermischer 130